LA

PESTE DE MARSEILLE

LIBRAIRIES DE MICHEL LÉVY FRÈRES

ÉDITEURS

DU MÊME AUTEUR

LA BANDE MYSTÉRIEUSE

Un volume grand in-18.

LES

AVENTURES DU CHEVALIER JAUFRE

ET DE LA BELLE BRUNISSENDE

Splendidement illustré de 20 gravures sur bois, tirées à part,
et dessinées par GUSTAVE DORÉ. — Un vol. grand in-8.

FIERABRAS

Illustré de 12 gravures sur bois, tirées hors du texte, dessinées
par GUSTAVE DORÉ, et gravées par des artistes anglais.

Un vol. grand in-8.

LA DAME DE BOURBON

Un volume grand in-16, illustré de 45 dessins.

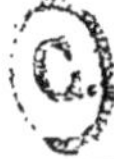

Imp. L. Toinon et C°, à Saint-Germain.

LA PESTE

DE

MARSEILLE

PAR

MARY LAFON

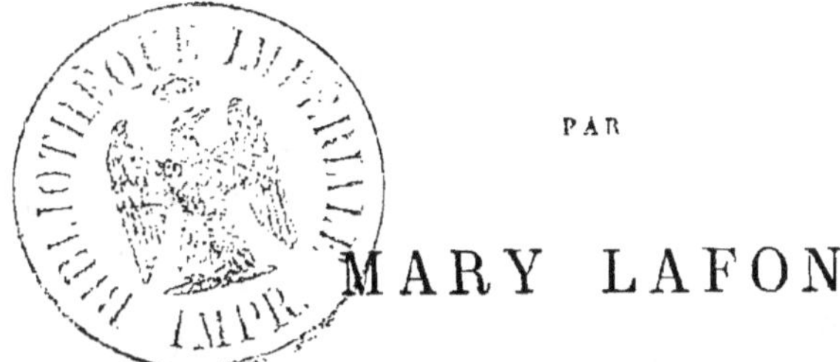

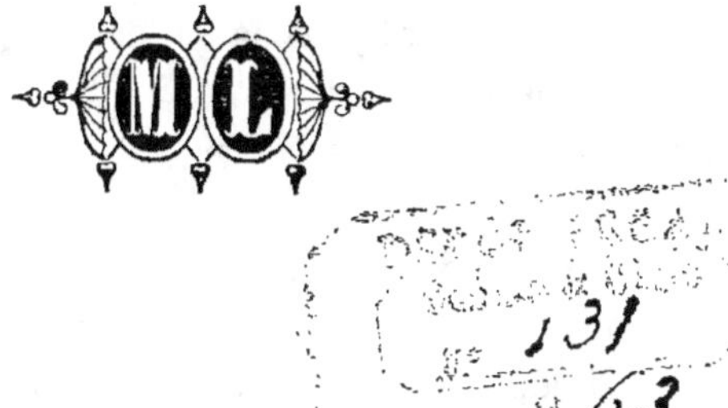

PARIS

MICHEL LÉVY FRÈRES, LIBRAIRES ÉDITEURS

RUE VIVIENNE, 2 BIS, ET BOULEVARD DES ITALIENS, 15

A LA LIBRAIRIE NOUVELLE

—

1863

Tous droits réservés

LA
PESTE DE MARSEILLE

I

LE LAC DE SAINT-FERRÉOL

— Nore! Nore! pas si vite! je vous l'ai déjà dit vingt fois!

— Ne craignez rien, madame!

— Ah! mon Dieu! nous allons verser!

— Prends garde, Nore!

— Il n'y a pas le moindre danger!

Ces derniers mots, articulés avec le plus grand calme, étaient adressés à deux dames par une jeune fille qui les conduisait dans une carriole découverte, le 10 juin 1720, en longeant au trot le bassin de Saint-Ferréol. Cette jeune fille était célèbre dans toute la montagne Noire, par son adresse à manier les chevaux, son mépris du péril et sa beauté; le costume des paysannes du Sor, bien pauvre et bien simple pourtant, semblait charmant porté par elle; il est vrai que jamais le jupon rouge à grands plis n'avait couvert deux jambes mieux tournées, que le corset noir qui la serrait au buste avait rarement dessiné taille plus souple, et qu'on ne pouvait rien voir de plus coquet et de plus gracieux que son chapeau de castor à bords plats, vaillamment posé de côté sur un petit bonnet de tulle, d'où sortaient, en battant les tempes, deux gros bandeaux de cheveux noirs. Des yeux étincelants, mais sombres comme l'ébène; des traits dont la régularité délicate tranchait avec la décision froide et ferme qui les animait en tout temps; des dents, enfin, plus blanches que la neige avec le coloris vif et frais de la pomme sauvage, complétaient le portrait de Nore.

La plus âgée des deux dames qu'à son ton impératif ainsi qu'à son air de dignité et à sa mauvaise humeur, on reconnaissait pour la maîtresse, semblait être une de ces douairières de village dont on ne retrouve plus le type aujourd'hui que dans le cadre poudreux des portraits de famille; elle avait une petite figure chiffonnée et une physionomie expressive et mobile à l'excès, où la beauté avait dû briller autrefois, mais qui, en dépit du blanc et du fard, marquait au moins la cinquantaine. D'autres signes accusateurs trahissaient la marche du temps, mais la bonne dame, à coup sûr, ne daignait pas y prendre garde; et l'on devinait à sa toilette, à la fontange nouée sur son front et au soin avec lequel, malgré ses frayeurs, elle drapait les pans bordés de fourrure de son mantelet noir, qu'il eût fallu un grand miroir pour lui montrer ses rides.

Par le plus beau des priviléges, celui de la jeunesse, l'autre dame, pour plaire n'avait pas besoin de parure. Tout ce qui charme, en effet, dans une femme lui avait été prodigué. Son visage aux traits fins et nobles, aux lignes pures et harmonieuses, rappelait par sa beauté les madones de Raphaël, et par la douce modestie qui le couvrait comme d'un voile les vierges du Corrége. Elle avait un front blanc et poli comme l'ivoire, des yeux bleus d'une expression divine, un nez de statue antique et une bouche si petite qu'un bouton d'or en eût caché les deux lèvres d'un rose vif. Du capulet brun des montagnes, dont elle s'était encapuchonnée, s'échappaient par longues boucles des cheveux blonds au reflet fauve comme l'or qui sort de la fournaise; ils étaient si abondants que lorsqu'elle négligeait un moment de les repousser dans le capulet, ils voilaient son visage.

Vêtue de noir et avec cette simplicité qui laisse soupçonner la gêne, elle ne semblait prêter qu'une oreille distraite aux propos de la vieille dame. Sa pensée volait ailleurs certainement, car, à mesure qu'on approchait de la digue du bassin de Saint-Ferréol, ses yeux se fixaient sur ce point avec anxiété et une rougeur de plus en plus vive empourprait ses joues. Un écart du cheval et les cris de détresse de sa compagne la tirèrent brusquement de sa rêverie ; elle interrogea du regard la jeune fille, qui se hâta de répondre avec son calme imperturbable :

— Rassurez-vous, mademoiselle, ce n'est rien !

— Le cheval a eu peur....

— Ah ! mon Dieu, oui.

— Et de quoi donc ? demanda la vieille dame en rajustant son mantelet.

— Qui le sait ? de quelques vagabonds cachés peut-être dans ces ronces. Comme il y a un ravin, c'est là qu'ils se tiennent toujours.

— Vois ! s'écria la douairière qui frissonnait de tous ses membres, vois, Sylvine, à quoi tu m'exposes. Allons ! Nore, ma fille, mourir pour mourir, mieux vaut être écrasées qu'égorgées sur la route ! fouette le cheval et fuyons.

Grâce à l'impatience de Nore à qui le fouet brûlait les doigts, la carriole partit au galop et disparut en une clin d'œil dans des flots de poussière. Au même instant, les ronces dont Nore avait parlé et qui masquaient la ravine creusée par les eaux entre le lac et la route, s'agitèrent imperceptiblement et, s'entr'ouvrant peu à peu, livrèrent passage à deux hommes dignes d'une description particulière. L'un, qui se traînait sur les mains à la manière des reptiles, avait un profil de belette, de petits yeux d'un éclat diabolique et une chevelure inculte dont les mèches, semblables à un casque sans visière, se confondaient avec sa barbe longue, pointue et d'un gris sale. Ridé comme un vieux parchemin, son front était couvert à demi par cette coiffure à laquelle on donnait alors le nom de bourguignotte; mais il eût fallu les experts jurés de Castres ou de Toulouse pour deviner de quel tissu avait dû se composer vingt ou trente ans auparavant l'étoffe de la bourguignotte, de l'espèce de soutane grisâtre et des gamaches ou longues guêtres qui formaient son costume.

Celui de son acolyte, bien plus étrange encore, aurait fait la joie de Callot. Qu'on se figure un amas de chiffons, de toute sorte et de toute couleur, réunis et rattachés par des rubans de fil, des ficelles, du ligneul, des joncs et des brins d'osier même! Ce tas de loques recouvrait le corps d'un géant; autant le premier avait l'apparence grêle et chétive, autant une vigueur herculéenne éclatait dans la haute taille et la formidable carrure de celui-ci. Il avait des épaules à porter des rochers, des bras à déraciner un chêne, des mains à tordre et à briser le fer. Sa grosse figure bouffie et bourgeonnée ne révélait point une grande dose d'intelligence, mais la finesse des natures perverses et portées aux mauvais instincts brillait dans son œil gris; le front, si bas qu'il se voyait à peine sous les cheveux noirs et crépus qui l'envahissaient de tous côtés, annonçait, en outre, que l'obstination était, sinon la première, du moins l'une de ses qualités principales.

Quand ces deux hommes furent sortis des ronces, le premier se glissa, toujours en rampant, jusqu'au bord de la route. Là, ses yeux explorèrent rapidement les environs; il écouta quelque temps, puis n'entendant que les refrains d'un montagnard qui labourait dans la vallée de Sorèze, il fit un signe à son compagnon et regagna derrière lui les buissons en rampant. Fermée par un mur de broussailles, de genêts épineux et de ces ronces nommées roumecs qui arrêteraient un régiment, la ravine où ils rentraient, d'abord étranglée du côté du grand chemin, allait s'élargissant à mesure qu'on descendait vers le lac de Saint-Ferréol; à vingt pas de l'eau, les torrents y avaient creusé une excavation couverte par de jeunes aubiers et un vieux saule. C'est là que nos gens firent halte. Le plus déguenillé s'assit dans un coin et dit à l'autre d'une voix rude :

— Eh bien, vieux Judas, qui a tort?

— Moi, mon fils, se hâta de répondre l'homme à la bourguignotte. Il m'avait semblé entendre des pas.

— Si tu avais passé trente ans, comme ton serviteur, à ramer pour Sa Majesté, tu entendrais les fourmis qui grimpent sur ce saule !

— Eh! c'est un don précieux, Jaffard! mais par le Dieu d'Israël! tu l'as payé au roi, trente ans !

— Enchaîné comme un chien, ou toi, sur le banc des galères.

— C'est un dur châtiment, mon fils! et que l'Éternel me maudisse si je ne te plains pas de tout mon pauvre cœur !

— Tu m'aimes donc, brave Isaac? demanda Jaffard lentement avec un sourire équivoque.

— Oh ! oui, je ne puis le nier!

— Tais-toi, vieux scélérat, les juifs n'aiment personne.

— Je te jure qu'à ton retour j'aurais tué le veau gras!

— Parce que tu as besoin de moi pour quelque mauvais coup !

— Une bagatelle, mon fils; il s'agit...

— Halte-là ! bâtard d'Abraham, je ne cause jamais à jeun !

Le juif qui semblait être au fait des habitudes du forçat, ne répliqua point : tirant, en soupirant, d'un sac caché dans les broussailles la moitié d'un chevreau rôti, un énorme quartier de bœuf, une miche entière et un baril qui contenait au moins dix litres, il étala ce menu devant Jaffard et se hâta d'ouvrir son couteau pour en disputer quelques bribes à la voracité de son convive ; l'appétit ne lui manquait pas, mais malgré son agilité, il joua vis-à-vis du géant le rôle de la cigogne au festin du renard. Tandis qu'il avalait précipitamment un morceau, l'autre en engloutissait quatre. Pour le baril, à peine eut-il le temps d'y mouiller ses lèvres : en deux fois, Jaffard l'épuisa. Reprenant alors bruyamment haleine et ne voyant plus rien à manger, il bourra sa pipe, l'alluma, et après s'être couché au-dessous du saule pour ne perdre aucun des rayons du gai soleil qui filtrait au travers des feuilles :

— Maintenant, vieux hibou, dit-il, tu peux chanter, j'écoute !

— Comme je te le disais, mon fils, il ne s'agit que d'une bagatelle.

— Qui me ramènera peut-être aux marmites d'Égypte !

— Tu as bien entendu, continua le juif glissant sur cette réflexion, la voiture qui vient de passer?

— Certes ! j'entends le fouet de loin, il me rappelle le comite [1]...

— C'était, dit Isaac en baissant la voix, la carriole de madame de Saint-Cyr qui va ce matin avec sa fille à la digue du lac.

— Grand bien lui fasse!... Que m'importe ?

— Il t'importe beaucoup, mon fils !

— Ah ! pourquoi donc? grommela Jaffard entre deux bouffées de tabac.

— Ces dames, reprit le juif se rapprochant de son auditeur trop indifférent à son gré, vont attendre quelqu'un là-bas: c'est un jeune homme du pays absent depuis longtemps. Il revenait, dit-on, pour être le gendre de la vieille folle; mais il y a ici des personnes...

— Qui ne veulent pas qu'il vienne!... je comprends. Si l'affaire est bonne, on s'en charge ; pas autrement!...

— L'affaire est excellente, mon fils!... on donnera... (le chiffre selon les habitudes prudentes d'Isaac fut énoncé tout bas.)

— Ce n'est pas assez ! répondit Jaffard d'une voix de stentor.

— Comment! pas assez, es-tu fou ?...

— Moins que tu ne crois, vieux lépreux ! car la vie d'un homme, aujourd'hui, se vend plus de trente deniers.

— Alors, que demandes-tu donc?...

— Je m'en vais te le dire.

Le marché sanglant commença sur cette parole, et le prix du crime fut débattu par le juif avec la ruse et la ténacité qui caractérisent sa race, par le forçat avec le sang-froid d'un marchand et l'insouciante audace d'un vétéran de la chiourme. Ils tombèrent d'accord sans doute après un long combat, car

---

[1] Bas officier des galères.

un chevrier qui les écoutait du haut de la ravine s'éloigna tout à coup avec précipitation et courut d'un si bon pas vers la digue, qu'il y arriva presque en même temps que la carriole de madame de Saint-Cyr.

Le lac, bassin ou réservoir de Saint-Ferréol (il porte indifféremment ces trois noms) est situé entre Revel et Castelnaudary, trois mille trois cents mètres au sud-ouest de Sorèze. Il fut construit par Riquet pour alimenter le canal du Midi. Cinquante-trois ans avant la visite de ces dames, le seigneur de Bonrepos ayant besoin de réunir une énorme masse d'eau sur ce point, où il voulait conduire la plupart des sources de la montagne Noire, imagina de barrer la vallée du Laudot en y élevant une digue de soixante et quatorze mètres d'épaisseur, de sept cent soixante et dix-neuf mètres de longueur au sommet d'un côté à l'autre, et de trente-trois de hauteur.

Une allée bordée de deux lignes de pins conduisait alors de la route de Revel au haut du réservoir. Rassurée à demi dès qu'elle aperçut le toit du garde, madame de Saint-Cyr enjoignait à grands cris à Nore de retenir son cheval sur la descente assez rapide en cet endroit; mais la jeune fille, feignant de ne pas l'entendre, lâcha les rênes de plus belle, fit claquer bruyamment son fouet, et arriva comme elle était partie. En s'arrêtant devant la maison du garde, bâtie à l'extrémité de la digue et ombragée d'ormeaux, Nore jeta les yeux sur la route et un chaste et doux sourire effleura ses lèvres à la vue d'un chevrier qui accourait pour tenir son cheval. C'était un garçon de vingt-quatre à vingt-cinq ans, d'une taille un peu au-dessus de la moyenne, mais parfaitement proportionnée. Des yeux, à la fois vifs et tendres, de longs cheveux noirs qui flottaient sur son cou et des joues roses comme les muscadets d'Ossau révélaient son origine pyrénéenne. Il portait le simple et gracieux costume des vallées : la culotte noire ouverte et bouclée aux genoux, le gilet de velours, la veste courte, le béret blanc, la ceinture rouge et des espardilles nouées aux jambes par des lisières de couleur.

Madame de Saint-Cyr, qui l'aimait, lui fit bon accueil et récompensa par un signe de tête l'attention qu'il eut de lui donner la main.

— Ce garçon, dit-elle à sa fille en descendant la rampe qui mène à la maison du garde, a d'excellentes qualités ; il me paraît doux, sage, respectueux, et je ne lui trouve qu'un défaut.

— Lequel, maman ?

— Celui de ne jamais tenir en place et d'être toujours par voie et par chemin au lieu de veiller sur ses chèvres. Je te le demande à toi-même, pouvons-nous mettre le nez dehors sans le rencontrer sur nos pas ?...

La demoiselle sourit en regardant à la dérobée le chevrier qui aidait Nore.

— Mais que vois-je ? continua sa mère avec une exclamation de bonheur.

— Est-ce qu'il est arrivé ? balbutia la jeune fille, pâle et toute tremblante.

— Georges ! non sans doute, mon ange ! C'est ce brave gardien qui s'apprête à faire jouer les cascades pour fêter la bienvenue de celui que nous attendons. Excellente idée qu'il a eue là, car je raffole de ce spectacle.

— En attendant, ma mère, si nous allions à la rencontre de mon cousin le long de la rigole ?

A cette proposition, timidement formulée, madame de Saint-Cyr réfléchit, puis, avec un sérieux qui ne lui était pas ordinaire :

— Il faut, répondit-elle, que je te parle avant !... Allons nous asseoir un moment au mont aux Roses.

Dans la digue qui barre le lac sont percées deux larges galeries pour l'évacuation des eaux. Celle d'en bas, qu'on nomme voûte d'Enfer, est coudée, parce qu'elle suit sous le lac même l'ancien lit du Laudot. Au milieu de cette galerie, s'ouvre une rigole revêtue de maçonnerie et bordée de trottoirs. Les eaux du réservoir, qui s'épanchent par la gueule de trois robinets de bronze grands comme des canons, se précipitent dans ce canal avec une telle rapidité; un grondement si effroyable et à travers une brume si épaisse, qu'il faut de l'intrépidité pour ne pas trembler comme le souterrain.

Au sortir des voûtes grondantes, l'eau forme en fuyant des cascades blanches d'écume. D'abord, pendant une centaine de pas, elle suit une allée bordée de rochers à pic d'où s'élancent des pins grands et droits comme des colonnes; cette allée tourne ensuite à gauche, laissant à son rond-point une gracieuse corbeille de rosiers. Au pied de ce petit plateau, alors appelé mont aux Roses, la rigole tourne, écume encore, puis disparaît dans une gorge close à droite par une chaîne de vertes collines, à gauche par un bois de sapins.

Madame de Saint-Cyr s'assit sur le banc qu'entourait un treillage de rosiers fleuris, et parla ainsi à sa fille d'une voix émue :

— Ma chère Sylvine, il faut que je t'ouvre mon cœur avant l'arrivée de Georges, et que ta mère trouve dans le tien l'indulgence dont elle a besoin. Bien longtemps j'ai reculé devant cet aveu, je ne le puis plus maintenant; me voilà au pied du mur, et il ne me reste qu'à t'apprendre un secret qui depuis dix ans me mine et me navre.

— Je le connais, ma mère! dit Sylvine avec calme.

— Oui!... tu sais que je suis ruinée?...

— Et Georges aussi, maman!

— Et cette triste nouvelle n'a rien changé à ses projets?...

— Vous le voyez bien, puisqu'il arrive...

— C'est beau de sa part! très-beau, mon enfant! Par malheur, il ne sait pas tout. Une veuve jeune est bien à plaindre. Entraînée, je ne sais comment, à mille dépenses, trompée par une foule de fripons, dévorée, rongée jusqu'aux os par l'usure, j'ai eu un tort que je ne me pardonnerai jamais, ta dot a suivi ma fortune, et aujourd'hui, par ma faute et mon imprudence, ajouta madame de Saint-Cyr en pleurant à chaudes larmes, tu n'as plus rien, ma pauvre enfant!...

1.

— Je le savais, dit Sylvine tout bas, rassurez-vous !

— Et Georges?...

— S'il faut vous l'avouer, maman, je ne lui cache rien !...

— Et il me pardonne aussi?...

— Oh ! maman, dit Sylvine serrant sa mère dans ses bras, pouviez-vous douter de nous?

— Puisqu'il en est ainsi, son retour est un coup du ciel, car je ne te cèlerai point que nous touchions, ma fille, à quelque catastrophe...

— Eh bien, fit Sylvine en se levant gaiement et prenant le bras de sa mère, oublions le passé et ne songez plus aux chagrins ! Demain, vous aurez le cœur libre ! demain l'avenir sera beau comme le ciel qui luit à travers ces sapins !

— Dieu le veuille ! murmura la vieille dame en penchant la tête ; mais le malheur rend défiant et l'expérience incrédule ! tu as l'âme pleine de foi, et tant mieux, mon enfant ; moi, hélas ! s'il faut te le dire, je tremble qu'i ne vienne pas !

Sylvine se contenta de sourire en regardant du côté de la route.

— Et s'il réfléchit, ajouta tristement la veuve, et qu'il nous abandonne, Dieu sait ce que nous deviendrons !...

— Chassez vos terreurs, bonne mère! vous verrez bientôt comme vous l'aviez mal jugé.

— Deux jours que nous l'attendons en vain cependant !

— Sur un voyage de mille lieues, on peut se tromper de quelques heures, et je suis bien certaine qu'il vous embrassera ce soir.

— La barque de poste du canal doit être passée depuis long-temps à Naurouse, murmura madame de Saint-Cyr, s'opiniâtrant dans ses soupçons.

— Nous allons le savoir, maman, car j'entends le ménétrier Vert !

Et tout en sautant et riant pour cacher ses alarmes, quoique son cœur battît bien fort, elle entraîna sa mère par un de ces étits sentiers taillés dans le roc qui longent les cascades et montent au logis du garde. Il y avait bal sous les ormeaux. Un ménétrier montagnard y raclait du violon avec une énergie sauvage. C'était un petit vieillard gros, court, à face joyeuse et si rebondie que son nez court se perdait dans ses joues vermeilles. Il avait des yeux petillants de gaieté, et comme complément de l'une des physionomies les plus originales qu'on pût voir, des cheveux verts, mais aussi verts que si on les eût teints aux Gobelins. Cette singularité, à laquelle il devait son surnom, tenait à son ancien état de chaudronnier dans les usines de Durfort, où l'oxyde de cuivre opère tous les jours la même métamorphose. Coiffé d'un chapeau clabaud et vêtu de la veste rouge à larges poches, il portait les gros bas de laine de la montagne, roulés et fixés sur la culotte de serge avec des jarretières de couleur, et, malgré la lourdeur des étoffes qui composaient ce costume rustique, et le poids de ses sabots ferrés, il s'enlevait avec un vigueur extraordinaire, sautait, marquait la mesure, et raclait tout à la fois, comme enivré de l'harmonie de son violon.

Le chevrier et Nore avaient profité de l'occasion : Sylvine s'arrêta pour les voir danser, et fut aussi surprise que sa mère de la grâce de la jeune fille et de l'élégance noble et naturelle du pâtre. Les paysans pyrénéens sont les premiers danseurs du monde, et le chevrier, par sa souplesse ; le prouvait bien à ce moment. Tous deux, du reste, étaient dignes l'un de l'autre, et à les voir voler en rond aussi légers que des abeilles, on eût dit la jeunesse et l'amour tournant sur ce gazon fleuri.

Madame de Saint-Cyr, émerveillée, avait mis ses lunettes pour examiner ce spectacle, et murmurait à chaque instant :

— Voyez ce que c'est que la nature ! ce garçon-là danse à ravir ! Mais ! mais ! que signifie tout ceci ?...

— Quoi donc, ma mère ? demanda Sylvine tout bas.

— Il me semble, ma chère enfant, qu'il regarde Nore d'un air...

— D'un air de grande connaissance... et vous croyez peut être...

— Oh ! c'est certain ; je m'y connais, et me tromper sur ce chapitre ne serait pas facile.

— Vous ne vous trompez pas, ma mère ; ce jeune homme a des vues sur Nore, et comme ils sont d'accord, je crois, on pourrait bien faire deux noces au lieu d'une dans la vieille maison.

— Où diantre se sont-ils connus? Nore est sage, après tout, et ne me quitte pas !

— Vous vous rappelez bien notre voyage aux eaux? Il l'a vue à Bagnères et l'a suivie avec ses chèvres.

— Voilà pourquoi j'entends toujours cette flûte de pan ! Nore est sa maîtresse, après tout; mais, quoique le bon Dieu se soit trompé certainement en la mettant au monde ; que le fouet des postillons lui convînt mieux que le balai des ménagères, et qu'elle ait le diable au corps, si elle n'est elle-même parfois le diable en personne, je la regretterai vraiment !

— La bourrée est finie : voulez-vous parler au ménétrier?

— Tu as raison : puisse-t-il apporter de bonnes nouvelles; mais j'ai de tristes pressentiments.

S'approchant du violon à ces paroles :

— Eh bien, père Bontemps, toujours gai, je vois !

— Comme un pinson, madame ! et aujourd'hui plus que jamais !

— A cause de quoi, mon ami ?

— Vous le savez bien, répondit le père Bontemps en montrant une double rangée de dents blanches comme celles d'un nègre.

— A cause de Georges? dit vivement Sylvine.

— Oui, mademoiselle : les pauvres l'aiment tous comme ils aimaient sa pauvre mère... Et tenez, je saute de joie en pensant qu'il revient enfin !

— Êtes-vous allé au canal? demanda madame de Saint-Cyr.

— Avant l'aube, madame ! je n'en dormais pas.

— Croyez-vous qu'il arrive ce soir?

— Non, malheureusement ; la barque de poste est passée.

A ce mot, qui tomba comme un plomb sur le cœur de Sylvine, madame de Saint-Cyr soupira; sa fille la supplia d'attendre encore; mais comme le jour baissait rapidement et que, de l'avis du garde et du ménétrier lui-même, on était menacé d'un de ces orages qui éclatent presque à l'improviste et avec furie dans les gorges de la montagne Noire, elle ne voulut rien entendre, et repartit au coucher du soleil, silencieuse et le cœur serré.

II

UN GUET-APENS

Tant qu'on entendit claquer le fouet de Nore, le chevrier, cloué sur place, suivit la carriole des yeux; mais lorsqu'elle eut disparu au point où l'allée, bordée d'une double ligne de pins, s'abaisse pour rejoindre la route de Revel, se tournant brusquement vers le ménétrier, il l'entraîna vers les grands arbres des cascades, et lui parla pendant quelques minutes avec une grande vivacité. Après cette conférence, les deux amis se donnèrent une vigoureuse poignée de main, et se séparèrent avec un empressement parfaitement justifié par l'aspect du ciel de plus en plus orageux. Le ménétrier, agile encore malgré l'âge, reprit à grands pas le chemin de Naurouse, et le chevrier, gagnant les bois, se mit à siffler assez haut. A cet appel, il se fit un grand frôlement dans le taillis, puis une vingtaine de chèvres débouchèrent presque à la fois à travers les broussailles, conduites par un superbe chien des Pyrénées, au poil soyeux et blanc.

Le pâtre alors sifflant de nouveau, mais d'une façon différente, prit le galop le long du bois, suivi par le troupeau et le chien qui volaient sur ses pas, et ne s'arrêta, au bout d'une bonne demi-heure de course, qu'à une masure isolée et toute délabrée, qu'on appelait la maison des Trois-Chênes, parce que trois de ces arbres cinq ou six fois séculaires étendaient leurs branches tordues et noueuses au-dessus de son toit. De larges gouttes de pluie trouaient déjà le nuage de poussière soulevé par le vent, quand le chevrier arriva ; l'orage allait éclater, car les eaux du lac clapotaient lourdement, et l'on entendait l'air frémir dans le feuillage des sapins ; et pourtant, malgré ces indices certains et les cris aigus des canards sauvages saluant la tempête, à peine eut-il enfermé ses chèvres que, jetant sa cape rayée sur ses épaules, il se hâta de repartir avec son fusil et son chien.

Le ménétrier, pendant ce temps, courant comme un chevreuil, allait à la rencontre de celui qu'on avait attendu en vain ; malheureusement, malgré ses bonnes intentions, il se trompa de route. Tandis qu'il se dirigeait, en effet, sur Naurouse, par Revel, en suivant la voie la meilleure et la plus directe, le futur gendre de madame de Saint-Cyr, arrivé à l'écluse de la Méditerranée après la barque de poste, prenait en toute hâte un chemin plus court, mais moins bon, qui longe la rigole. Au canal il avait trouvé un cheval arabe, le favori de Nore, que lui avait envoyé dès la veille la prévoyance de Sylvine ; il n'eut donc, pour continuer son chemin sans perte de temps, qu'à se mettre en selle, ce qu'il fit sur-le-champ, malgré les murmures et les représentations de son valet.

Celui-ci, abusant de la familiarité permise aux vieux domestiques, réprimandait aigrement son jeune maître, et ne craignait pas de traiter sa résolution de folie.

—Je vous le demande, disait-il d'un ton de pédagogue irrité, tout en bouclant à contre-cœur, et de très-mauvaise grâce, les courroies du portemanteau, y a-t-il du bon sens à s'exposer dans la montagne à cette heure, et par un temps pareil?

— Dépêche-toi, répondit le jeune homme avec impatience.

— Vous ne voyez donc pas l'orage? il vous crève les yeux, pourtant.

— Peu m'importe.

— Je le sais bien ! mais à moi, à moi, monsieur, il m'importe beaucoup ! Je suis vieux, et n'ai pas envie d'aller me perdre cette nuit dans les torrents et les ravins.

— Reste à l'auberge du canal !

— Où j'aurai un mauvais souper et un lit détestable ! Tandis que si vous m'écoutiez, nous aurions le temps de gagner Revel avant la grosse pluie, et de nous installer commodément au *Lion-d'Or*, où l'on est à merveille !

— Valette, dit le jeune homme sèchement, tant d'égoïsme me révolte, à la fin ; cent fois, par bonté d'âme, je m'en suis rendu l'esclave, mais il faut que ce joug se brise, je l'entends ! et sois prévenu qu'à partir de ce soir j'en secoue le fardeau.

— Pouvez-vous me parler ainsi, fit hypocritement Valette en tirant son mouchoir et feignant de larmoyer, à moi qui vous ai vu naître, et qui vous aime comme un père !

— Tu mens ! le seul être que tu aimes dans ce monde c'est toi !

— Ah ! monsieur, comme la colère rend injuste ! Ne vous ai-je pas toujours été dévoué et fidèle ?

— Non ; car tu me quittais toute les fois que tu croyais trouver une condition meilleure !

— Mais je vous revenais bien vite !

— Aussitôt qu'on t'avait chassé ! ma faiblesse était ton refuge !

— Bon voyage, monsieur, se hâta de dire Valette pour couper court à une discussion dont il redoutait l'issue ; afin de vous obéir, comme c'est mon devoir, je retourne à l'auberge ; mais il me fâche grièvement de vous voir courir bride abattue au devant de l'orage !

Sans lui répondre, et pendant qu'il gagnait l'auberge en grommelant entre ses dents : « Va ! puisse-t-il pleuvoir des lances pour te punir de tes reproches ! » son maître prenait au galop le chemin de traverse qui côtoie la rigole.

Georges de Durfort, qui entrait alors dans sa vingt-huitième année, était un des plus beaux cavaliers qu'on pût voir.

Doué d'une de ces physionomies heureuses qui plaisent au premier abord, il avait le regard vif et profond, mais où la bonté se peignait aussi vite que l'esprit et la fermeté courageuse ; des sourcils de femme, qu'on eût dit tracés au pinceau, ombrageaient ses yeux noirs ; les boucles brunes d'une abondante chevelure encadraient son front large et découvert aux tempes, et la régularité élégante des traits, les lignes harmonieuses du visage, rappelaient les types les plus purs de l'Orient ou de la Grèce.

Grand et bien fait de taille, il portait avec avantage un costume tenant le milieu entre la première et la seconde classe de la société. Son caudebec bordé du liséré d'argent, et sa veste à boutons d'or, annonçaient, il est vrai, le gentilhomme ; mais le justaucorps de velours noir à brandebourgs, la culotte de peau de daim et les bottines, caractérisaient également le magistrat et le bourgeois.

Maniant son cheval avec une aisance et une sûreté de main qui décelaient une longue habitude, il courut ventre à terre jusqu'à la première montée. Là, tirant doucement la bride et forçant le noble animal d'aller au pas, il s'abandonna au bonheur de revoir le pays où avait fleuri sa jeunesse. Quand on revient de loin sur un passé heureux, il semble qu'on parcoure un bois dépouillé par l'hiver : les plus doux souvenirs y voltigent au vent ou craquent sous les pieds comme les feuilles mortes ; mais lorsque ce passé est tout frais, et qu'il va reverdir comme les feuilles du printemps au soleil de l'amour, on sent une joie délicieuse à réunir les beaux jours écoulés aux beaux jours qui vont luire encore.

L'adolescence et le premier âge avaient été une double et cruelle épreuve pour Georges de Durfort. Sa mère étant morte peu de mois après sa naissance, il fut livré dès le berceau à des mains mercenaires, et ne revint plus s'asseoir qu'à de longs intervalles, et pour peu de jours, au foyer des aïeux où une concubine tenait la place de sa mère. Se sentant étranger dans sa propre maison, il passait alors sa vie dans les bois, et ne rentrait au château qu'à la nuit, pour se trouver le moins possible sous l'œil froid de son père. Ces longues promenades sur la montagne et dans les bois décidèrent de sa destinée. Il y connut d'abord Sylvine qui le plaignit, l'aima, et recueillit en échange tout le dévouement, toute la tendresse et toute la passion refoulés dans ce cœur de vingt ans ; puis, à force de voir les plantes, il prit goût à la botanique, et cette science lui inspira le désir d'étudier la médecine.

Il ne fut pas facile d'obtenir, pour ce projet, la sanction paternelle. L'orgueil du baron de Durfort se révoltait à l'idée d'avoir un fils médecin. Heureusement, la haine de la concubine vint en aide à Georges, et, dans le but de rendre plus odieux le fils légitime, elle pria tant le baron qu'il finit par donner son consentement. Voilà donc l'orphelin à Montpellier, où il vit cinq ans d'une modique pension, étudiant avec tant d'ardeur, et contentant si bien ses maîtres que, les cinq ans écoulés, il reçoit le bonnet de docteur au milieu des acclamations.

Georges, tourné vers le passé, se rappelait alors un à un ses jours laborieux et tristes. Il revoyait sa chambrette aérienne de la place de la Canourgue, sa table boiteuse, ses livres déchirés, et ce grabat d'où son âme s'échappait si vite dans le sommeil pour voler sur la montagne Noire ! puis il parcourait de nouveau les allées du Peyrou, poursuivant les yeux demi-clos, une seule image, ou bien recevant une de ces lettres dont l'écriture fine et déliée faisait bondir son cœur ; il s'enfuyait dans la campagne, et allait s'asseoir sous un saule du Lez pour lire et relire dix fois la douce missive, et la couvrir de baisers et de larmes.

Ce souvenir le ramenait au temps si beau et si rapide des vacances qu'il n'avait prises que deux fois. Il reconnaissait avec une vive émotion ce chemin creux rempli de sable et bordé d'aubépine blanche ; ces sentiers escarpés que Sylvine avait si souvent gravis à son bras en riant des peurs de sa mère, ce chèvrefeuille des buissons, ces anémones des bois, ces belles digitales pourprées, ces méliques bleues qui s'épanouissaient sur les tertres, le long du chemin, lui rappelaient délicieusement les heures passées à choisir ces fleurs pour Sylvine.

Charmé par cette rêverie qui le berçait comme un doux songe, il ne s'était aperçu ni de la chute du jour, ni du changement subit de la température. Une rafale de vent froid soufflant de la montagne, et l'impatience du cheval qui, pressentant l'orage, aspirait l'air à pleins naseaux, le réveillèrent enfin. Il passa vivement la main sur son front, regarda le ciel, et, aux énormes nuages noirs qui roulaient dans l'espace, il comprit qu'il lui restait à peine le temps de monter à la digue, et mit son cheval au galop.

Par une tardive coïncidence, à ce moment même le ménétrier Vert, tout en nage, arrivait à Naurouse. Il court à l'auberge du lieu, se précipite en jouant frénétiquement du violon dans la salle à manger ; mais qu'on juge de son désappointement, lorsqu'il n'y trouve que Valette attablé comme un financier, qui s'emplissait voluptueusement aux dépens de son maître.

La serviette attachée au premier bouton de sa mandille, le dos au feu et se carrant à l'aise dans le meilleur fauteuil de la maison, le drôle avait la bouche pleine, et ne put répondre que par un geste à cette question faite avec une vive anxiété :

— Où est M. Georges ?

— M. Georges, dit l'hôte portant la parole pour lui, il est parti !

— Parti, mon Dieu !

— Depuis un quart d'heure environ.

— Par le chemin de la Rigole ? Je m'en doutais ! Allons, coquin ! s'écria le père Bontemps empoignant vigoureusement Valette au collet, et l'arrachant d'un tour de main de son fauteuil, tu bâfreras une autre fois. Sur pied ! sur pied ! il faut courir après ton maître !

— Courez-y tant que vous voudrez, répondit Valette de très-mauvaise humeur ; mais moi, du diable si je bouge !

— Mais, misérable ! ton maître court danger de mort !...

— Ce serait bien sa faute s'il en était ainsi. Que n'a-t-il daigné m'écouter ; il aurait à présent les pieds sous une bonne table.

— Veux-tu me suivre ? dit le vieux ménétrier tout rouge de colère.

— A cette heure et par un temps pareil !... Je ne sortirais pas d'ici pour la fortune de M. d'Aigues-Vives !...

— Va, coquin ! Dieu te punira !

Et le repoussant rudement,

— Jacques, dit-il à l'hôte, eh ! vite ! vite ! il me faut ta mule et ta cape !...

— Tout de suite, père Bontemps !

L'hôte fit tant de diligence, qu'au bout de cinq minutes le brave ménétrier était sur les traces de Georges. Celui-ci, malgré les ténèbres, la violence du vent et la pluie qui battait la route, épaisse et drue comme la grêle, avançait avec une telle rapidité que le père Bontemps n'avait chance de le rejoindre que s'il s'arrêtait, comme il en avait le dessein, à la maison du garde de la digue. Par malheur, quand il arriva, l'orage parut s'apaiser : un moment le ciel s'éclaircit, les nuées s'entr'ouvrirent, et il prit la fatale résolution de continuer sa route. Le garde, qui l'attendait sur sa porte une torche allumée en main, eut beau chercher à le retenir en lui représentant que ce calme serait de courte durée et que la bourrasque, un moment assoupie, allait éclater avec plus de force, Georges était trop près de Sylvine pour écouter un conseil raisonnable. Il remercia cet honnête homme, accepta la torche qu'il lui offrait et repartit à toute bride.

La destinée nous guide en aveugle ici-bas et semble se jouer méchamment de l'homme. A tous moments il suffit d'une circonstance insignifiante pour renverser les plans les mieux conçus et amener à l'improviste des événements désastreux. Si Georges eût prolongé sa courte halte de quelques minutes, le ménétrier, qui accourait au grand trot, l'aurait atteint et averti du guet-apens où il allait donner tête baissée; par la funeste précipitation qu'il avait mise à s'éloigner, le digne homme ne put que le suivre de loin en gémissant, et priant avec ardeur Dieu et ses saints de le sauver des misérables embusqués dans les ronces.

Ceux-ci attendaient leur victime avec une impatience à chaque instant redoublée par la nuit, l'incertitude, et le mauvais temps. Le forçat, trempé jusqu'aux os, poussait d'affreux blasphèmes et jurait. d'étrangler Isaac sur place, s'il avait été trompé et qu'il ne vînt personne. Aussi insensible à ses vociférations qu'à ses menaces, le juif se tenait debout au bord de la route, sous la pluie battante, les bras croisés, l'œil fixe et obstinément tourné du côté de Naurouse. Le premier il vit luire la torche dans le lointain et tressaillit ; bientôt une sorte de sourire crispa ses lèvres violacées ; il écouta attentivement, puis battant tout à coup des mains :

— Enfin ! dit-il, le voici !

— Comme l'autre fois, (je suppose, fit Jaffard avec un grognement de mauvaise humeur. Écoute, vieux Pilate, si tu te trompes, je t'assomme !...

— Je ne me trompe pas ! c'est bien lui, je le reconnais au galop du bon cheval arabe que j'ai vendu à la vieille folle.

Jaffard prêta l'oreille, et dit au bout d'un moment :

— Je ne l'entends plus !...

— Non !... il écoute le violon de cet Achitophel de ménétrier, que la terre engloutisse !

Désespérant, en effet, d'atteindre Georges, le père Bontemps avait imaginé de jouer du violon dans la pensée que si le vent en portait les sons bien connus à son oreille, il s'arrêterait pour l'attendre. C'est ce qui était arrivé effectivement. Georges avait fait halte ; mais, n'entendant plus rien, et persuadé qu'il verrait ce vieil ami le soir même, il reprit sa course effrénée. Au bruit des sabots d'Ali frappant de nouveau le sol calcaire, le juif serra fortement le bras de Jaffard.

— J'entends ! dit celui-ci avec une joie féroce.

— Es-tu prêt à gagner le prix convenu?...

— Un honnête homme n'a que sa parole !

— Tiens-la donc, dit le juif disparaissant comme un reptile dans l'ombre du fossé, et que le sang de ce Nazaréen ne retombe que sur ta tête !

Le ménétrier, qui n'était plus qu'à une centaine de pas, vit alors, aux dernières lueurs de la torche, le cheval de Georges s'abattre des quatre pieds ; il entendit un coup de feu suivi d'un grand cri, les hurlements d'un chien, la chute d'un corps tombant dans le lac et le bruit des pas de deux hommes qui semblaient fuir dans le vallon, du côté de Sorèze.

III

GERMAIN

La Maison-Blanche, nom que la tradition conservait depuis un siècle au logis habité par madame de Saint-Cyr, s'élevait à l'embouchure du Laudot, sur le triangle que forme la petite rivière en tombant dans le lac de Saint-Ferréol. Composée d'un rez-de-chaussée et d'un premier étage, elle tournait vers le sud-ouest sa façade percée de cinq croisées et d'une grande porte à vitraux ; l'ensemble du bâtiment ne manquait pas d'élégance : les rosiers, qui drapaient leurs branches multiflores comme des rideaux verts autour des fenêtres, lui donnaient même un air joyeux de fête et de printemps ; mais une dégradation anticipée y trahissait partout la gêne ou l'insouciance de sa propriétaire.

La moitié des croisées n'avaient plus de balustre ; la grande porte du salon s'appelait très-improprement vitrée, car depuis longtemps des lambeaux de tapisserie de laine suppléaient çà et là les petits carreaux gothiques. Le pavot, la crête de coq, la giroflée jaune et la grande bardane croissaient librement entre les pierres du perron. Les contrevents, rongés par la pluie, qui paraissaient garder encore une couleur rougeâtre, pendaient inégalement de leurs gonds. Le plan incliné du toit, fait en tuiles rondes jaunies par la mousse, ressemblait à une prairie, c'eût été à s'y méprendre sans une légère vapeur d'azur exhalée par moments de la cheminée de la cuisine, et qu'on entrevoyait à travers le feuillage de deux ormes dont le toit était couvert. Un bois de tilleul en fleur entourait la maison au nord ; le mur qu'ils protégeaient contre le mauvais temps, lézardé du haut en bas, servait de domicile aux tourterelles et aux mésanges qui venaient régulièrement y faire tous les ans leurs nids.

Dans l'intérieur, à l'exception de deux pièces, la chambre de Sylvine et le salon, tout portait le cachet du désordre et de l'orgueil cachant en vain les trous de la misère. Mais une charmante simplicité parait la chambre de la jeune fille, aussi riante au soleil que la blanche tapisserie à fleurs qui en ornait les murs, et un reste de luxe brillait encore dans le salon, depuis bien des années pourtant désert et silencieux. Malgré le besoin d'argent qui la tourmentait sans cesse, madame de Saint-Cyr avait courageusement résisté à la tentation d'en ouvrir la porte aux brocanteurs ; grâce à cette résolution, qui semblait miraculeuse en considérant ses habitudes de dissipation irréfléchie et son humeur prodigue, cet appartement était resté, à peu de chose près, dans l'état où l'avait laissé feu son digne époux en sortant de ce monde.

Une triple couche de poussière, que les domestiques n'avaient jamais eu la permission d'enlever, dérobait à la vérité la couleur azurée des solives ; les araignées avaient tendu leurs réseaux dans tous les coins, et les fourmis et les cloportes erraient en paix sur le parquet vermoulu et disjoint. Mais une belle tapisserie de Flandre, représentant l'entrée d'Alexandre à Babylone, ses triomphes et sa clémence pour la famille de Darius, s'étalait orgueilleusement sur les parois, formant quatre tableaux d'égale grandeur encadrés par des lambris ; de grands fauteuils de velours rouge, à dossier droit et très-élevé, montaient jusqu'aux genoux endommagés par l'âge d'Alexandre et d'Éphestion, et un vaste sofa de soie, jadis rose, faisait face à un bureau marqueté dans le genre chinois et surmonté d'un vase antique.

La haute et large cheminée, qui occupait presque tout le fond du salon, n'avait pour ornement que son chambranle de marbre de Campan assez élégamment sculpté, deux chenets en cuivre doré de cinq pieds de haut pour le moins, et au-dessus du chambranle le portrait en pied du père de Sylvine, représenté avec son habit gros bleu aux parements et aux revers rouges, sa perruque noire façon Louis XIV, son tricorne, ses bottes et sa canne d'ordonnance.

C'est dans cette pièce d'honneur, où l'on avait allumé du feu pour chasser l'humidité, que madame de Saint-Cyr et sa fille vinrent se reposer après leur course infructueuse. Comme toutes les personnes que le malheur a poursuivies ou que l'usure sans pitié tient et déchire dans ses serres, la pauvre veuve était prompte au découragement, un rien suffisait pour l'abattre. Le retard de Georges, qu'elle interprétait dans le sens le plus fâcheux, avait brisé son cœur, et lorsqu'elle s'assit au coin du feu et s'accouda sur son fauteuil, le front dans sa main droite, les pressentiments les plus sombres, les plus douloureuses pensées ne tardèrent pas à l'assaillir.

Il n'y avait plus à reculer, en effet. Cette crise suprême devant laquelle le débiteur fuit en fermant les yeux, elle y touchait inévitablement. Plus qu'un jour de répit! dans quelques heures, les vautours de la loi ou plutôt de la chicane allaient s'abattre sur leur proie avec un cri sinistre et s'en partager les lambeaux. On la chasserait de cette maison où plus rien n'était à elle, et sans ressources, sans parents, sans amis, car les malheureux n'en ont pas, que deviendrait sa fille?...

. A cette idée, qui lui glaçait l'âme, des pleurs arrachés par le désespoir filtrèrent à travers ses doigts. Sylvine, qui les avait vus, était tombée aussitôt à ses genoux. La mère et la fille s'embrassèrent en silence, mais l'étreinte de Sylvine fut si vive et si éloquente, qu'un regard de bonheur réchauffa le cœur de la mère, elle releva la tête et dit en essayant de sourire à travers ses pleurs :

— Dieu ! comme ton amour me rend heureuse, mon enfant !...

— Maman, dit Sylvine à voix basse et sans desserrer ses bras, voulez-vous que je sois bien heureuse aussi ?...

— Ah ! certes, je le veux !

— Eh bien, ne vous tourmentez plus, et soyez gaie ce soir pour faire bon accueil à Georges !

Madame de Saint-Cyr n'ayant pu retenir un geste de doute à ce mot, Sylvine reprit, mais bien plus bas, car la vieille femme de charge dressait la table au milieu du salon :

— Moi, je suis sûre qu'il viendra et que demain, maman, vous rirez de vos terreurs et de vos rêves.

— Que le ciel t'entende, ma fille ! Je donnerais dix ans de la vie qui me reste pour avoir tort ce soir !...

— Écoutez ! s'écria Sylvine se levant précipitamment !

— Un cavalier ! Georges. peut-être ! se hâta de dire sa mère, qui passait aisément d'un extrême à l'autre, comme toutes les âmes faibles.

— Non, murmura Sylvine en se rasseyant, car ses jambes tremblaient d'émoi ; c'est un cheval de ferme ; Ali a le pas plus léger.

Sylvine avait raison : ceux qui aiment bien ne se trompent pas sur ces choses. Quelques instants après, un cheval dont les sabots pesants battaient lourdement la terre, s'arrêta devant l'écurie, et Nore, entrant dans le salon, dit avec un embarras visible :

— Madame, on vous demande.

— Et qui ? balbutia madame de Saint-Cyr, que toutes les visites effrayaient, et pour cause.

— Le gouvernant du comte d'Aigues-Vives.

— Germain ! Sotte que tu es ! il fallait lui dire que je n'y étais pas !

— Pour le faire attendre jusqu'à demain, reprit brusquement Nore, avec son chapelet et ses images ! Il vaut mieux que madame le reçoive, ce marchand de génuflexions, et tâche de le renvoyer le plus vite possible!

— Qu'il vienne donc! Je vais jouer avec Tartufe la scène de M. Dimanche, dit madame de Saint-Cyr en se tournant vers sa fille.

— Et moi, reprit Sylvine, je m'enfuis, car de tous ceux qui vous tourmentent, il n'en est aucun que j'abhorre comme cet homme à mine basse et au parler mielleux!

— Je lui dois, et il faut se contraindre, hélas! se disait la veuve à elle-même quand Nore annonça le quidam.

Germain, l'homme d'affaires ou, comme on dit dans ce pays, le gouvernant des biens du comte d'Aigues-Vives, justifiait on ne peut mieux, au premier coup d'œil, les antipathies de Sylvine. C'était un homme d'une cinquantaine d'années, grand, fort, large des épaules, au front chauve et luisant, à la figure béate, que des cheveux gras, grisonnants et rejetés derrière l'oreille encadraient de chaque côté. Il portait l'habit de drap gris à poches basses, la culotte de velours olive, les guêtres et les gros souliers ornés de boucles de laiton, qui constituaient alors le costume spécial des bourgeois de campagne.

Tenant gauchement à deux mains son feutre plat et à grands bords, il salua madame de Saint-Cyr avec une feinte humilité, et fit quelques façons de commande pour accepter le siége qu'elle lui montrait du doigt, en disant avec une volubilité qui masquait seule ses inquiétudes :

— Bonjour, mon brave Germain! ravie de vous voir, en vérité! Quel bon vent vous amène ce soir à la Maison-Blanche?

— L'intérêt de madame, répondit l'homme avec onction en baissant humblement les yeux.

— J'espère, reprit madame de Saint-Cyr s'efforçant de sourire, que vous ne venez pas me demander de l'argent! Vous seriez mal tombé ce soir; je vous en avertis!

— Madame peut être tranquille; je ne suis point ici à ce dessein.

— Puisqu'il ne s'agit pas d'argent, pensa la dame, à qui ces mots avaient ôté le poids d'une montagne, tu peux m'ennuyer, malotru ; je souffrirai avec patience.

Devinant sa pensée sans doute au soupir de soulagement qui s'exhala de sa poitrine, Germain se mit tout à fait en possession du fauteuil dont il n'occupait que le bord, et, reprenant la parole d'une voix mielleuse :

— Madame ne s'est jamais doutée, dit-il lentement, de l'affection respectueuse et profonde que je lui ai vouée, et dont je viens ce soir lui donner une preuve.

A ce langage si nouveau, madame de Saint-Cyr le regarda avec surprise ; mais, lui, continuant :

— C'est dans le besoin qu'on éprouve l'ami. Vous avez besoin d'aide, madame, et tous ceux que vous connaissiez vous ont abandonnée !

— Depuis le premier jusqu'au dernier, hélas ! murmura madame de Saint-Cyr, trop bonne pour comprendre qu'elle avait fatigué le dévouement des plus fidèles.

— L'usure et la mauvaise foi des prêteurs vous ont ruinée ; tout le monde vous croit sans ressources ; mais moi, madame, je dis qu'il y a remède à tout, excepté à la mort !

Un espoir semblable à la paille de l'homme qui se noie éblouit madame de Saint-Cyr ; elle prit les mains du gouvernant, et les pressant avec force :

— Quoi! mon brave Germain, dit-elle, j'aurais encore un moyen de salut ?

— Je le pense, madame ; mais à une seule condition.

— Oh! parlez vite !

— Il faut d'abord être franche avec moi comme avec votre confesseur, ne rien me cacher de votre situation, et que je touche vos affaires du doigt et de l'œil.

— Attendez ! je vais vous chercher toutes mes paperasses.

A peine fut-elle sortie que le masque d'humilité affectueuse dont se couvraient les traits de Germain tomba tout à coup ; il releva la tête, qui avait une incroyable expression de méchanceté froide et de dureté, et promena autour de lui un regard de maître, sous lequel eût frémi madame de Saint-Cyr. Mais loin de se défier de ce dévouement inattendu, la bonne dame en ce moment était sur des nuages roses. Facile aux illusions, son imagination avait déjà pris feu comme une fusée, et dans le peu de temps qu'elle mit à courir du salon dans sa chambre et à descendre de sa chambre dans le salon, elle voyait déjà ses procès finis, ses affaires réglées, ses dettes payées, tout cela par un simple acte d'obligeance de ce brave Germain.

L'air sérieux que prit celui-ci à la vue des dossiers refroidit un peu son enthousiasme. L'homme d'affaires, impassible et sec, venait de reparaître au contact du papier timbré. Mettant ses lunettes de corne et tirant de sa poche un étui de carton vert qui contenait encrier et plume, il s'approcha de la table et procéda silencieusement à l'examen des liasses judiciaires, sans prêter la moindre attention au babil et aux réflexions de la patiente. La vérification fut longue et minutieuse. Pendant plus de trois quarts d'heure, qui parurent trois siècles à la pauvre madame de Saint-Cyr, il feuilleta un à un ces instruments de la loi inoffensifs en apparence, et plus cruels au cœur pourtant, plus déchirants parfois que les crochets de la torture. Enfin, après avoir tout compulsé, tout supputé, tout additionné, il rattacha soigneusement les liasses et dit d'une voix aiguë comme la lame d'un poignard :

— Présentement, madame, j'en sais autant que votre procureur. Il résulte de ces papiers qui, par malheur, sont tous parfaitement en règle, que vous devez en capital, intérêts et frais de justice, une somme de vingt mille livres.

— Oui, à peu près cela, balbutia madame de Saint-Cyr en détournant la tête.

— Laquelle somme, en vertu de ces jugements, décrets royaux et contraintes, est exigible après-demain au lever du soleil.

Un soupir douloureux fut la réponse de madame de Saint-Cyr.

— Et faute de payement, continua Germain avec l'indifférence et le sang-froid de l'opérateur qui tranche dans le vif,

faute de payement fait à l'heure en espèces de cours, les officiers du sénéchal vendront au plus offrant et dernier enchéris-
seur cette maison et les meubles meublants, vos bois, vos prés
et tout votre domaine.

— Est-ce seulement pour me rappeler ce que je ne sais que
trop bien, hélas! que vous êtes venu à la Maison-Blanche? dit
enfin madame de Saint-Cyr poussée à bout.

— Non sans doute, madame ; mes intentions sont différentes, Dieu le voit ! de celles que vous me supposez.

— Expliquez-vous alors !

— Il vous faut vingt mille livres : si elles sont dans le pays,
il n'y a que deux hommes qui puissent les trouver en vingt-
quatre heures. L'un de ces deux hommes, vous le savez, madame, c'est le juif Isaac ; l'autre...

— Vous n'avez pas besoin de le nommer.

— Malheureusement, reprit Germain, affectant une fausse
commisération, il est à peu près sûr que cet exécrable usurier
vous poursuit sous le nom d'un tiers, afin de profiter des en-
chères pour avoir vos biens à vil prix. On ne peut dès lors, en
aucune façon, frapper à cette porte.

— Non, dit madame de Saint-Cyr, car depuis fort longtemps il refuse de me prêter, quoiqu'il soit le premier artisan
de ma ruine avec son usure.

— Vous ne pouvez donc plus compter, madame, que sur
moi seul pour ce service-là.

— Et je suis convaincue, monsieur Germain, qu'il dépend
de vous de me le rendre, si vous en avez la volonté.

— J'en ai la volonté et le pouvoir, madame, mais à une condition.

— Il n'en est aucune, mon ami, qui ne me semble douce
pour me tirer de cet enfer !

—Elle ne vous coûtera rien, et assurera de plus l'honneur et
le repos de vos vieux jours.

— Mais parlez donc, vilain homme que vous êtes!

— Demain avant midi, je poserai sur cette table les quittances de toutes vos dettes, et vous me donnerez en mariage....

— Ma jolie Nore!... quel bonheur!

— Mademoiselle votre fille!

— Ma fille!

— Oui, madame, c'est là ma condition.

— Ma fille! mon enfant à un domestique! Oh! mes dettes! mes dettes! fit-elle en se couvrant le visage de ses mains et pleurant à chaudes larmes. Comme je suis coupable!

Germain connaissait son faible à merveille; il la laissa pleurer, feignit de n'entendre aucun de ses mots outrageants, et, s'humiliant devant elle à mesure qu'elle s'indignait de l'audace d'une telle proposition, il se contentait de lui représenter de sa voix la plus doucereuse que la naissance et la différence de condition feraient toujours de lui une sorte de valet; qu'il ne sortirait jamais des bornes du plus profond respect, et qu'en lui accordant la main de sa fille, elle prendrait, non pas un gendre, mais un intendant habile, honnête, et qui ne demandait que la permission de mettre humblement à ses pieds les clefs de sa cassette.

Telle est notre faiblesse, telle est la lâcheté du cœur humain quand il faut choisir entre l'honneur et la fortune, que, malgré sa colère, et quoique tout se révoltât en elle à la pensée d'une pareille mésalliance, elle n'osait, tristement retenue par les chaînes de la misère, rompre avec ce laquais, et gardait le silence. Une intervention imprévue la tira d'embarras. La petite porte de l'escalier s'ouvrit tout à coup avec violence, et Sylvine, suivie de Nore, se précipita dans le salon.

— Eh! quoi, ma mère, vous n'avez pas encore répondu à ce laquais? Vous n'avez pas appelé vos domestiques pour qu'ils chassent à coups de fouet l'hypocrite insolent qui nous outrage l'une et l'autre?

— Au nom du ciel! murmura la veuve éperdue, ne l'irrite pas?

— Songez à celui qui nous regarde, poursuivit Sylvine avec

chaleur, en montrant de sa main tremblante le portrait de son père. Qu'aurait-il dit s'il avait entendu les paroles qui ont fait refluer tout mon sang au cœur ?

— Hélas ! ma fille, la ruine et la misère que tout le monde foule aux pieds ! Tu vois ce qu'on me propose aujourd'hui, qui sait ce qu'on osera me dire demain !

— Rien qui nous mette le rouge au front, ma mère ! Vous avez trop de fierté dans l'âme pour craindre l'infortune : elle peut nous faire souffrir, mais nous avilir, non, non ! Je l'en défie !

— Mademoiselle, dit alors Germain qui avait tout écouté en silence les yeux baissés et les mains jointes, voulez-vous me permettre de vous adresser quelques mots?...

— Sortez ! répondit Sylvine lui tournant le dos avec un geste de dégoût et de mépris. Nore, chasse cet homme !...

La jeune fille s'avança résolûment le fouet levé ; mais à deux pas de Germain, qui reculait en frémissant les traits bouffis de rage, elle s'arrêta et dit avec un sourire de bonheur :

— Dieu soit béni ! voici quelqu'un qui frappera plus fort !

— Nore ! s'écria Sylvine dont la voix tremblante trahissait l'angoisse, ne te trompes-tu pas ?...

— Écoutez !

Le galop précipité d'un cheval retentissait dans l'avenue.

— C'est Ali ! murmura Nore radieuse de joie.

Sylvine lui serra la main et sortit sans répondre. Elle ne pouvait parler ; il fallut que Nore la soutînt tant elle était tremblante afin de gagner le perron ; le vieux domestique et la femme de chambre y étaient déjà avec des flambeaux pour recevoir Georges. Le cheval, qu'on ne pouvait apercevoir dans l'obscurité, arriva au galop et s'arrêta devant le perron en hennissant et soufflant de terreur ; mais il était seul, et la selle, où manquait la valise, portait de larges taches de sang.

IV

LA MAISON BLANCHE

On se figure le trouble que cette catastrophe avait jeté dans la maison. La porte était restée ouverte ; des lumières brillaient aux vitraux du premier étage et disparaissaient tout à coup ; on entendait ouvrir et fermer précipitamment les armoires, et Nore, gênée plutôt que secondée par madame de Saint-Cyr qui se livrait au désespoir, s'efforçait de faire revenir sa jeune maîtresse évanouie sur le sofa du salon. Les larmes de la vieille femme de charge, tenant d'une main tremblante les sels et le vinaigre, l'anxiété de Nore qui, tout en lui frottant les tempes et lui prodiguant les soins les plus empressés, ne pouvait s'empêcher de redouter le moment où Sylvine rouvrirait les yeux, et la douleur, les gémissements de cette mère éplorée, formaient un tableau que personne, excepté Germain, n'aurait contemplé sans émotion. Mais le cœur du dévot intendant avait la dureté du fer et la froideur de la pierre. Impassible au milieu de l'agitation générale, il s'était agenouillé au coin de la cheminée, et feignait de réciter son rosaire en attendant d'un front tranquille que Sylvine eût repris ses sens.

Les conséquences de cette impatronisation étaient faciles à prévoir. Avertie par un signe de Nore, madame de Saint-Cyr voulut les prévenir en épargnant l'odieuse vue de cet homme à sa fille, dont le pouls recommençait à battre ; et timidement d'abord, puis avec quelque fermeté, elle lui fit entendre qu'il était convenable de mettre fin à sa visite ; mais, loin de se rendre à ses raisons qu'elle avait pris la peine d'adoucir par tous les ménagements imaginables, Germain se leva, croisa les bras sur sa poitrine, et déclara tout net qu'il ne partirait qu'après avoir reçu une réponse positive.

— Mais que voulez-vous donc? dit à demi voix la malheureuse veuve prise ainsi à la gorge par ce butor sans cœur et sans pitié.

— Je veux savoir si vous consentez à m'accorder, ou si vous comptez me refuser la main de votre demoiselle?...

— Nous reparlerons de cela, monsieur Germain; mais dans l'état où vous la voyez, et après l'affreux malheur qui vient d'arriver probablement, avez-vous le courage d'insister de cette façon?

— J'insisterai, madame, et resterai jusqu'à ce que vous ayez répondu!

— Oh! dit madame de Saint-Cyr amèrement, que n'ai-je un fils?

— Ou celui que vous attendiez, et qui ne viendra pas; c'est ce qui me fait insister, madame, pour avoir une réponse ce soir, à l'instant même; car ce malheureux événement dégage votre parole et écarte le seul obstacle que pût rencontrer ma demande.

— Mais on ne sait rien de certain, et Georges peut arriver d'un moment à l'autre!...

— Non, madame, vous ne le verrez pas vivant!

— Plus bas, monsieur Germain, vous me faites trembler!

— M. Georges, reprit l'intendant en détournant la tête pour éviter les regards de madame de Saint-Cyr, a été assassiné à huit heures et jeté dans le lac!...

— Comment le savez-vous? dit derrière lui une voix sonore.

Au son de cette voix, trois cris de surprise et de joie inexprimable éclatent dans le salon; Germain se tourne et recule anéanti, foudroyé, sans une goutte de sang aux veines, en se trouvant face à face avec Georges.

Son apparition subite, la pâleur de son front, l'eau qui ruisselait à flots de ses cheveux et de ses vêtements, les éclairs que lançaient ses yeux, tout frappa l'intendant d'une telle terreur, qu'il crut un moment voir un spectre, et demeura comme pétrifié. Georges, d'un coup d'œil rapide, avait parcouru l'appartement; il échange en passant un regard, et un simple mais énergique serrement de main avec Sylvine, qui pleurait de bonheur et n'aurait pu parler, et, saisissant un flambeau, va droit à Germain, lui porte la bougie au visage sans que les prunelles de cet homme fissent un mouvement, et après l'avoir examiné très-attentivement :

— C'est le frère de la concubine de mon père, dit-il en remettant le flambeau à Nore. Je ne m'étonne pas qu'il ait voulu me faire assassiner!

— Il avait d'autres motifs encore, murmura la jeune fille; mais ordonnez-lui de partir, monsieur Georges, car nous n'avons pu le chasser!

— Il vous a résisté?...

— Avec une insolence dont j'allais le punir à coups de fouet quand le cheval est revenu.

Georges se tourna froidement; mais ce rustre, fort comme un bœuf, ce créancier si audacieux, si impassible tout à l'heure, si grossièrement fier d'écraser une pauvre femme sous le joug de son argent, n'avait osé l'attendre et fuyait éperdu en pliant les épaules. Entouré par Sylvine et sa mère, Georges oublia ce misérable dans leurs embrassements, et ne songea qu'au bonheur de retrouver ce qu'il aimait le plus au monde. Sylvine ne disait rien; ses larmes et son silence parlaient assez pour elle; mais il n'en était pas de même de madame de Saint-Cyr. Un moment interdite par l'excès de sa surprise et de sa joie, elle recouvra bien vite la parole et regagna avec usure le temps perdu. Quant il aurait eu vingt langues, Georges n'aurait pu répondre aux questions qu'elle lui adressait coup sur coup.

Heureusement, la franchise de Nore vint en aide au pauvre jeune homme, et détourna une minute le torrent de ce verbiage.

— Mais madame, s'écria-t-elle impatientée, vous ne voyez donc pas que M. Georges est trempé jusqu'aux os, et qu'il faut qu'il se sèche ou aille prendre d'autres habits !

— Elle a raison, cette fille-là ! C'est étonnant comme elle gagne tous les jours auprès de moi ! Mais je suis si ravie que je ne m'apercevais de rien, dit madame de Saint-Cyr en prenant, dans sa distraction, trois prises de tabac.

— Ne vous inquiétez pas de cette misère, dit Georges gaiement ; un fagot et une flambée vont suffire pour tout guérir !

— Dieu me préserve, mon cher enfant, et la sainte Vierge sa mère, de te laisser en cet état ; c'est ainsi qu'on prend le coup de la mort. Nous sommes bien pauvres, mon ami ; mais il nous reste, grâce au ciel, assez de hardes pour te faire changer, serais-tu plus mouillé encore.

— Je vous assure, chère mère...

— On ne t'écoute pas. Nore, conduisez M. Georges dans la chambre bleue : voici la clef de l'armoire à colonnes où sont les vêtements de feu mon digne époux ; je suis certaine qu'ils lui iront à merveille, car M. Saint-Cyr, hélas ! était à peu près de la même taille.

Cette fois, par extraordinaire, la bonne dame disait vrai. Dans ces trois tiroirs vermoulus, d'où s'exhalait une odeur de bergamote et de lavande, Georges trouva un costume complet à la mode de l'ancienne cour : les grands bas de soie, les souliers à talons rouges et à rosette, le haut-de-chausses, la veste galonnée d'or et le justaucorps à brandebourgs, rien n'y manquait. Il endossa lestement cette noble défroque qui avait brillé dans les galeries de Versailles et qui lui donnait si bon air que madame de Saint-Cyr ne put retenir un cri quand il parut, et protesta qu'elle avait cru revoir feu son mari.

Si on l'eût écoutée, Georges lui aurait fait sur-le-champ le récit de son aventure. Mais Nore, plus sage, en avait décidé autrement : elle ordonna de servir, et il fallut se mettre à table. C'était un repas qui réunissait l'abondance homérique à la simplicité pastorale des montagnes ; outre la basse-cour qui dut fournir les pièces principales, la garenne et le lac avaient été mis à contribution ; il y avait jusqu'à des sarcelles et des poules d'eau : et tous ces mets, apprêtés avec le soin exquis des cordons-bleus de l'ancien régime, étaient vraiment succulents. Georges dont l'appétit avait été aiguisé par un exercice assez rude, fit bravement honneur à sa jeunesse et au festin ; on peut dire, sans blesser la vérité, qu'il mangea pour trois, car Sylvine ne pouvait que le regarder et prêter l'oreille, et madame de Saint-Cyr sacrifiait toujours sans s'en apercevoir les plaisirs de la bonne chère à ceux de la conversation.

Aux plats de résistance et au gibier succédèrent les crèmes, es fruits admirablement conservés, et ces gâteaux à la cuirasse d'or, ces délicates friandises que savent seuls pétrir les doigts des ménagères ; le gaillac, ce champagne du Languedoc, écuma après le cahors dans les verres pleins à demi de fenouil et de pimprenelle ; et Georges, remplissant le sien jusqu'au bord, demanda la permission à madame de Saint-Cyr de boire à sa santé et à celle de sa fille.

— Très-volontiers, mon cher enfant ! répondit l'excellente dame la larme à l'œil. Buvez tous deux à votre bonheur, et que celui qui entend tout entende ce vœu et l'exauce !

— Je bois au vôtre, ma mère, qui sera bien grand s'il ressemble à celui que je sens ce soir !

— Oui, la journée finit bien ; mais, s'il faut te l'avouer, j'avais grand'peur, mon cher enfant, qu'elle ne se terminât comme elle avait commencé, par l'angoisse !...

— Il s'en est fallu de peu, en effet, reprit Georges redevenant sérieux.

— Conte-nous donc cela ; tu me fais griller d'impatience !

— Et Sylvine ?... elle va trembler !...

Sylvine ayant fait un geste de dénégation, il prit la parole en ces termes, au milieu d'un silence tel qu'on eût entendu marcher les fourmis et les cloportes sur le parquet disjoint.

— J'avais pris toutes mes mesures pour arriver vers deux ou trois heures à la digue, où j'étais bien sûr que vous m'attendiez ; mais le mauvais génie, qui s'est déguisé en domestique dans le but très-probablement d'exercer ma patience et de la pousser à chaque instant à bout, a déjoué toutes mes précautions. M. Valette s'était mis en tête de coucher à Castelnaudary, à l'hôtel de la *Rose-d'Or*. Je lui ai signifié que je voulais partir à l'instant même ; alors, selon sa louable habitude de tout sacrifier à l'égoïsme, il m'a tendu ses piéges ordinaires et suscité une foule de petits obstacles qui m'ont fait perdre un temps précieux.

— C'est un homme insupportable ! s'écria madame de Saint-Cyr, heureuse de reprendre haleine et de placer son mot, et je suis surprise, Georges, très-surprise, en vérité, que vous le gardiez !

— Je ne le garderai pas longtemps, ma mère : il s'est congédié aujourd'hui pour toujours, moins à cause du péril où il m'a exposé que des inquiétudes que vous ont données l'égoïsme et la fourberie de ce misérable. Je le sentais, je devinais tout ce que vous deviez souffrir, et voilà pourquoi, malgré, l'orage, je refusai de m'arrêter à la maison du garde.

— Nous lui avions bien recommandé de vous retenir en cas de mauvais temps.

— Il me l'a dit, ma mère ; mais la Maison-Blanche était trop près et mon impatience trop grande. Je pris seulement sa torche et continuai la route au galop. Il faut croire que s'il existe auprès de nous de mauvais anges cachés sous une forme humaine, il y en a aussi de bons que nous ne voyons pas et qui nous avertissent. A mesure que j'avançais, une voix secrète, qui semblait parler dans mon cœur, me disait : Reviens sur tes pas !

— C'était la voix de la Providence, mon ami !

— Ou celle de ma mère s'élevant du fond de la tombe pour sauver son enfant ! Vous l'avouerai-je ? une minute je fus tenté de l'écouter ; les sons du violon de Bontemps que m'apportait le vent à ce moment même comme un autre avertissement, car il jouait dans le lointain la vieille ronde de Lastours : « Un soir trois bandits embusqués ! » augmentait mes hésitations. Je m'arrêtai, mais honteux de ma faiblesse, j'enfonçai aussitôt les éperons dans les flancs d'Ali qui repartit comme l'éclair ! Nous volions ! A vingt pas de la ravine du Saule, il me sembla entrevoir deux hommes au milieu du chemin ; je me dresse sur les étriers et secoue la torche pour mieux distinguer. Tout à coup, j'aperçois une double corde tendue en travers de la route : je veux retenir le cheval, mais il n'était plus temps ; lancé à toute bride, il s'embarrasse dans les cordes et nous roulons tous deux à terre.

— Dieu ! quel moment ! exclama madame de Saint-Cyr pendant que Sylvine, tremblante, cachait sa tête dans ses mains et que, debout et immobile derrière son fauteuil, Nore dardait sur Georges les feux de son œil noir.

— Oui, reprit Georges lentement, ce fut un moment terrible !... J'avais une jambe prise sous le cheval abattu et ne pouvais faire un mouvement. Aux mourantes lueurs de la torche, je voyais là les deux bandits : l'un, couvert de haillons et d'une taille colossale, ne me semblait pas inconnu ; l'autre devait être du pays, je le conjecturai du moins au soin qu'il prenait de voiler son visage. Celui-ci, armé d'un couteau à lame large et affilée, passa derrière moi ; je l'entendis couper les longes qui bouclaient ma valise, tandis que le premier, tenant à deux mains une espèce de massue, se préparait à me fracasser le crâne. Croyant ma dernière heure venue, je fermai les yeux et me recueillis pour vous envoyer ma dernière pensée ; le bâton était déjà levé, en effet, et un miracle pouvait seul me sauver !...

— Dieu le fit, n'est-ce pas ?...

— Oui, en m'envoyant un secours sur lequel je ne comptais point. Au moment où la massue que brandissait ce misérable allait tomber en sifflant et me briser le front, un coup de feu éclate ; et, atteint par la balle à une main, aux deux peut-être,

le bandit laisse échapper son gourdin en poussant un cri de
douleur. De là vint mon salut. Ce cri et l'explosion effrayèrent si fort Ali, qu'il se releva d'un bond, passa sur le corps du
bandit blessé qui s'efforçait de le retenir, et disparut en hennissant. Une fois libre, en un clin d'œil je fus sur pied. J'ignorais qui avait tiré le coup de feu et s'il ne m'était pas destiné.
Outre les deux bandits dont l'un, quoique grièvement atteint, était très-dangereux encore par sa force athlétique, je
pouvais avoir sur les bras, d'un instant à l'autre, de nouveaux
assaillants, car j'entendais des pas des deux côtés de la route :
dans cette situation presque désespérée, je ne vis qu'un parti
à prendre, et, gravissant rapidement la berge peu escarpée en
cet endroit, je m'élançai dans le lac.

— Où il y a cent pieds d'eau !... Dieu ! si nous l'avions su !

— Vous auriez été bien inquiètes et non sans raison, je l'a-
voue. Bon nageur, je le suis, et l'on m'a vu plus d'une fois me
soutenir deux heures sur la mer ; mais l'eau du réservoir, par
le souffle du Cers surtout, est véritablement glaciale. Après
avoir touché le fond, j'étais saisi et hors d'état d'achever la
traversée, ce qui n'eût été qu'un jeu en d'autres temps ; je
sentais que, mes membres paralysés cessant de se mouvoir,
j'allais enfoncer : les lumières de la maison, que je distinguais
par intervalles comme un phare sauveur, s'effacent subitement, je pense à vous deux en tournoyant dans l'eau, et crois
bien y penser pour la dernière fois...

— Achevez, Georges ! murmura Sylvine d'une voix éteinte,
achevez, de grâce !... votre récit nous tue !...

— Il est fini, chère cousine, fini en deux mots maintenant.
Un moment, à ce qu'il paraît, je perdis connaissance ; en revenant à moi, je flottais au milieu du lac, sur ces eaux sombres et clapotantes, entre un homme et un chien ; le chien,
qui m'avait repêché et saisi par mes vêtements, m'emportait
vigoureusement, malgré l'orage, vers la rive où il me déposa
bientôt sain et sauf, et l'homme nageant auprès de moi me
tenait la tête hors de l'eau.

— Ah! s'écria Sylvine attendrie jusqu'aux larmes, je les connais, vos deux sauveurs!...

— Ils méritent bien un cordial remercîment, n'est-il pas vrai?... Voulez-vous que nous le leur adressions ici ensemble?

— Oh! de tout notre cœur! dit madame de Saint-Cyr avec effusion.

— Eh bien, les voilà tous les deux!

Madame de Saint-Cyr tourna la tête, et, en apercevant le chevrier que Nore était allé chercher et qui roulant d'une main son béret blanc et de l'autre flattant son chien, semblait confus de tant d'honneur, elle s'écria toute surprise :

— Comment! c'est ce brave garçon?...

— Oui, ma mère, vous l'avez bien nommé! c'est à lui, et à ce magnifique montagnard que je dois la vie, après Dieu!... c'est lui qui, ayant entendu le matin les bandits former leur complot, m'avait envoyé le ménétrier pour m'avertir de prendre une autre route, lui dont la balle blessa le misérable, lui qui se précipita dans le lac pour m'en tirer au péril de ses jours !

— Michel, dit Sylvine prenant, malgré sa résistance, dans ses mains délicates la main nerveuse du chevrier, ma mère et moi vous remercions du fond de l'âme du service que vous nous avez rendu, nous ne l'oublierons jamais? et que la flamme de notre foyer soit petite ou grande, vous y aurez toujours votre place, avec ce chien qui a le cœur aussi bon que son maître !

— Entends-tu, Pastour? dit Michel avec un sourire doux et mélancolique, entends-tu ce que dit cette demoiselle!... Les paroles qu'on nous adresse valent plus que de l'or et resteront gravées ici comme sur le roc de Bilhère : va la remercier, va Pigou [1], pour toi et le pauvre chevrier.

Obéissant au maître dont son œil brillant semblait deviner la pensée, Pastour vint en remuant la queue se coucher aux

1. Petit, surnom amical des chiens dans les Pyrénées.

pieds de Sylvine, et, posant sa grosse tête sur ses genoux, se mit à lui lécher doucement les mains. Pendant qu'elle les passait, en le caressant, sur sa toison blanche et soyeuse, Georges avait dit un mot à Nore qui sortit et reparut bientôt portant un plateau sur lequel étaient trois verres : elle était suivie à trois pas de distance par le ménétrier Vert ; arrivé à la porte, celui-ci ôta ses sabots et entra doucement comme dans une église, son chapeau à la main et son violon sous le bras.

Sa figure joufflue et rose était deux fois plus réjouie que d'habitude : retenu par le respect, il s'efforçait de garder le décorum et ne dansait en quelque sorte que d'un pied ; mais la joie qui petillait dans ses petits yeux annonçait éloquemment qu'il ne tarderait pas à se dédommager de cette contrainte. En l'apercevant, Georges avait rempli les trois verres.

Il lui en mit un dans les mains, donna l'autre à Michel, et prenant le troisième :

— Mes amis ! dit-il de ce ton franc et simple qui vibre dans le cœur, avec la permission de ces dames, je bois à votre santé !...

— A votre bonheur, monsieur Georges ! balbutia le ménétrier dont les mains tremblaient.

— Vous le désirez, n'est-ce pas, père Bontemps?...

Le vieillard poussa un long soupir, regarda le plafond et commença d'effleurer le parquet de l'autre pied.

— Eh bien, mon vieil ami ! vos vœux seront exaucés, je l'espère, avant le feu de la Saint-Jean, pour moi et pour un autre, ajouta Georges de Durfort en souriant à Nore.

— Comme ça, il y aura deux noces?...

— Une seule, père Bontemps ! où vous dégourdirez pour quatre votre archet et vos jambes !...

— Oh ! je vous en réponds !

— En attendant, père Bontemps, pour ne pas les laisser rouiller et puisque vous voilà, vous allez nous jouer un brin la ronde de Durfort ; il ne faut pas toujours pleurer et s'attrister dans cette vie !

— Non, certes, monsieur Georges! Vivent la joie et le soleil!

— Et les bons cœurs! vous permettez, n'est-ce pas, ma mère?...

— Moi, dit madame de Saint-Cyr, je veux tout ce que vous voudrez!

— Reculez la table, Michel, et vous, père Bontemps, haut le pied et l'archet, mon brave!...

Le vieillard n'avait pas besoin de cette recommandation : jamais il ne s'était senti plus en verve et jamais la ronde de Durfort n'avait été plus bruyamment et plus joyeusement jouée. Quelque vive pourtant qu'en fût la mesure, Sylvine et Georges, et derrière eux Michel et Nore, tournoyaient plus légers encore. En les voyant passer, aux sons éclatants du violon, si jeunes, si beaux, si heureux et le sourire aux lèvres, madame de Saint-Cyr oublia un instant ses peines, et se reporta vers ces jours que doraient autrefois la paix, la joie et l'opulence. Malheureusement au milieu de son rêve, Pastour, électrisé par la musique, bondit sur un fauteuil et fit rouler à ses pieds les liasses judiciaires que Germain y avait laissées; à cette vue, le spectre de la dette, bien plus sinistre que celui de Banco, se dressa devant elle avec son noir cortége. Elle frémit et murmura en détournant les yeux.

— Pauvres enfants! ils dansent ce soir et s'amusent!... Hélas! hélas!... que feront-ils demain?...

V

LE BANC DE MARBRE

Ce jour, que redoutait tant madame de Saint-Cyr, car, selon toutes les apparences, il devait être le dernier qu'elle passerait dans sa maison, se leva radieux. Le soleil vif et gai du printemps riait à la campagne, plus fraîche après l'orage. Pas un

nuage ne tachait l'azur des cieux ; le lac, si agité la veille, était
uni comme une glace, et, malgré ses murs lézardés et son toit
couvert de gazon, la Maison Blanche, aux rayons du matin,
étincelait comme un diamant brillant dans la jeune verdure.

Éveillé à l'aube par les mesanges et les pinsons qui gazouillaient dans les tilleuls auprès de sa fenêtre, Georges s'était
hâté de courir au jardin. Entièrement abandonné au gouvernement de Sylvine, ce jardin formait un contraste frappant
avec l'état de dégradation et de ruine de la maison. On voyait
d'un coup d'œil que l'ordre et le bon goût présidaient à son
entretien. Entouré d'un mur en grosses pierres sèches, il était
divisé, par un large rempart de buis taillé avec soin, en potager et en parterre. Des pommiers, des poiriers et des treilles
bordaient en espalier ou ombrageaient les allées du potager,
les marges de celles du parterre étaient faites de buis nain et de
lavande, dont un essaim bourdonnant d'abeilles pillait les fleurs.

A l'extrémité du parterre se trouvait un vieux banc de marbre adossé à un massif de troëne, de chèvrefeuille et de jas-
min. Ce banc occupait une grande place dans les souvenirs de
Georges ; il l'avait revu bien souvent de Montpellier et des Antilles, et, comme si ses pieds l'y avaient porté d'eux-mêmes,
c'est là qu'il vint s'asseoir d'abord. Il n'y était pas depuis cinq
minutes que Sylvine l'y rejoignit. Par ce sentiment délicat de
pudeur qui rend si doux en le rendant plus noble et plus pur
l'amour des femmes chastes, elle avait placé le vieux jardinier assez près pour qu'il pût les voir sans pouvoir les entendre. Elle s'assit à côté de son fiancé et lui laissa prendre
sa main. Tous deux étaient si émus que pas un mot ne sortit de
leurs lèvres. Ils se regardaient en silence, mais leurs regards,
avec l'émotion qu'ils exprimaient, étaient bien meilleurs et
plus éloquents que les paroles.

Georges le rompit le premier ce délicieux silence où l'âme
n'a plus de mystères.

— Eh bien, Sylvine, dit-il en passant la main sur ses yeux
humides de joie, qui avait raison de nous deux ?...

— Il me semble que je fais un rêve! murmura Sylvine à voix basse.

— Non! c'est bien moi, maintenant! Nous y voilà ensemble sur ce banc de marbre où tu désespérais naguère encore de me revoir!

— Béni soit Dieu qui te ramène, Georges! Mais que de fois j'ai tremblé et pleuré seule à cette place, n'osant croire au bon heur qui nous est donné aujourd'hui!

— Et moi aussi j'avais peur, car l'amour ôte le courage; mais je ne te l'aurais jamais dit... qu'ici, à ton côté, et quand il n'y a plus rien à craindre.

— Tu as donc couru des dangers que je n'ai pas connus?

— Oui, Sylvine, les plus grands périls auxquels puisse s'exposer l'homme : la mer, la guerre et la peste. Je les ai bravés depuis notre dernière séparation.

— Ah! Georges, tu me l'avais caché!..

— Ne le devais-je pas? Aurais-tu donc goûté un instant de calme, si tu avais su qu'au lieu de servir en qualité de chirurgien, sur la flotte des Iles, j'étais allé à Constantinople et à Smyrne soigner les pestiférés?

— L'idée seule me glace le sang! Mais pourquoi un tel sacrifice?

— Je ne le dirai qu'à toi seule, à qui je ne cache rien, mais bien bas, bien bas, et à condition que tu l'oublieras tout de suite.

— Oui, parle! parle!

— Eh bien, ne devines-tu pas?

— C'était pour moi!...

— Et pour ta mère! il fallait de l'or à tout prix afin de réparer les brèches faites à ta fortune, et assurer votre bonheur. Il fallait beaucoup d'or; j'allai sans peur où l'on en donnait des monceaux aux médecins que le fléau n'effrayait pas!

— Et moi qui, en te défendant tout haut avec ma mère, t'accusais tout bas quand j'étais seule!

— Parce que je n'osais écrire; la faute en était à la peste! mais oublions ce triste souvenir, et parlons d'un passé plus riant et plus doux! Quel charme laissent dans notre âme les lieux où nous avons aimé ! En me retrouvant ici tout à l'heure, il m'a semblé que le temps reculait ; que les cinq années écoulées n'étaient plus, et que j'allais éprouver encore cette vive impression de bonheur que j'eus alors en te souhaitant ta fête.

— Tu t'en souviens donc, de ce jour?

— Si je m'en souviens! comme des paroles d'hier soir. Bien timide et tremblant, j'étais venu t'apporter un bouquet; mais jamais je n'aurais osé te l'offrir; il fallut que ta mère vînt à mon aide, et, en te donnant les fleurs pour moi, me dît : « Georges, embrassez votre cousine! » Plus rouge que nos muscadets, tu inclinas le front, et si mes lèvres le touchèrent, je l'ignore, car un voile couvrait ma vue, et le cœur me battait si fort que je me soutenais à peine!

— Il m'en souvient aussi! dit Sylvine d'une voix émue; mais souvent les beaux jours passés ne servent qu'à rendre plus tristes ceux qui les suivent.

— Et la vie devient un enfer par la comparaison! Oh! cela est bien vrai! que de fois, regrettant avec rage cette maison pleine de joie et de bonheur, j'ai maudit la destinée qui m'en éloignait, et foulé aux pieds le présent en songeant aux journées que l'amour nous rendit si douces ! Et toi, Sylvine, pendant ce temps, que faisais-tu?...

— Je pleurais sur ce banc en relisant tes lettres!

— Et te disant, j'en suis certain, qu'à ce moment même je pensais à toi ; or, ton cœur ne te trompait pas, Sylvine ; j'y pensais toujours.

— Elles me causaient une grande tristesse, un poignant serrement de cœur, ces lettres chéries, reprit Sylvine avec son doux sourire; cachée dans ce petit coin, je pleurais souvent comme un enfant; puis je me sentais mieux; il me semblait t'avoir entendu parler, et je partageais tes espérances!

— Chère Sylvine, dit Georges pressant tendrement sa main, je ne sais si tu vois dans mes paroles l'amour que j'ai pour toi, mais, il me semble, en écrivant ou en parlant que je ne t'en exprime jamais qu'une bien minime partie. D'abord, quand je te revois, j'oublie tout ce que je voulais te dire. N'ayant à rappeler que les tristesses et les maux de l'absence, toi présente, tout est oublié. Cependant je ne te le dis et ne te le répète jamais assez à mon gré : je t'aime avec une ardeur, un dévouement, une tendresse, qui vont tous les jours croissant ; tu es ma vie et mon dieu dans ce monde ; loin de toi je n'existe qu'à demi ; sans toi je n'aurais plus de but sur la terre ; et enfin, pour tâcher d'exprimer ma pensée, je te regarde comme un autre moi-même, comme l'ange bon et charmant qui me conduit et que j'adore !

— Viens, dit Sylvine en se levant et s'appuyant sur le bras de Georges, il me semble qu'ici l'air manque ; allons sur la terrasse respirer à pleine poitrine.

— Nous troublerons un entretien du genre du nôtre, sans doute, répondit Georges en souriant.

Sylvine prêta l'oreille ; un murmure de voix montait par moments du dehors jusqu'à la terrasse. En écartant les branches du sureau en fleur, dont cette terrasse était bordée, elle vit Nore et Michel qui continuaient pour leur compte la conversation commencée sur le banc de marbre. Assise avec grâce sur la croupe d'Ali qu'elle ramenait de l'abreuvoir, et qui suivait d'un œil sympathique les évolutions et les bonds joyeux de Pastour, la belle jeune fille semblait écouter le chevrier avec une vive attention. Celui-ci, debout devant elle et la main gauche sur le cou du cheval arabe, lui disait de sa voix calme et musicale comme le patois des Pyrénées :

— Amie, j'ai été bien heureux hier de pouvoir rendre service à M. Georges, mais je le serais bien davantage aujourd'hui si vous teniez votre promesse.

— Je la tiendrai, ami, répondit Nore ; vous pouvez parler à nos dames.

— Je le ferai ce matin, si vous le voulez encore, après ce que j'ai à vous apprendre.

— Qu'est-ce donc, Michel, fit Nore surprise ; vous avez des secrets pour moi ?

— C'est une chose qu'il faut que vous sachiez, et que je me

3.

reproche amèrement, Nore, de vous avoir cachée si longtemps; mais toutes les fois que je voulais parler, la peur et la honte me fermaient la bouche.

— La peur, Michel, la peur?... vous, et j'en suis si fière, qui ne craignez aucun péril ni aucun homme; vous qui avez chassé l'isard sur le pic du Midi, et suivi seul l'ours sur les neiges !

— Oui, et cela ne m'empêche pas de trembler maintenant !

— Vous avez tort, ami ; et moi aussi qui vous tourmente ; mais ne tremblez pas devant moi, et ne rougissez devant personne; le secret que vous voulez me confier je le connais.

— Qui vous l'a appris ?

— Les méchants ! Ne faut-il pas qu'ils fassent comme Ali qui trouble l'eau avec le pied quand il la voit trop pure !

— Ainsi vous savez que je suis fils d'une race proscrite, maudite, repoussé par tous, cagot, enfin.

— Et je vous aimerais plus encore, Michel, si je le pouvais, à cause de cette injustice !

Le chevrier saisit la main de Nore et la baisa avec ardeur, la baignant de larmes, tandis qu'elle ajoutait :

— Le sort a été cruel pour nous deux : que suis-je, moi? une pauvre abandonnée recueillie au pied du pic dont je porte le nom par la pitié du père de mademoiselle...

— Le bruit court, dit Michel l'interrompant, que M. de Saint-Cyr....

— Qu'importe ! quand il serait vrai, je n'en aimerais pas davantage sa fille qui est un ange, et je ne vous en aimerais pas moins !

— Nore, dit le chevrier la main sur son cœur, nous serons pauvres, mais, je le jure devant Dieu qui entend les paroles franches, nous serons plus heureux dans notre pauvreté que les riches dans leur fortune.

— Entends-tu? demanda Georges à sa cousine, derrière le sureau en fleurs.

— Oui ! répondit celle-ci en lui serrant la main.

— Voilà justement ce que je pensais tout à l'heure !

— Et moi ce que tous les jours je prie Dieu de nous accorder !

— Oh ! il t'exaucera, car il est juste et bon ! Mais enfuis-toi, Sylvine ; voici ta mère qui arrive d'un air morne et dolent ; son front est chargé de soucis ; elle vient me parler affaires.

VI

LE MAUVAIS PÈRE

Georges ne se trompait pas. Madame de Saint-Cyr avait une faiblesse qu'on trouve assez communément chez les victimes de l'usure. Insouciante et philosophe à l'excès sur le chiffre de la créance tant que le terme en était éloigné, elle tombait, quand il fallait payer, dans un abattement profond. Consternée par les raisonnements de Germain, elle n'avait pu fermer l'œil de la nuit, et ses yeux rouges, ses traits tirés, sa pâleur, les rides qui plissaient son front soucieux, révélaient si cruellement son insomnie et ses angoisses, que Georges en fut touché jusqu'au fond de l'âme, et ne voulut pas la laisser souffrir plus longtemps. Prenant son bras avec respect, et l'emmenant au fond de l'allée des tilleuls, il aborda franchement la question en ces termes :

— Ma tante, ou plutôt ma mère, car j'aime mieux vous donner ce nom qui m'est plus doux, épargnez-vous une peine inutile ; je sais par cœur tout ce que vous voulez m'apprendre. L'avidité des usuriers et leur mauvaise foi, l'ignorance ou la complicité des gens d'affaires, et les malheurs du temps, ont produit ici leur moisson ordinaire. Ne soyez point inquiète ; j'arrive assez tôt, je l'espère, pour tout réparer.

— Généreux enfant, murmura madame de Saint-Cyr émue

jusqu'aux larmes; je n'ai pas douté de ton dévouement; mais...

— Vous doutez peut-être des moyens que je peux avoir de vous le prouver ?...

— Je dois vingt mille livres! Georges; vingt mille livres qu'il faut compter demain matin!

— J'en apportais un peu plus dans la valise que ces bandits m'ont enlevée!

— Quel malheur, mon Dieu! Comment faire?...

— D'abord, ma mère, sans perdre une minute, puisque le temps nous presse, nous allons tâcher de la retrouver...

— La retrouver avant demain dans ces montagnes, avec les juges de Revel, ce serait un miracle!

— Je le pense un peu comme vous, s'il faut dire la vérité!

— Alors, quel espoir me reste-t-il?

— Vous oubliez que les biens de ma mère valent au moins le double de la somme qu'on vous demande. Mon père devait me rendre compte des revenus, mais je l'en tiens quitte et ne réclame que là terre donnée à ma mère en dot. J'ai écrit de Cette, en débarquant, au juif de Sorèze; il m'attend aujourd'hui; nous laisserons quelque chose dans les serres de ce vautour, mais vous aurez vos vingt mille livres!

— Et puis tu seras ruiné!

— Moi! ma mère; je serai bien plus riche que le roi, car j'aurai dans la Maison Blanche un trésor dont il n'aura jamais l'équivalent dans son Versailles!...

Impatient d'exécuter ce plan depuis longtemps formé, Georges fit seller Ali et partit après déjeuner pour Revel. Le bruit du guet-apens dont il avait failli être victime l'y avait précédé; aussi le juge, en recevant sa plainte, jeta-t-il feu et flamme contre l'audace des bandits. Tant qu'il ne fallut que parler et écrire, il pérora comme Cicéron; mais sa fougue baissa vite d'un cran, lorsque le plaignant le pria de commencer sur-le-champ des recherches pour arriver le plus promptement possible à la découverte des bandits. D'abord, il allégua que

l'affaire échappait à sa compétence, et regardait le sénéchal
de Toulouse; puis enfin, poussé dans ses derniers retranche-
ments, il avoua tout bas l'impuissance de la justice, qui était
désarmée en quelque sorte dans ces contrées à demi sauvages,
et ne pouvait lutter contre une bande organisée sur un pied
formidable. Du reste, en lui ôtant à peu près tout espoir de
recouvrer sa valise et la somme qu'elle contenait, il lui apprit
confidentiellement, en guise de compensation, qu'on attendait
d'un moment à l'autre un commissaire spécial du parlement de
Toulouse avec cinq brigades de maréchaussée :

— Et alors, s'écria-t-il en se frottant les mains, les brigands
verront beau jeu !

Ce fut avec cette consolation, qui ne le dédommageait guère de
la perte de sa valise, que Georges quitta Revel pour aller chez
son père. Il avait fait rapidement le trajet de Revel à Durfort,
car il suffisait de rendre la main au bon cheval arabe pour
qu'il brûlât la route; mais, en arrivant dans l'avenue plantée
d'ormes plusieurs fois séculaires, Georges tira la bride et le
mit au pas. L'amertume entrait à flots dans son cœur à mesure qu'il approchait de la maison paternelle. Tout ce qu'il y
avait souffert enfant revenait peu à peu à sa mémoire, réveil-
lant les douleurs et les tristesses d'autrefois. Il frémissait à
l'idée de cette concubine qui, même avant sa mort, avait
usurpé audacieusement la place de sa mère, et qu'il allait retrouver dure et hostile entre son père et lui. L'accueil qui lui était
réservé le glaçait d'avance. S'armant, toutefois, de courage, il
poussa jusqu'au château et descendit, non sans un violent battement de cœur, devant la grande porte.

Le château de Durfort, vieux nid féodal du xiiie siècle, s'élevait, au bout de l'avenue, sur un mamelon escarpé et isolé de
toutes parts. Il formait, au milieu dés ronces, des arbousiers,
du lierre et des buissons qui en hérissaient les murs, un massif d'un aspect sévère et sombre parfaitement en rapport avec
le caractère du seigneur. Après avoir jeté un regard sur ces
murailles nues et froides, Georges traversa la cour encombrée

de ruines et rendue presque impraticable par l'ortie, la grande
bardane et le chardon, qui y croissaient fraternellement côté à
côte, et heurta au portail tapissé de gros clous. Au troisième
coup du lourd marteau de fer qui retentissait chaque fois dans
la cour et sous la voûte du corridor sonore, des pas se firent
entendre sur les dalles, et une voix, dont l'accent était plein
de morgue, cria du dedans !

— Qui va là ?...

— Ouvrez ! répondit Georges.

— Ouvrez, ouvrez, c'est bientôt dit ; nous n'ouvrons pas à
tout le monde. Votre nom ?...

— Georges de Durfort !...

Une exclamation de surprise fut poussée à ces mots ; on tira
précipitamment les verrous, la porte s'ouvrit à moitié, et
Georges se trouva face à face avec son domestique. Il ouvrait
la bouche pour lui demander ce qu'il faisait là, lorsque Valette, mettant un doigt sur ses lèvres, alla écouter à chaque
porte du vestibule, puis revint sur la pointe du pied, et dit
avec son ton de familiarité capable et insolente :

— Vous êtes étonné, monsieur, de me trouver ici?

— Fort étonné effectivement, et je ne serais pas fâché de
savoir pourquoi tu t'es permis d'y venir sans mon ordre?

— Par une raison, monsieur, qui vous satisfera, je l'espère ;
c'est que depuis ce matin je ne suis plus à votre service.

— Vraiment ! dit Georges avec plus de curiosité que d'humeur.

— Oh ! mon Dieu, oui ! après la scène d'hier, je m'aperçus
avec douleur que je ne convenais plus à monsieur...

— Et, croyant trouver un meilleur poste, tu es, selon ton
habitude, venu t'installer chez mon père ! Bonne chance ! Valette, tu as bien fait de me quitter, et je ne t'en veux pas !

— Ma foi ! monsieur, reprit Valette, chacun pour soi dans
ce bas monde ! Je vous aime sans contredit, mais un peu moins
que moi, ce qui est naturel. Pouvais-je rester avec vous, je
vous le demande? La position dans laquelle vous vous êtes

empêtré avec cette pauvre madame de Saint-Cyr m'eût fendu l'âme !

— Et quel est l'officieux qui t'a donné ce bon avis ?

— M. Germain, le gouvernant du comte d'Aigues-Vives, que j'ai rencontré ce matin quand j'allais vous rejoindre.

— C'est sans doute aussi à sa protection que tu dois ta nouvelle place ?

— Oui, monsieur, sur un mot de lui adressé à sa sœur, monsieur le baron a daigné m'agréer tout de suite. J'espère qu'il me conviendra et que nous resterons ensemble.

— Je le désire aussi, et non moins vivement que toi !

— Comment, monsieur, vous ne me regrettez pas ?

— Qui ? moi ! j'aurais donné cent louis pour être délivré un jour plus tôt de ta personne !

— Voilà l'égoïsme des maîtres ; ils ne tiennent qu'à eux ! Mais, si je ne suis point trop indiscret, puis-je savoir, monsieur, ce que vous venez faire au château ?

— Je viens voir mon père !

— Il n'y est pas, monsieur !

— Tu mens, drôle ! car mon père ne sort jamais !

— Quand je dis qu'il n'y est pas, je m'entends bien, et vous aussi.

— N'importe ! et malgré ta consigne, il est visible pour son fils. Marche donc et annonce-moi !

— Monsieur, reprit Valette, voulez-vous que nous fassions un arrangement où vous trouverez votre compte, et qui ne m'exposera pas ? Confiez-moi votre cheval ; pendant que je le tiendrai dans la cour, il vous sera facile, connaissant bien les êtres, de vous introduire vous-même.

Georges réfléchit un instant, puis lui jetant la bride, il entra dans le château et se dirigea d'un pas moins assuré que de coutume vers la chambre de son père. Il fallait, pour s'y rendre, traverser le salon ; il s'y détermina après une hésitation de quelques minutes, due aux douloureux souvenirs que lui rappelait cette pièce. Mais au moment où il mettait la main

sûr la poignée en forme d'anneau du laquet de la porte, un
des battants s'ouvrit en criant sur ses gonds, et une femme
d'une quarantaine d'années, se présentant d'un air peu bien-
veillant, lui demanda ce qu'il voulait. Cette femme, qui était
grande et forte, avait dû être belle dans sa jeunesse, mais de
cette beauté qui provoque et irrite les sens, et dont on se souvient plus tard, non comme d'un plaisir, mais comme d'un
remords. Ses cheveux rouges, lissés en bandeaux sur ses tempes, et serrés au front par le large ruban de velours noir qui
nouait sa coiffure arlésienne recourbée comme un casque, encadraient un visage déjà flétri, et faisaient ressortir la dureté
choquante de ses traits. Des lèvres tellement fines qu'on voyait
à peine la bouche, des pommettes saillantes et des yeux en-
foncés, dont la prunelle, d'un gris sombre, brillait comme celle
des bêtes fauves, donnaient à la physionomie de cette femme
une si vive expression de méchanceté froide qu'au lieu de lui
répondre, Georges détourna la tête et lui fit signe avec la main
de lui livrer passage.

Mais, sans bouger de place :

— Vous demandez M. le baron, dit-elle en lui dardant son
regard de vipère ; vous pourrez revenir plus tard : il n'est pas
visible.

Tressaillant au timbre d'une voix qui faisait vibrer dans son
âme mille souvenirs douloureux et toutes les souffrances en-
durées par sa mère, Georges toisa silencieusement cette
femme. Il y avait tant de colère et d'indignation dans ses
yeux que, pour la première fois peut-être, elle eut peur et re-
cúla. Il passa vite, car le sang bouillonnait dans ses veines, et,
traversant le salon à grands pas, se hâta d'entrer dans l'appartement de son père.

La maison natale a un charme qui amollit si doucement le
cœur, et les liens du sang conservent tant de force, qu'en pénétrant dans la chambre de son père, Georges, oubliant tout à
coup les amertumes d'autrefois et la concubine même, dont la
vue venait de les réveiller toutes, n'avait besoin que d'un re-

gard, d'un seul mot de tendresse pour redevenir le plus aimant et le plus dévoué des fils. Le tableau qui s'offrit à ses
yeux et l'accueil qu'il reçut chassèrent aussi vite qu'elles étaient
venues ces illusions d'une noble nature.

Dans l'embrasure d'une haute croisée gothique, dont le soleil enflammait les vitraux, était assis le baron de Durfort, tenant sur ses genoux deux enfants de douze à treize ans, que
Georges reconnut sans peine à l'expression méchante de leurs
traits et à leur chevelure rouge. Le baron, vieillard grand,
maigre et osseux, releva au bruit son front chauve, où il ne
restait plus de chaque côté que deux touffes de cheveux gris,
et, après avoir examiné en silence le nouveau venu, immobile
à la porte :

— Me trompé-je? fit-il froidement.

— Non, mon père, vous ne vous trompez pas.

— Appelez-moi monsieur, s'il vous plaît ; vous savez que je
n'aime point ces façons populaires.

— Je vous donnerai le nom que vous voudrez, reprit
Georges, qui sentait son cœur battre et sa voix trembler. Pourtant, mon père, je ne suis pas bâtard!...

— Est-ce un défi, monsieur? une provocation que vous
osez venir m'adresser en face! s'écria le baron furieux.

— Ni l'un ni l'autre, mon père!

— Alors, c'est un outrage ou un affront pour ces enfants?

— Non ; je n'y pensais pas, et pourtant un peu d'amertume
serait bien excusable en voyant la place du fils légitime prise
au foyer paternel par les fils de la concubine!

— Allez au diable, avec votre légitimité! et sachez qu'il n'y
a maintenant qu'un maître ici, et qu'après moi il n'y aura d'autres seigneurs que ceux que vous appelez des fils de concubine!

— Vous voulez donc me déshériter, mon père?

— C'est fait depuis longtemps.

— Et pour quel motif? m'est-il permis de le savoir?...

— Vous le savez aussi bien que moi : pour avoir, en vous

faisant médecin, terni mon nom et déshonoré votre famille!

— La science ne déshonore pas! et quelles que soient vos répugnances, mon père, il est plus noble de soulager son semblable que de l'opprimer, et plus utile de guérir les hommes que de les blesser ou de les tuer sur le champ de bataille!

— Voilà bien les idées du vil état que vous avez pris malgré moi! Gardez-les, monsieur, peu m'importe! Mais, comme je ne veux pas de frater dans ma maison, vous irez les porter ailleurs!

— Ainsi, vous me chassez?

— Aussi clairement que possible! Allez où vous voudrez : à Sorèze, à Revel, à la Maison Blanche; ouvrez boutique sur la rue, pendez au-dessus de la porte les trois bassins de cuivre jaune et la palette de chirurgien barbier; de tout cela je me soucie comme de Jean de Wert! Quant à ma maison, regardez-la bien, car vous n'y mettrez plus les pieds!

— Je m'y attendais, dit Georges avec effort, et cependant ces paroles me navrent!...

— Pleurez, monsieur, et puis sortez!

— Ah! dit Georges en sanglotant, quel bonheur que ma mère ne puisse vous entendre!...

— Elle pleurerait comme vous! riposta son père avec un ricanement ironique.

Georges mit la main sur ses yeux, et, au bout de quelques minutes de recueillement, ayant repris tout son sang-froid :

— Monsieur, dit-il, vous me jugez mal; l'attendrissement n'est point de la faiblesse, et malheur à celui dont le cœur ne se briserait pas s'il avait à souffrir ce que je souffre en ce moment. Vous m'ordonnez de quitter votre maison; je vais vous obéir; permettez-moi donc de vous entretenir, le plus brièvement possible, de l'affaire qui m'amène aujourd'hui.

— Ah! vous venez pour affaires! Je suis curieux de les connaître!

— Nous ne pouvons en avoir d'autres que celles qui existent naturellement entre le pupille et le tuteur?

— Fort bien ! je vous entends, monsieur. Vous venez réclamer l'héritage de votre mère...

— Sa dot seulement, mon père ; pour le compte de tutelle, il est rendu d'un mot : j'approuve tout d'avance et ne demande rien !

— C'est-à-dire, si je vous comprends, que vous renoncez aux revenus.

— Sans réserve, mon père !

— Belle générosité, monsieur ! et il n'y manque vraiment qu'une chose pour qu'elle soit complète.

— Laquelle ?

— De renoncer au principal ! Malheureusement, à cet égard, vous n'aurez pas un grand mérite !

— Que voulez-vous dire, mon père ?

— Que la dot de votre mère est dissipée depuis longtemps.

— Mais sa terre, ses biens à elle ?...

— Tout cela est vendu !...

— Vous n'en aviez pas le droit !

— C'est possible ; alors je l'ai pris !

Georges, atterré par cet aveu, demeura sans parole. L'abîme qui venait de s'ouvrir à ses pieds l'éblouissait ; l'héritage de sa mère, cette espérance suprême, cette dernière planche de salut pour Sylvine et madame de Saint-Cyr, lui manquant tout à coup et s'engouffrant comme le reste dans le torrent de cette destinée implacable qui les entraînait tous les trois au malheur et à la misère, voilà un choc inattendu sous lequel pliait sa force et par moments sa raison. Déchiré par cette douleur sourde et poignante qu'apporte la vue de la catastrophe contre laquelle on a lutté pied à pied, et qu'il est impossible de prévenir, il mesurait en frémissant la grandeur du désastre, et n'entendait ni les railleries, où le baron le défiait de lui faire un procès en vertu de cet axiome : « Que là où il n'y a rien le roi perd ses droits, » ni les menaces de la concubine l'accusant aigrement d'être revenu pour tourmenter et dépouiller son père.

Les situations désespérées ont cela de bon, qu'elles retrempent les âmes fortes ; l'urgence même du péril réveilla l'énergie de Georges. La première épouvante passée, il se demanda s'il n'était plus de ressource, et alors brilla encore une bien faible, une imperceptible lueur d'espoir, vers laquelle il se précipita avec l'ardeur de l'homme qui se noie et qui s'accroche à un brin d'herbe. Sourd aux sarcasmes du baron, comme aux clameurs de la concubine, il descendit à la hâte dans la cour où le prudent Valette promenait le cheval arabe, et, lui arrachant la bride des mains, il se mit en selle et partit ventre à terre, au grand désappointement du curieux domestique, sans prononcer un mot.

Cette course effrénée ne dura pourtant que jusqu'au bout de l'avenue. Avant de rejoindre le grand chemin, il avait aperçu Michel qui gardait ses chèvres, et s'était arrêté. Le brave chevrier accourut aussitôt, son béret à la main, et, le voyant pâle comme un cadavre, lui demanda respectueuse-s'il était arrivé quelque malheur.

— Un malheur affreux, mon ami ; et je le crains bien, hélas ! irréparable !

— Votre père vous a fait tort, monsieur. Tout le monde savait cela dans le pays, excepté ces dames !

— Il faut qu'elles l'ignorent jusqu'à mon retour ; mais comme il est possible que je rentre tard, va, mon ami, les prévenir pour qu'elles ne s'alarment pas.

— Monsieur, dit Michel après avoir réfléchi quelques instants, il n'y a qu'un homme dans le pays qui puisse vous tirer d'embarras s'il le veut !

— Le juif de Sorèze, n'est-ce pas ? C'est chez lui que je vais.

— Alors, monsieur de Durfort, permettez-moi de vous y accompagner. D'abord je connais Isaac et sais comment il faut le prendre ; et puis, j'ai idée qu'avec de l'adresse on peut avoir, de ce côté-là, des nouvelles de la valise.

— Je veux bien que tu m'accompagnes ; mais tes chèvres ?

— Une fois sur la route de Revel, elles s'en iront toutes seules, car je garde Pastour : nous pourrons en avoir besoin.

— Partons donc vite, et Dien nous aide! Pourvu que nous trouvions le juif.

— C'est demain samedi, monsieur ; et la veille de ce jour-là il ne quitte jamais Sorèze.

VII

LA MAISON DU JUIF

La maison du juif occupait à peu près le milieu de la petite rue qui monte à l'ancienne abbaye. On la reconnaissait à l'épaisseur des murs, à ses trois portes cintrées dans le style roman, à l'auvent rongé par la mousse dont elles étaient couvertes, et à ses fenêtres perpétuellement closes. Les jours de marché et le dimanche, les portes s'ouvraient à l'aube, laissant exposés aux regards des chalans tous les objets qui constituent le commerce des drapiers, des fripiers, des merciers, des quincailliers et des revendeurs en tout genre. Le juif se promenait sous l'auvent, les mains derrière le dos, surveillant de son œil d'aigle l'acheteur et ses marchandises, et débattant le prix avec la ruse mielleuse et la ténacité d'Israël. En dehors de ces jours consacrés au veau d'or, la maison était hermétiquement fermée, et il aurait fallu, pour s'y introduire par l'entrée ordinaire, en briser les portes à coups de hache.

Michel, parfaitement au courant des habitudes du juif, se garda donc bien d'aller heurter inutilement sous l'auvent : il prit la ruelle qu'on trouve à gauche, du côté de cette délicieuse ruine appelée le Clocher, qui fut jadis l'une des portes de Sorèze, et suivit avec Georges ce passage étroit et boueux jusqu'à une impasse où il s'arrêta brusquement. Là, prenant dans la poche de sa veste rouge des cailloux dont il avait fait provision, il en lança successivement, à une minute ou deux d'intervalle, sept par-dessus le mur; ces pierres paraissaient frapper en tombant sur du verre cassé ou des vieilles ferrailles, car elles rendaient chaque fois un son retentissant. A là septième, un petit bruit se fit derrière une poterne massive et bardée de fer qui était percée dans l'angle du mur, et une voix qu'on entendait distinctement, bien que les mots fussent murmurés à peine et qu'elle semblât sortir de terre, articula tout bas :

— Qui sonne?...

— Ami! répondit Michel en frappant trois coups.

— Ah! le chevrier du pic d'Anhïe, reprit la voix un peu plus haut; mais tu n'es pas seul... qui te suit?...

— Un gentilhomme du pays qui a besoin de vous parler.

— Nous sommes bien près du Sabbat pour parler d'affaires, ami!

— Bah! le soleil est haut encore et le Sabbat bien loin!

— Ne blasphème pas, Abiron, pour attirer le mal sur moi!

— Ouvrez, alors, nous avons hâte !...

— Que le Dieu de Jacob nous garde! et puisque tu viens les mains nues, entre, fils de Moab, dans la maison du juste !

La porte s'ouvrit en même temps avec un effroyable grincement de clefs et de verrous; Isaac jeta un coup d'œil rapide dans la ruelle, et, tressaillant à la vue de Georges, il recula vivement et allait refermer la porte, mais le chevrier, lui saisissant le bras :

— Pourquoi avez-vous peur, dit-il, de M. Georges de Durfort?

— Je n'ai pas peur, je ne crains personne, balbutia le juif, s'efforçant de cacher son trouble et baissant les yeux sous le regard ferme et accusateur de Michel.

— Isaac, reprit le chevrier, faites votre affaire avec M. Georges; quand elle sera terminée, je vous dirai deux mots face à face, et le mur seul nous entendra!

Le juif ne répondit rien ; il fit signe à Georges de le suivre, et après avoir refermé soigneusement la porte, traversant la petite cour à grands pas, il le mena dans sa maison. Le logis d'Isaac était un vrai Pandémonium, une copie aussi fidèle que possible des magasins immondes du Ghetto de Venise. On eût dit que l'usure et le brocantage illicite avaient entassé sous ce toit les dépouilles du Languedoc. Des meubles de tout genre, des ustensiles de tous prix, des outils de tous les métiers, des loques de toutes couleurs gisaient empilés de toutes parts dans un pêle-mêle effrayant. Les chambres du rez-de-chaussée en regorgeaient au point de boucher les portes et de ne laisser qu'un étroit passage dans le corridor encombré.

Se glissant comme une couleuvre dans ce défilé tortueux, Isaac gagna l'escalier où il ne fallait pas être très-chargé d'embonpoint pour se frayer passage, et il conduisit Georges au fond d'une grande pièce du premier étage donnant sur la cour. Cette chambre, d'aspect sinistre (car les murs noirs ou plutôt verdâtres suintaient d'humidité, et d'épais barreaux de fer se croisant devant l'unique ouverture y étouffaient le jour), avait pour tout ameublement d'énormes coffres de chêne dont les draps, le linge et les vieilles hardes entassées soulevaient le couvercle ; aux murs étaient accrochés quelques tableaux couverts d'une triple couche de poussière, et de la voûte, hérissée de crampons et de crochets de fer, pendaient, dans un désordre indescriptible, des habits, des robes, des manteaux, des bottes, des armes et jusqu'à des chandeliers d'église.

Le juif se tapit dans l'enfoncement de la croisée, et, montrant du doigt à Georges un coffre plus bas que les autres :

—Monsieur, dit-il humblement tandis que son œil perçant interrogeait les traits soucieux du jeune homme, que peut pour votre service le pauvre Israélite ?

— Vous le devinez bien sans doute en me voyant ici, répondit Georges pressé d'aller au fait.

— Non, par l'Éternel notre Dieu !

— J'ai besoin d'argent, Isaac, et il m'en faut aujourd'hui même... voilà pourquoi je suis venu !

— Ah ! fit le juif avec un soupir de soulagement, tu n'étais ici que pour un emprunt... parle, jeune gentilhomme !

Georges lui exposa aussitôt brièvement qu'il désirait emprunter vingt-mille livres, et, qu'ayant besoin sans retard de cette somme, il se montrerait facile sur les conditions.

Pleinement rassuré du moment qu'il vit que Georges ne se doutait pas de la part qu'il avait prise au guet-apens de la ravine, Isaac l'écouta en se promenant les mains derrière le dos, et, lorsqu'il eut fini de parler :

— Quand la bénédiction de l'Éternel, dit-il en hochant la tête, aurait amené sous mon pauvre toit autant de pièces de monnaie qu'il y a de rochers dans le Cédron, je ne pourrais pas, jeune gentilhomme, prêter la somme que tu demandes ; mais si le creux de mon arbre est vide, j'en connais d'autres qui sont pleins de rayons de miel. En supposant donc qu'il se trouvât un riche habillé d'écarlate disposé à ouvrir la main, quelle garantie aurait-il ?...

— La terre de ma mère, qui vaut le double au moins de la somme qu'il me faudrait.

— J'en ferais serment devant les anciens d'Israël : certes je l'estime au double ; mais elle ne t'appartient plus.

— Qui l'a vendue n'en avait pas le droit ! elle m'appartient donc toujours.

— C'est une question, jeune gentilhomme, que les chefs de la loi et les scribes décideront dans le prétoire. Mais je doute que de nouveau tu boives du vin de ta vigne.

— Vous doutez ? non pas moi ! Quel juge oserait donc me dépouiller ?...

— On te disait tombé dans les champs de Tophet ; ton père, à qui on rapporta ta robe sanglante, vendit ton héritage, et celui qui le possède en ce moment l'acheta de bonne foi.

— Gage ! s'écria Georges frappé d'une idée subite, que ma mauvaise chance m'adresse à l'acheteur lui-même ?...

— Je ne peux le nier.

— Dès lors, reprit Georges avec amertume, adieu, juif! je n'ai plus rien à faire ici!

— Le cœur de la jeunesse a des ailes, attends ; attends encore, jeune gentilhomme, dit lentement Isaac dont le regard restait attaché avec une sorte de fixité magnétique sur le front de Georges.

— Pourquoi attendre plus longtemps, puisque ma venue est sans but ?...

— Pour connaître ta destinée, et saisir, en tendant la main, la bonne fortune à laquelle, comme les enfants qui jouent au colin-maillard, tu tournes à présent le visage.

— Vous êtes donc sorcier, vieillard ?

— Tout enfant d'Israël qui ignore la cabale et n'a pas laissé monter son esprit sur le Mercava, ce chariot de feu du prophète où est contenue l'explication de toutes les vérités, marche comme un aveugle dans les ténèbres de la vie.

— Ainsi, vous prétendez lire dans l'avenir ?

— L'ange Gabriel ne m'a pas ouvert jusqu'à la dernière page le livre qui fut donné à Adam pour le consoler de sa chute, livre où étaient consignés tous les secrets de la nature, et, entre autres, l'art de converser avec le soleil et la lune, de commander aux bons et aux mauvais anges, d'appeler ou d'écarter, selon son caprice, les fléaux les plus redoutables, mais sans posséder le pouvoir du rabbin Jochanam, j'ai mangé du fruit de l'arbre de la science et peux parler avec l'une des trente-deux voix de la Sagesse.

— Parlez! mais le malheur me poursuit avec tant de rage que je n'espère rien de bon !

— Attends, balbutiait Isaac qui, s'étant rapproché de la croisée, laissait nager vaguement son regard dans le ciel comme s'il eût été cataleptique. Attends! que je retrouve l'astre sous lequel tu es né et qui règle ta vie! le voilà! quel nuage sombre!

— J'en étais bien certain.

4

— Quel orage terrible éclate et le voile soudain ! l'exil, les
fers, le péril mortel à toute heure...

— Voilà ce qui m'est réservé ! Ta science ne me surprend
pas. Quand le malheur vous prend dès le berceau, il ne vous
lâche qu'à la tombe !...

— Attends ! jeune insensé, attends encore ! du nuage, il se
dégage peu à peu. Oh ! comme il brille maintenant l'astre sous
lequel tu es né, comme il éclipse tous les astres.

— Me présage-t-il du bonheur ?

— Une destinée superbe comme le cèdre du Liban !...

— Croyez-vous à cette prophétie, bonhomme ?...

— Aussi fermement, monsieur le baron, dit le juif, reprenant l'humilité qu'il avait perdue au mot d'emprunt ; aussi fermement j'y crois qu'à l'Ensoph ou dieu infini !...

— Alors vous allez me procurer la somme qui m'est nécessaire ?

— Oui ; mais à une condition.

— Elle serait bien dure, juif, si je la refusais.

— On n'en peut, à mon sentiment, imposer de plus douce
à un enfant des hommes !

— Expliquez-vous bien vite, alors !

— Écoutez, jeune gentilhomme, et faites bien attention à
mes paroles. Je jure par les anges, les esprits libéraux, les sept
astres, les neuf hiérarchies et les propriétés mystérieuses du
Chosec et de l'Aiela ; je le jure par le saint nom d'Adonaï !
moi, Isaac, je prêterai les vingt mille livres et même, ajouta-t-il
avec un soupir étouffé, et même je rendrai, sans que vous
donniez une obole, les bijoux de votre mère, si vous consentez,
vous, baron de Durfort, à prendre pour femme...

— Qui donc ?

— L'orpheline aux yeux noirs recueillie à la Maison
Blanche !

— Nore ?... s'écria Georges au comble de la surprise.

— Ce nom que, dans leur ignorance, lui donnent les gens
des hauts lieux, n'est pas le sien.

— Quoi ? connaissez-vous les parents de cette jeune fille ?...

— Et sa race, noble baron, est plus ancienne que ta race, et sa maison, comme celle que fit Hiram, sera remplie d'or et revêtue de pierres précieuses!...

— Je m'en réjouis franchement pour elle et pour un autre qui mérite bien ce bonheur!...

— Dois-je comprendre que tu refuses? dit Isaac les dents serrées.

— Oui ; car rien ne pourrait combler les abîmes qui nous séparent...

— Et qui sont creusés par l'orgueil, ce souffle immonde de Satan ; n'est-ce pas, baron de Durfort?...

— Non, vieillard, je n'ai pas d'orgueil, et le prouve en sacrifiant aux yeux de mes pareils la noblesse à la science ; mais un amour, aussi grand qu'il est pur et doux, remplit mon cœur depuis l'enfance et me ferait regarder comme un blasphème, comme un crime, la seule idée d'un autre sentiment ; et puis il n'existerait pas, je n'adorerais point avec une tendresse unique et religieuse mademoiselle de Saint-Cyr, qu'un obstacle non moins insurmontable m'éloignerait de Nore.

— Puis-je le connaître, monsieur le baron?

— Sans doute : pourquoi le cacher?... Nore aime un homme tout à fait digne d'elle, et cet homme est d'âme trop noble et trop loyale, pour que la chose, fût-elle possible, je vinsse me mettre devant lui et voler son bonheur!...

— Ainsi, c'est devant un chevrier que reculerait humblement le baron de Durfort?...

— Pourquoi non ? si le chevrier a le cœur plus haut qu'un marquis ou qu'un duc!...

— Vous le flattez trop, monsieur Georges, cria derrière eux une voix mâle et grave ; mais pour du dévouement il en a, et vous le prouvera toute sa vie, en n'oubliant jamais les paroles qu'il vient d'entendre...

Georges lui tendit la main, que Michel baisa, malgré sa résistance, avec un affectueux respect, pendant que le juif disait tout effaré :

— Comment cet enfant d'Ismaël est-il parvenu jusqu'ici?... A-t-il donc des ailes pour franchir les murs, ou quelque te-phillim sacré pour enfoncer les portes?...

— Mieux que cela, vieil Absalon, s'écria joyeusement Michel, et tu vas le voir tout à l'heure. Ali ne m'aurait pas aidé, du reste, que sauter par-dessus ce mur n'eût été qu'un jeu pour celui qui a chassé le chamois dans les Alpes et l'isard dans les Pyrénées; mais les pâtres de Gavarnie ont aussi des secrets et savent lire dans les astres. Monsieur Georges, vous avez perdu une valise : demandez-lui s'il est assez savant pour vous la faire retrouver?...

— Non, mon pouvoir ne va point jusque-là, murmura le juif, dissimulant mal son dépit et son inquiétude.

— Le mien est bien plus grand alors. Écoutez ce que j'ai vu ce matin dans la fontaine de Saint-Jean où le soleil danse. Après avoir cueilli à reculons une branche de verveine de la main gauche; j'ai vu dans la fontaine, dont l'eau était claire comme un miroir, la ravine du saule.

Isaac tressaillit et feignit de regarder dans la cour en tournant le dos au chevrier, qui reprit après un coup d'œil échangé avec Georges :

— Au bord de la ravine, deux hommes étaient embusqués sous les ronces : l'un, couvert de haillons, regardait du côté de Saint-Ferréol ; l'autre me faisait face et je le reconnus.

— Je proteste, je jure sur le nom de mon père... balbutia Isaac, mais Michel poursuivait toujours.

— Un cavalier arriva un moment après ; pendant que celui que je ne voyais pas levait la main pour le frapper, celui que j'avais reconnu coupait les courroies d'une valise attachée sur la croupe du cheval abattu et prenait la fuite à toutes jambes. Il l'emportait du côté de Sorèze et venait la cacher dans cette chambre d'où nous ne sortirons pas, Isaac, sans l'avoir retrouvée.

— Cherche! disciple des démons, cherche partout, je te le permets !

— Ce qui veut dire, si je comprends bien votre assurance, que nous chercherions inutilement ici l'objet dérobé ?

— Oui, sur mon âme et ma conscience, quand tu irais fouiller sous la première pierre du fondement !

— Je m'en doutais ; mais les limiers du parlement ont le nez fin, et si nous ne trouvons rien ici, eux trouveront plus loin.

— Voudrais-tu donc me faire asseoir sur la pierre du jugement et me livrer à l'iniquité de tes frères ?

— En sortant de votre maison, je cours vous dénoncer au juge.

— Mais ce n'est pas moi qui ai le butin ! Je le ramassai en passant sur la route, mais un vautour me l'enleva.

— Quel est-il ?

— L'homme des haillons !

— Si vous dites la vérité, ce vagabond est blessé à la main : cette blessure, qui doit être assez grave puisqu'il ensanglanta hier la selle et les étriers d'Ali, ne lui a pas permis de s'éloigner ; donc, vous qui connaissez le repaire de tous les bandits du pays, vous allez nous montrer le sien.

Le juif eut beau se récrier, gémir, supplier, se tordre les mains, prendre à témoins, en pleurant tous les prophètes d'Israël, le chevrier fut inébranlable. Voyant alors qu'il fallait céder ou se perdre, Isaac céda. Celui qu'il appelait l'Ammonite à la main sanglante, attendait justement un médecin qu'il s'était chargé de lui procurer.

— Je conduirai auprès de lui, dit-il, en cette qualité, le jeune gentilhomme ; mais, une fois dans l'antre du lion, que nul ne saurait découvrir sans mon secours, qu'il soit prudent et prenne garde, car je ne n'en réponds plus !

— Marchons ! dit Georges froidement.

— Je vais ceindre mes reins et prendre mes sandales ; mais il faut que le pâtre reste, je n'en peux emmener qu'un seul de peur d'éveiller le soupçon !

— Soit ; et partons sans plus tarder !

— Monsieur, dit Michel bien bas à l'oreille de Georges lorsqu'ils descendaient l'escalier, donnez-moi, je vous prie, un de
vos gants.

— Pourquoi faire ?

— Vous le saurez si, ce qu'à Dieu ne plaise ! ce vieux scélérat nous trompait !

Une minute après, Michel, passant à son bras la bride d'Ali
autour duquel Pastour exécutait mille gambades, prenait lentement la route de la Maison Blanche, et Georges s'enfonçait
dans les montagnes à la suite du juif qui, malgré sa taille voûtée et son apparence chétive, le forçait de doubler le pas.

VIII

A CENT PIEDS SOUS TERRE

Sorèze est bâtie à l'entrée d'une gorge formée par deux
hautes montagnes, celle du Causse à l'est, et au midi celle de
Berniquaut. Parallèlement à cette dernière coule ou plutôt se
précipite des plateaux supérieurs l'Orival, qui, torrent mugissant l'hiver, semble filtrer, dans les autres saisons, à travers
les quartiers de roc dont se trouve encombré son lit, une eau
limpide et pure comme du cristal. C'est le sentier très-inégal
et très-accidenté qui tient la rive gauche qu'avait pris Isaac ;
il le remonta sans parler l'espace de trois quarts de lieu, puis,
l'abandonnant brusquement, se jeta dans un bois où Georges
eut fort à faire pour ne pas le perdre de vue à travers les broussailles. Après avoir traversé ce bois, il se dirigea vers un mamelon évasé en forme d'entonnoir qui fut un volcan à l'époque
postdiluvienne, comme l'attestent, à mesure qu'on s'en approche, les pyrites, les pierres torréfiées et les bancs de terre
poreuse et bleuâtre qu'on rencontre de toutes parts.

Quand il en eut gravi les premières pentes en suivant un des anciens sillons ouverts autrefois par la lave, et où le pied ne foulait que des cendres, le juif s'arrêta, promena son regard d'aigle sur tous les environs, et, se tournant ensuite vers Durfort :

— Jeune gentilhomme, dit-il, personne ne nous à vus, et si tu veux retourner en arrière, il en est temps encore.

— Marche ! répondit Georges d'un ton ferme ; un Durfort ne recule pas !

— Voici ce qu'a dit Salomon, fils de David et roi d'Israël : Dégage-toi comme un daim se dégage de la main du chasseur, comme des filets de l'oiseleur un oiseau pris s'échappe.

— Assez de paroles, vieillard, et marche devant moi !

— Le souffle du sage peut-il détourner la pierre de la fronde?... Non, non, murmura Isaac ; mais je suis innocent de son péril. Viens, jeune téméraire, ceci est le coteau d'Hakila et la caverne d'Henguedi.

Une crevasse, parraissant produite par un éboulement, s'ouvrait à deux pas ; Isaac s'y glissa, écarta quelques noisetiers qui en fermaient le fond, et après avoir battu le briquet et allumé une torche, il montra d'un air significatif à Georges une allée souterraine s'étendant à perte de vue.

— C'est bien, dit Georges simplement ; avancez, je vous suis.

Isaac passa devant lui et se mit à marcher lentement et avec la plus grande précaution, aux lueurs tremblantes de la torche. A peine eut-il fait cinquante pas que Georges comprit la nécessité d'imiter sa prudence ; cette allée, en effet, vieille fissure volcanique, avait été creusée très-irrégulièrement par le feu. Tantôt elle était assez large pour y marcher à l'aise, tantôt au contraire, elle se rétrécissait à tel point qu'il semblait qu'on allait s'y engager de façon à ne pouvoir bientôt ni avancer ni reculer. Ce n'était pas la seule crainte qui eût dû troubler Georges s'il eût été faible de cœur. Il ne marchait effectivement dans ce boyau ténébreux que sur un sol de terre glaise ou de cailloux également glissants, également détrempés par les filtrations souterraines, entre des puits sans fond et d'énormes rochers qui menaçaient à chaque instant de se détacher de la voûte. Ce lieu sinistre, les sombres prédictions du juif, la certitude d'un péril, d'autant plus effrayant qu'il était inconnu, tout cela pouvait ébranler la fermeté d'un homme, même éprouvé, et cependant, chaque fois qu'Isaac se retourna pour l'examiner d'un coup d'œil, il trouva le front de Georges armé du même calme.

Autant que celui-ci pouvait le conjecturer, ils venaient de faire une lieue dans ces ténèbres, lorsque après avoir décrit une foule de sinuosités, la voie souterraine déboucha tout à coup dans une immense excavation, où la clarté de la torche subitement réfléchie par mille prismes de cristal, les éblouit. C'était une vaste salle de forme circulaire, dont la voûte étincelante semblait suspendue par magie, car elle ne reposait, en apparence, que sur une colonne d'albâtre, soudée au centre du plafond, mais qui ne touchait pas le sol. Des stalactites de toute sorte, figurant des aiguilles, des cônes, des cylindres d'argent, des champignons, des draperies et des fleurs fantastiques brillaient et scintillaient partout aux rayons de la torche sur la voûte et sur les parois.

Frappé de la beauté de ce spectacle qui réveillait vivement en lui l'enthousiasme scientifique, Georges oublia quelques instants ses préoccupations. Il contemplait avec l'intérêt du géologue et la naïve admiration du naturaliste ces pétrifications jetées par hasard dans des moules si étranges et si élégamment bizarres ; la main osseuse du juif qui touchait son épaule comme une main de squelette, le rappela bien vite à la réalité.

— Veux-tu tourner ton visage vers la lumière ? il en est temps encore, lui dit-il à voix basse.

Et ayant reçu la même réponse que précédemment :

— Regarde, ajouta-t-il plus bas en inclinant la torche.

— C'est l'empreinte du pied d'un homme grand et assez fort, à ce qu'il me semble, et pareil à ceux que je m'attends à rencontrer dans ces cavernes.

— Ce sont les vestiges du chacal, ou plutôt du tigre qui est dans l'antre. Écoute la voix d'un vieillard, jeune insensé ! mieux vaudrait pour toi nager dans le lac avec cette colonne aux pieds, ou te précipiter la tête la première dans les puits insondables que de te trouver dans ces souterrains en face de cet homme.

— Crois-tu donc parler à un enfant qu'on effraye avec des menaces et qui tremble? Marche, te dis-je, juif, pour la dernière fois !

Isaac ne répliqua point, et s'engagea dans des passages de plus en plus étroits, de plus en plus tortueux, qui, après un assez long circuit, finirent par aboutir à un ruisseau. L'eau en était si claire que Georges ne put s'empêcher de s'arrêter pour en boire quelques gorgées dans le creux de la main : ensuite il rejoignit le juif qui suivait le cours du ruisseau sur un banc de roches formant comme un trottoir naturel. Arrivé à un endroit où les rochers se rapprochaient tellement qu'il paraissai impossible de passer outre, il traversa le ruisseau, éteignit la torche et fit entendre, à trois reprises, le cri du chat-huant.

Il s'écoula quelques minutes pendant lesquelles on ne pourrait répondre que le cœur de Georges ne battit pas un peu plus fort dans ces ténébres. Enfin un cri semblable à celui que venait de pousser le juif s'éleva des cavités voisines, et bientôt un homme, aux bras nus et noirs et à la figure enfumée, parut avec une torche à l'entrée d'une galerie souterraine et cria d'une voix rauque :

— Es-ce toi, vieux Caïphe?

— Oui, brave fils d'Hiram, roi du marteau et de la forge !

— Amènes-tu le mége?...

— Le voici apportant le baume de Galaad, il vient rendre la paix à celui qui souffre.

— Monsieur, dit le forgeron à Georges, entrez avec moi dans ce tonneau, embrassez le câble et ne craignez rien.

— Et le juif?...

— Il vous attendra là-bas dans le trou des chauves-souris et ne s'ennuiera pas, allez ! car partout où un juif est seul le diable lui tient compagnie.

Georges se mit à côté de cet homme dans la banne qui descendit avec rapidité : une étroite galerie s'ouvrait au fond du puits où elle s'arrêta : il franchit ce couloir sur les pas de son guide et se trouva tout à coup dans une salle également tapissée de stalactites, mais moins grande que celle qu'il avait déjà parcourue. Une groupe d'hommes aux bras noirs et portant des tabliers de cuir comme son conducteur était réuni dans un coin : ils chuchotaient en espagnol, s'écartèrent à l'arrivée de Georges et laissèrent voir un grabat sur lequel gisait sans connaissance le complice déguenillé de l'honnête Isaac.

Il était temps d'appeler le médecin. Épuisé par le sang qu'il avait perdu, le forçat était en train d'aller ramer dans l'autre monde. Georges à qui la pratique de la chirurgie était familière, visita la blessure, posa avec le calme et la dextérité de sa profession un appareil grossier, mais suffisant ; puis il fit avaler au moribond quelques gouttes d'un cordial qui le ranima comme par miracle. Celui-ci ouvrit les yeux, les referma comme s'il se fût cru le jouet d'un rêve; mais les ayant ouverts de nouveau, ses regards tombèrent sur Georges, et aussitôt cette exclamation s'échappa de ses lèvres :

— Le chirurgien de l'*Eurydice !*...

— Tu me reconnais donc, Jaffard ?...

— Brave jeune homme ! Mais dites-moi que je ne rêve pas ! et que je ne suis pas encore dans le tôlar[1] du diable !...

— Non, mais tu y allais d'un bon pied quand je suis arrivé !

— Ainsi, dit Jaffard, essayant de se soulever mais sans pouvoir y réussir, tant était grande sa faiblesse, c'est la seconde fois que je vous dois la vie !...

— Oui, et pour me remercier, tu as voulu me l'ôter, à moi, hier au soir.

---

[1] Magasin.

— Comment, c'était vous?... Ah! scélérat de juif! Ah! misérable homme d'affaires!

— Et tu m'a volé ma valise à laquelle je tenais plus qu'à la vie!...

— Aussi Dieu m'a puni ; c'est bien fait! et je suis content d'avoir souffert comme un damné! Vous me direz qui a tiré, monsieur ; vous me le direz si je guéris et j'irai lui baiser les mains et le remercier à genoux!...

— Jaffard, dit Georges, se penchant sur le grabat, il me faut ma valise!...

— Vous l'aurez, monsieur, vous l'aurez, et que la caliórne de l'enfer m'étrangle pour ce que j'ai fait hier au soir!...

— C'est le gouvernant, n'est-il pas vrai, reprit Georges à demi-voix, c'est Germain qui t'avait payé pour commettre le crime!...

— Plus bas, monsieur! plus bas! et allez-vous-en vite! vite! sortez d'ici!...

— Ce misérable y serait-il?...

— Il y est, et s'il vous rencontrait, vous ne sortiriez plus, vous dis-je! Ah! que n'ai-je mes bras d'hier! Je vais défen-drais seul et ils trembleraient tous! Mais je ne peux rien! plus rien, par l'enfer et Satan, si je retrouvais seulement un quart d'heure de force!

— Ce que tu m'as pris me sera rendu?

— Vous l'aurez ce soir, ou à l'aube au plus tard demain, à la Maison Blanche. Mais partez! partez, au nom de Dieu!

— Demain, tu seras moins faible : fais-toi porter dans la cabane du chevrier, et je guérirai ta blessure.

— Oui, oui, mais partez vite!

Georges se disposait à suivre ce conseil lorsque des pas retentirent précipitamment dans la galerie latérale, et une voix troublée cria :

— Éteignez les lumières!...

Lampes et torches furent éteintes aussitôt, et Jaffard dit bien bas à Georges :

— C'est lui ! profitez de l'obscurité ; en marchant tout droit devant vous, il est possible que vous arriviez à la banne. Si vous la manquez, marchez toujours, et ne craignez pas de vous égarer ; j'ai un ami ici qui vous retrouvera.

Georges essaya d'avance à tâtons ; mais il avait fait dix pas à peine qu'il se heurta contre deux hommes, qui l'arrêtèrent en murmurant :

— *Qual es* (qui es tu ?)

— Le médecin !

— Restez là !

Retenu par ces deux hommes, qui lui avaient pris chacun un bras, Georges attendit avec une anxiété facile à comprendre ; mais l'obscurité de ce silence lugubre, que troublaient seulement par intervalles de sourds coups de marteau, auraient ému l'âme la plus ferme. Au bout de quelque temps la même voix s'éleva un peu plus près, dans la galerie, et alors il la reconnut, disant avec un accent d'inquiétude très-vive :

— Il y a quelqu'un dans les grottes ; je viens de voir passer là-bas le chien de ce maudit chevrier !

Ce mot fit battre le cœur de Georges.

— Le chien aura suivi le juif ou le *mége*, dit l'un des forgerons.

— Le mége est donc venu? reprit la voix se rapprochant de plus en plus.

— Il est au milieu de nous ; faut-il le reconduire où je l'ai pris ?...

— Rallumez les torches, dit la voix. Les forgerons obéirent ; et à peine la flamme du sapin embrasé eut-elle jeté ses reflets rouges sur les murs brodés de cristallisations, qu'un cri de joie partit de l'entrée de la galerie, qui était masquée par une stalagmite énorme de couleur roussâtre et cannelée du haut en bas.

— Il m'a reconnu, pensa Georges.

Et il comprit alors, mais trop tard par malheur, le tort qu'il avait eu de mépriser les avis d'Isaac. Toutes les conséquences de cette imprudence se présentant en même temps à son imagination, il sentit son front et ses tempes baignés d'une sueur froide ; mais, soutenu par le souvenir de Sylvine, il ramassa toute son énergie et se prépara, par un appel rapide à Dieu, à la terrible lutte qni allait s'engager dans ces cavernes. Bientôt l'approche du péril, qui double les facultés des hommes forts, retrempa son courage ; et il était tout à fait calme et prêt à une résistance désespérée, lorsque Germain, car c'était lui, cria aux forgerons, mais en se tenant toujours dans l'ombre et en déguisant sa voix :

— Emparez-vous du mége ! c'est un traître !...

Six hommes, d'une vigueur athlétique, se jetèrent sur Georges, qui abattit les deux premiers, et aurait échappé aux autres sans les cailloux humides, formant le pavé de la grotte, sur lesquels il glissa ; on lui lia fortement les pieds et les bras par l'ordre de Germain ; puis, quand il fut bien garrotté, mis hors d'état de pouvoir faire un mouvement, et couché à terre :

— Quel est le puits le plus profond des grottes? demanda Germain avec une joie mal contenue.

— C'est celui qui touche à la galerie de la forge, répondirent les Espagnols.

— Eh bien, vous allez prendre cet homme, lui attacher un bloc de pierre au cou, car il faut être humain, et le précipiter dans le puits de la galerie !

— Gouvernant !... murmura Jaffard d'une voix éteinte.

— Que veut ce scélérat?

— Laisse vivre le chirurgien jusqu'à ce que je sois guéri...

— Tu guériras tout seul, ou iras bientôt le rejoindre ; quant à lui, il n'aura de nous que le répit dû aux chrétiens. Je regrette qu'un prêtre ou un saint religieux ne puisse pas le préparer à la mort, mais nous ferons de notre mieux. Priez pour ce pécheur, mes frères, moi je vais dire mon chapelet, et, quand j'aurai fini... que Dieu ait pitié de son âme !

Les Espagnols s'agenouillèrent, et le murmure nasillard de leur psalmodie se mêla aussitôt à la voix hypocrite de Germain récitant son chapelet, et au râle de Jaffard cloué sur le grabat par faiblesse, et se désespérant de voir périr son sauveur sous ses yeux sans rien pouvoir pour sa défense.

XI

LE JOUR FATAL

Quoique madame de Saint-Cyr et sa fille fussent bien loin de se douter du péril affreux où était Georges, en entendant sonner six heures sans le voir de retour, elles commencèrent à s'alarmer. A mesure qu'il tardait, les anxiétés et les tristes pressentiments de la veille revenaient en foule troubler madame de Saint-Cyr ; et, comme la bonne dame avait le chagrin égoïste, elle exprimait tout haut ses craintes, et brisait à son insu le cœur de la pauvre Sylvine. Bientôt, n'y pouvant plus tenir, celle-ci sortit du salon où sa mère jetait des sorts avec les dés du trictrac, en secouant la tête d'un air sinistre à chaque coup, et suivie de Nore, qui semblait réfléchir ses impressions et ses alarmes sur son front soucieux, elle descendit dans l'avenue.

Troublées toutes deux par un de ces vagues pressentiments que rien ne justifie, et qui, cependant, oppressent l'âme à l'approche d'un malheur, elles marchaient très-vite et en silence. Arrivées à la grille, d'où l'on voyait se dérouler comme un large ruban la route de Sorèze à gauche, et à droite, le chemin de traverse qui montait à Durfort, elles s'arrêtèrent. Mais Nore, comme sa maîtresse, eut beau regarder de toutes parts avec ces yeux de vingt ans qui découvrent de si loin ceux qu'on aime, rien ne se montra. Et, après une longue attente, après avoir tourné vingt fois la tête en vain, et recommencé toujours avec une lueur d'espoir l'inutile tentative, il fallut regagner la maison en soupirant.

A deux pas du perron, Nore, dont la physionomie avait repris peu à peu son expression résolue, quitta sa maîtresse sans rien dire. Sylvine la vit repasser au bout d'un instant au galop sur un cheval qu'elle montait sans selle, et, devinant sa pensée, elle la remercia d'un sourire et d'un signe de tête. Persuadée qu'il était arrivé quelque nouveau désastre qui pouvait seul expliquer l'absence de Georges, la courageuse jeune fille se rendit d'abord à toute bride à la masure des trois chênes. Par ce sentiment exquis de pudeur qui accompagne toujours le véritable amour, elle retint son cheval à quelque distance et passa lentement la flûte de Pan sur ses lèvres.

A ce signal qui le rendait le plus heureux des hommes, on était sûr de voir paraître promptement Michel. Cette fois pourtant il ne vint pas. Pastour, qui eût déjà sauté vingt fois en bondissant de joie aux naseaux du cheval, ne se montra pas davantage ; enfin, les sonnailles du bouc et le chevrotement des favorites du berger répondirent seuls à son appel. De plus en plus alarmée, Nore prit son parti sur-le-champ et courut à Durfort. Là, elle apprit que Georges avait quitté le château depuis plus de quatre heures ; l'officieux Valette, charmé comme tout égoïste, d'avoir à conter de mauvaises nouvelles, ne lui laissa ignorer aucune des circonstances qui avaient signalé la visite de son ancien maître et provoqué son brusque départ.

La joie de ce coquin était si évidente, il se sentait tellement heureux du malheur et des peines d'autrui, que Nore, indignée, lui tourna le dos sans rien dire et descendit à Sorèze au triple galop. Là encore nouveau désappointement. Personne n'avait aperçu le jeune Durfort, et, sans un mendiant qui la mit sur la voie, elle perdait tout à fait ses traces. Sur les indications du vieillard, elle rentra dans les gorges et se disposait à tourner Berniquaut, dont l'ombre avait déjà envahi les pentes orientales, lorsqu'un joyeux hennissement la força de s'arrêter court. C'était Ali accourant avec mille gambades et la crinière au vent, suivi de loin par le ménétrier Vert tout essoufflé.

— M. Georges? lui cria Nore dès qu'elle l'aperçut.

— Laisse-moi reprendre haleine! Ah! quel cheval! quelle bête endiablée!

— Il vous a fait courir, père Bontemps?

— C'est-à-dire, reprit le ménétrier en essuyant les flots de sueur qui inondaient ses joues vermeilles, c'est-à-dire que je ne veux de ma vie toucher à un violon, si cet animal n'est pas ensorcelé!

— Parce qu'il m'a entendue avant vous, n'est-ce pas? C'est qu'il a l'ouïe fine!

— Dieu est juste, tu peux le dire, sarpejeu, Nore! quel musicien on aurait pu en faire, si ce n'était pas un cheval.

— Vous ne m'avez pas dit où est M. Georges, père Bontemps.

— Dans la montagne, chez quelque malade là-bas qui n'a pas envie de danser; le chevrier m'a bien recommandé de l'attendre ici en me donnant à garder tantôt ce démon de cheval.

— Michel est donc avec lui!

— Mais sans doute, belle brunette! il allait rejoindre M. Georges, et tu sais bien que le brave Ossalois, ah! quel danseur! marche aussi vite que son chien.

— Merci! père Bontemps, fit Nore avec un soupir de bonheur : en m'apprenant que M. Georges n'est pas seul, vous m'avez ôté un grand poids que j'avais sur l'âme. Attendez-les tous deux ici, moi je vais reporter ailleurs la paix que vous m'avez rendue.

S'éloignant en même temps à toute bride, après avoir renvoyé à coups de fouet Ali obstiné à la suivre, elle courut comme le vent du côté de la Maison Blanche. Étrange illusion de l'esprit humain qui, marchant à tâtons dans les ténèbres d'ici-bas, croit toujours à ce qu'il espère! Tandis que Nore, pleine de confiance, éperonnait son cheval jusqu'au sang pour aller rassurer les cœurs tremblants de la Maison Blanche, celui que le dévouement de Michel devait mettre à ses yeux hors de danger touchait alors à sa dernière heure dans les souterrains du Calel [1].

Étendu pieds et poings liés sur le sol humide de la grotte, il avait écouté avec une émotion facile à comprendre la litanie des Espagnols et l'hypocrite oraison de Germain. Aux derniers grains du chapelet, celui-ci, dont la face béate et fausse s'illuminait de joie, poussa un soupir, fit un signe de croix, et dit à ses hommes : « Allez ! il ne faut pas qu'il souffre plus longtemps ! »

Les Espagnols agenouillés autour de Georges se levèrent ; deux des plus robustes le prirent par les jambes et les épaules et se mirent en marche dans la direction des puits. A ce moment, comme ils tournaient les colonnes scintillantes de la grotte, Germain, qui s'était penché pour les mieux voir, se sentit saisi par deux bras de fer, et une voix menaçante murmura à son oreille :

— Si tu bouges, tu es mort !

La vigueur avec laquelle on l'étreignait donnait un tel poids à ces paroles que Germain, à moitié étouffé, garda le silence. La voix reprit alors :

— Commande-leur de s'arrêter !

— Halte ! balbutia Germain.

— Qu'on le détache ! articula la voix d'un ton impératif.

Germain hésita. Une étreinte progressive et irrésistible lui arracha ces mots l'un après l'autre :

— Détachez le médecin !

Les Espagnols obéirent avec le même flegme, la même impassibilité qu'auparavant.

— Dis-leur, reprit alors la voix, de le conduire où ils l'ont pris !

Avant d'exécuter cet ordre, Germain, ramassant toutes ses forces, essaya de se dégager par un effort terrible ; mais contenu comme un enfant dans ces bras musculeux qui, en se

[1] Lampe, en dialecte languedocien.

resserrant avec l'élasticité et les forces d'un étau, lui ôtèrent la respiration, il demanda grâce et fit ce qu'on lui prescrivait. Les deux sicaires, qui allaient le précipiter une minute auparavant dans le gouffre, emmenèrent Georges, et, sur un ordre imposé de la même façon, les autres s'éloignèrent avec insouciance et retournèrent à leurs travaux. Alors Germain se sentit poussé peu à peu jusqu'à l'endroit où l'on avait délié Georges ; là, enlevé tout à coup de terre et renversé sans qu'il pût opposer aucune résistance, il fut garrotté solidement, couché la face contre les pierres, avec défense de bouger sous peine de la vie. Trop lâche pour désobéir, il ne fit pas un mouvement ; mais comme il écoutait avec attention, il lui sembla que l'homme qui venait de le maîtriser s'approchait du grabat de Jaffard. Quelques mots confus arrivèrent même à·son oreille, puis l'homme s'éloigna, le bruit de ses pas se perdit dans les galeries, la lampe de la grotte s'éteignit, et tout retomba dans l'obscurité et le silence.

Pendant que ces choses se passaient à cent pieds sous terre, Nore, de retour à la Maison Blanche, rassurait Sylvine et la consternait en même temps, en lui apprenant que le baron de Durfort avait vendu et dissipé les biens de son fils. Cette nouvelle fut un coup de poignard pour mademoiselle de Saint-Cyr, non qu'elle attachât aux richesses plus de prix qu'elles en méritent (ses vœux ne sortaient pas, au contraire, du cercle de l'humble et honnête médiocrité), mais la dernière espérance de sa mère reposait sur le patrimoine de Georges ; c'était son ancre de salut ; cette ancre brisée, le malheur, hélas! les entraînait à la dérive. Il fallait quitter la maison le lendemain, les suppôts de la loi allaient venir l'en chasser par les épaules. A cette idée, le sang se glaçait dans ses veines, et elle murmurait en joignant les mains :

— Ma mère ! ma pauvre mère ! quelle angoisse ! elle en mourra !...

Par une singulière opposition, due à la différence des caractères et surtout à la mobilité du sien, madame de Saint-Cyr entrait en ce moment au salon toute radieuse ; elle venait d'interroger le destin, sous les tilleuls, avec les dés du tric-trac : les cubes d'ivoire, auxquels elle croyait comme aux articles du Symbole, lui avaient fait des réponses superbes, et la joie brillant sur son front en effaçait presque les rides.

— Sais-tu ce qu'ils m'ont prédit? disait-elle à sa fille en essuyant ses lunettes et hochant la tête d'un air mystérieux.

— Non, ma mère, répondit Sylvine distraite et l'œil fixé sur l'avenue.

— Les dés viennent de m'annoncer ton mariage d'abord ; seulement, ce qui m'étonne, c'est que les cartes, tout en confirmant la prédiction, s'obstinent à te donner pour époux le roi de trèfle, qui n'est pas un jeune homme!

— Il a probablement l'âge de Georges, dit Sylvine souriant malgré sa tristesse.

— Oh ! bien davantage, ma chère enfant, c'est un vieillard !

— Alors elles se trompent.

— Quand elles sont d'accord avec les dés, les cartes ne se trompent jamais.

— J'espère bien qu'elles feront une exception en ma faveur. Et puis, maman ?...

— Je viens de voir clairement la fin de nos ennuis ; fin que j'ai rêvée cette nuit, au surplus... un vaisseau à la voile !

Sylvine tourna la tête, et sa mère, continuant sans remarquer son trouble :

— Et pour couronner l'œuvre, les dés m'ont fait toucher du doigt cet héritage qui m'est annoncé depuis si longtemps.

— Voici qui vaut mieux, dit Sylvine en prêtant l'oreille, car elle avait reconnu le galop d'Ali.

Madame de Saint-Cyr, qui n'écoutait pas avec le cœur, lui soutenait déjà qu'elle s'était trompée, lorsque Georges se précipita dans le salon, leur prit les mains et les serra avec force, mais sans parler. Sylvine devina tout à son émotion et frémit. Madame de Saint-Cyr ne s'aperçut que du désordre de sa toilette, et, montrant ses habits souillés de poussière et de boue :

— Que vous est-il donc arrivé, mon cher enfant? demanda-t-elle.

— Oh! presque rien... un accident, ma tante, qui n'a pas eu de suites graves, heureusement, dit-il, en regardant Sylvie.

— Raconte-nous cela bien vite, mon ami!

— Après souper, ma tante, si vous le permettez.

Ce repas fut beaucoup plus gai qu'on ne devait s'y attendre dans des circonstances pareilles. Sous le charme fatidique de ses dés et des cartes, madame de Saint-Cyr voyait tout en rose; Sylvine, heureuse du retour de son amant, avait repris une partie de sa sérénité, et oubliait les alarmes que venait de lui causer ce long retard; et, comme tous les hommes échappés à un grand péril, Georges sentait la joie déborder de son cœur en se retrouvant sain et sauf près de la femme aimée. L'implacable curiosité de la bonne dame aurait seule pu troubler le bonheur de cette soirée; mais Georges l'éluda si adroitement, et, en glissant sur la visite faite à son père, sut montrer tant de confiance, que le nuage noir du lendemain disparut à ses yeux; elle mit ses lunettes, prit un volume dépareillé du *Cyrus*, de mademoiselle Scudéry, qu'elle avait lu vingt fois, et, tandis que Sylvine et Georges causaient à voix basse, elle ne tarda pas à s'endormir dans son fauteuil au bruit du rouet de Nore, et rêva qu'un diablotin tirait la queue du procureur et qu'elle faisait un feu de joie du papier timbré du sergent.

Ainsi s'écoula cette soirée, la dernière, selon toutes les probabilités, qu'elle passait dans sa maison. A l'aube, en effet, parurent les limiers de la loi, et ceux qui les suivent à la piste comme les corbeaux suivent les loups. Georges, debout avant le jour, et Nore, qui ne s'était pas couchée, les virent venir et leur cœur se serra. Plus de répit possible effectivement, et si Jaffard ne voulait pas ou ne pouvait tenir sa promesse, plus d'espérance! Un autre grand sujet d'alarme pour Nore était l'absence du chevrier qu'elle ne s'expliquait pas à ce moment. Cependant, les sergents avançaient toujours, et bientôt ils arrivèrent à la grille et sonnèrent bruyamment.

— Nore, dit Georges en soupirant, va faire atteler la carriole pour les amener à Sorèze.

— C'est inutile, ces coquins ne le permettraient pas ! Tout leur appartient ici maintenant. Ah ! monsieur Georges, quel réveil pour la pauvre dame !...

— Je vais leur parler, car j'espère encore, et tâcher de gagner du temps.

Georges descendit à la grille et commença de parlementer avec le procureur et les sergents. Ceux-ci l'écoutèrent d'abord avec un semblant de respect, mais ayant jeté les yeux sur Isaac qui se tenait à l'écart, impassible et les mains croisées derrière le dos, ils rejetèrent successivement toutes ses demandes et le sommèrent d'ouvrir à la justice au nom de la loi. S'efforçant de reculer encore l'instant fatal, Georges exigea la lecture du jugement et celle du décret d'exécution. Ses yeux pendant cette lecture, ne quittaient pas l'avenue ; mais il avait beau attendre et regarder, rien n'apparaissait sous les vieux ormes. Forcé de céder enfin, car les sergents menaçaient d'enfoncer la grille, il se borna à demander dix minutes de grâce qu'on ne lui accorda qu'avec la plus grande répugnance pour préparer ces dames à quitter leur maison.

Les dix minutes écoulées sans voir venir personne, il fallut courber la tête sous la mauvaise destinée. On plaça sur un fauteuil madame de Saint-Cyr, heureusement pour elle évanouie, et Georges, soutenant Sylvine, dont le désespoir muet le déchirait, parut sur le perron à la tête de ce triste cortége que fermait Nore avec un paquet sous le bras. A cette vue, les clameurs des hommes de loi et de ceux qu'avaient attirés à la vente la curiosité, le désœuvrement ou l'espoir du gain, cessèrent tout à coup. Il y a dans le malheur arrivé à un certain degré et porté noblement, quelque chose qui force la foule au respect : tout le monde se tut et tous les fronts se découvrirent.

Au moment de franchir le seuil de la grille, Sylvine tourna la tête ; et, comme elle jetait un dernier regard sur ces lieux chéris en étouffant ses sanglots, elle sentit l'énergique pression du bras de Georges. Reculant d'un pas, Durfort s'était redressé de toute sa taille; il était immobile et son regard ardent et fixe dévorait l'avenue. Sylvine l'ayant interrogé à voix basse, il ne put lui répondre et étendit la main vers les grands ormes. Un cri de joie de Nore compléta l'explication : il annonçait l'arrivée de Michel qu'on voyait accourir, selon l'expression de Bontemps, venant aussi tout haletant à cent pas de distance, plus vite que son chien.

Sur un signe d'Isaac, le procureur et les sergents, race bronzée dont l'émotion ne dure guère, se mirent en devoir de procéder à l'exécution. Mais Georges avait repoussé la grille et, d'un ton ferme cette fois :

— Halte-là! dit-il, braves gens, vous resterez dehors!

— Prétendez-vous faire rébellion, demanda le procureur la plume à la main, et faut-il dresser un procès-verbal?

— Il faut dresser une quittance!

— Que voulez-vous dire? balbutia Isaac passant sans façon devant le procureur.

— Qu'on va payer ces gens et les chasser! Donne, brave et digne garçon! s'écria-t-il en prenant la valise des mains de Michel chancelant de fatigue et hors d'haleine, donne, tu es notre sauveur!

De pâle et blême qu'il était ordinairement, le Juif devint tout vert. Pendant qu'il murmurait des paroles incohérentes, et que les sergents paraissaient se consulter avec lui à l'écart, Georges avait ouvert la valise; il en tira un sac de peau et dit au procureur :

— Combien vous est-il dû...

— Vingt mille trente-sept livres dix sols et trois deniers.

— Il y en a vingt-quatre dans ce sac, payez-vous!

Le procureur mit ses lunettes, ouvrit le sac, en versa peu à peu le contenu sur un large banc de pierre adossé à la grille, compta et recompta sa somme en examinant soigneusement chaque pièce d'or, puis il tendit à Georges un énorme faisceau de papier timbré, avec une quittance dressée sur le banc même, et, lui faisant une humble révérence, se retira silencieux et penaud avec ses gens aux son du violon de Bontemps, qui sautait, pleurait, riait de joie, et jouait avec frénésie l'air de Blot : « il faut que je file, file, file. ! »

X

SONGE N'EST PAS TOUJOURS MENSONGE

En reprenant ses sens, la bonne madame de Saint-Cyr fut agréablement surprise. Au lieu de se trouver, comme elle s'y attendait, dans une maison étrangère, elle était sur son grand fauteuil de velours vert, auprès de la porte du salon toute grande ouverte, au soleil et à l'air pur et balsamique des montagnes. Sylvine et Nore l'entouraient d'un air radieux ; le vieux domestique, la femme de charge, Michel avec Pastour, et le père Bontemps qui dansait malgré lui, étaient groupés un peu en arrière, et devant elle se tenait Georges une bougie allumée à la main.

N'osant croire encore au bonheur qu'elle voyait briller dans tous les yeux, la pauvre veuve les regarda l'un après l'autre avec stupéfaction, et dit à voix basse :

— Ils ne sont donc plus là ; que vous me semblez tous ravis !...

— Non, ma mère, répondit Georges, ils n'y sont plus et ne reviendront pas !...

— Hélas ! fit madame de Saint-Cyr à demi-voix et en secouant la tête, ils reviennent toujours !

— Non ; vous avez eu ce matin leur dernière visite ; et, pour vous le prouver, voici leur quittance, et voilà toutes les paperasses des sergents et du procureur ; et afin que vous n'en doutiez plus, vous allez brûler de vos propres mains ces vipères maudites qui vous mordent au cœur depuis si longtemps!

Il lui présenta la bougie à ces mots; elle mit machinalement le feu aux dossiers, les regarda brûler d'un œil hébété, et lorsqu'ils furent réduits en cendres :

— Tout ceci est-il vrai? demanda-t-elle en pleurant.

— Mais oui, maman, s'écria Sylvine que la joie étouffait; c'est votre rêve !

— Tu as raison; je l'avais oublié! Et qui a fait ce miracle?...

— Vous le devinez bien, sans doute?...

— Georges? ce ne peut être que Georges!...

— Non, ma mère; c'est ce brave garçon, dit Georges en allant prendre Michel par la main et le conduisant devant le fauteuil de la vieille dame. Remerciez-le toutes les trois : vous, ma mère; vous, Sylvine; et vous aussi, Nore! Sans son dévouement, les misérables de tantôt vous chassaient de cette maison ; sans son courage, on m'assassinait hier au soir ; c'est la seconde fois qu'il m'a sauvé d'une mort affreuse !...

— Comment cela? grand Dieu ! s'écria madame de Saint-Cyr en joignant les mains.

— Il va vous l'apprendre lui-même, car je l'ignore; mais je suis sûr d'avoir deviné juste. Et, s'adressant au chevrier : — Parle, mon brave, mon véritable ami; c'est toi, n'est-ce pas, qui étais dans les grottes?...

Michel fit un signe de tête; et Georges, lui serrant la main :

— Mon cœur ne m'avait pas trompé ; mais tu nous avais donc suivis ?

— Le gant que vous m'aviez laissé, dit Michel avec l'embarras de ceux qui aiment mieux faire les belles actions que les raconter, ce gant mit Pastour sur la trace. Je vous vis entrer dans le bois, et me doutai bien que le juif vous menait au trou du Calel.

— Mais comment parvins-tu à t'y introduire?...

— Presque en marchant sur vos talons, monsieur ; nous errons beaucoup nous autres bergers; la curiosité nous entraîne tantôt d'un côté tantôt de l'autre ; et, depuis que je suis dans ce pays, je connais ces grottes mieux que ceux qui les habitent.

— Ainsi, tu nous suivais à notre insu ?...

— La main passée dans le collier de mon chien, je vous suivais pas à pas, de souterrain en souterrain. Lorsque le juif vous fit traverser le ruisseau, et qu'il éteignit sa torche, je profitai de ce moment pour entrer dans l'eau et m'abandonner au courant.

— Mais, dit Georges, où pouvais-tu aller ; il m'a paru que les rochers se rapprochaient si brusquement, que le ruisseau devait pouvoir filtrer à peine dans quelque crevasse.

— Il n'y a pas même une fissure ; mais, en plongeant au point où l'eau touche les rochers, on arrive, par un étroit canal, sous des voûtes plus élevées que celles de ce côté-ci.

— Et tu ne craignis pas de t'y engager dans l'obscurité ?...

— Je le connaissais, monsieur ! De cette voûte une espèce de clapier, où il faut marcher à quatre pattes, descend, après bien des détours, à la grotte du levant, où l'on vous conduisit. J'y vins un peu après vous, parce que mon chien avait senti, du côté de la forge, quelqu'un qu'il n'aime pas ; et le temps que j'avais perdu à le poursuivre faillit vous devenir fatal.

— Le misérable ! il eut beau déguiser sa voix, je le reconnus sur-le-champ !

— De qui parlez-vous donc, Georges ? demanda madame de Saint-Cyr tout alarmée : est-ce un nouvel ennemi ?...

— C'est Germain, ma mère, dit énergiquement Sylvine ; nous n'en avons pas d'autre à craindre !

— C'était lui, en effet, qui avait de mauvais desseins, continua Georges en souriant. Lorsque notre ami arriva, il était temps !... Seulement, je ne conçois pas quel moyen Michel employa pour le forcer à changer de langage.

— Oh ! fit modestement le chevrier, les yeux baissés et chiffonnant son béret basque, je le tenais dans mes bras, et, se trouvant un peu serré, il fallait bien qu'il obéît. Ensuite il y avait un gouffre à deux semelles du rebord sur lequel nous étions, et [s'il avait poussé un cri ou appelé les Espagnols...

— Tu l'y aurais lancé, n'est-ce pas ?

— Comme une chèvre morte!

— J'espère, mon enfant, dit avec solennité madame de Saint.
Cyr, que tu vas livrer ce scélérat à la justice!...

— Il l'a bien mérité, ma mère : n'est-ce pas ton avis, chevrier ?...

— Si, monsieur; mais vous ne pouvez pas le dénoncer à
cause de votre père.

— Parce qu'il est le frère de sa concubine !

— Oh! non monsieur, pour une autre raison. Vous avez bien
entendu le bruit du marteau dans les grottes...

— Assez! j'ai peur de te comprendre! Nous en reparlerons!
Mais à présent, ma chère tante, savez-vous ce qu'il faut
faire ?... Il faut déjeuner vite et nous irons ensuite oublier
gaiement sur le lac les angoisses et les soucis qui n'ont cessé
de pleuvoir sur nous depuis mon arrivée.

Ce projet accueilli avec joie par tous, on déjeuna, la grande
barque peinte en vert fut amenée au pied de la terrasse du
jardin. Madame de Saint-Cyr toujours peureuse s'établit à la
poupe, Sylvine et Georges s'assirent vis-à-vis d'elle sur la
première traverse, ayant derrière eux, sur la seconde, Nore
et le ménétrier ; Pastour se campa intrépidement sur la pointe
de la proue. Michel prit les rames, et l'élégante embarcation
vola sur l'eau comme une plume.

Le lac était superbe. Pas de glace de Venise plus limpide,
plus transparente et qui eût mieux reflété les rayons du doux
soleil d'avril! La jeune et fraîche marge de verdure qui velou-
tait ses bords était semée à profusion de paquerettes, de mar-
guerites et de boutons d'or. Les blanches renoncules, la
cendriette, la dorine, les lis jaunes, le [bleu muguet de mai,
les œillets frangés et les ancolies s'épanouissaient pêle-
mêle entre l'eau et le gazon. Les glaïeuls élevaient déjà leurs
tiges vertes et luisantes au-dessus du cresson et, comme pour
voiler la nudité de ses rives, les saules, les aubiers et les tama-

rins plongeaient de tous côtés dans le lac leur verdoyante chevelure.

Au bruit des rames, on voyait les jeunes bergeronnettes voltiger d'arbre en arbre en poussant leur cri; les pigeons marins s'envolaient à tire d'aile, le canard siffleur plongeait bruyamment; le martin-pêcheur aux plumes irrisées, le plongeon à gorge rouge et le flamant fuyaient sur la rive opposée, et les grues, qu'un rien effarouche, planaient en tournant au-dessus de la barque.

Par ce beau jour, sur ces eaux argentées où se réfléchissait le ciel pur et bleu de la montagne, l'âme devait se dilater avec délice au souffle du printemps. Il semblait que chacun de ces quatre amants sentît monter en lui comme la séve les flots de vie nouvelle et de gaieté qu'apporte la jeune saison. Une joie douce brillait dans leurs yeux ; ils suivaient avec une émotion rêveuse et pleine de charmes les ondulations de la vague, la trace rapide du sillage, le reflet tremblotant des arbres qui semblaient fuir dans l'eau; ils écoutaient dans un délicieux silence le cri des raines au pied des joncs, celui des grillons dans les herbes, et les chants d'une légion de bouvreuils, de chardonnerets, de pinsons et de rossignols, qui gazouillaient à qui mieux mieux dans les ormeaux et les peupliers de chaque rive.

Pour qui observe avec amour et sait comprendre la nature, le langage des oiseaux offre peu d'obscurité. Entrez dans un bois et prêtez l'oreille. Tous ces chants divers qui vous semblent confus ont le même sens et le même but. Tous les oiseaux, qui les modulent si bizarrement en apparence, se parlent, se répondent ou s'appellent du haut des arbres. Ayez la patience d'écouter, et peu à peu vous entendrez ces gazouillements notés de la même façon se rapprocher, se confondre et finir au même moment. C'est ainsi que se préparent sous l'œil de Dieu, ouvert constamment sur le monde, ces unions aériennes qui durent un printemps, et ne laissent d'autre trace; quand l'automne a jauni les feuilles, qu'un nid désert sur ces branches nues, qui est à l'oiseau ici-bas ce que le tombeau est à l'homme.

Ces idées vinrent à Sylvine en écoutant les merveilleux coups de gosier d'un rossignol caché sous le feuillage : elle leva les yeux et touchant le bras de Georges :

— Sais-tu, lui dit-elle à demi-voix, à quoi j'ai songé bien souvent dans nos soirées printanières ?...

— A quoi, chère Sylvine ? Parle !

— Tu me promets de ne pas te moquer de moi ?...

Georges la regarda pour toute réponse et lui serra la main.

— Eh bien, je songeais au plaisir qu'il y aurait pour nous à déchiffrer cette musique des airs, et à saisir sans perdre un mot ce que se disent les oiseaux !...

— L'homme avait ce don autrefois, répondit Georges en souriant, et il serait peu galant à moi de t'apprendre comment il l'a perdu !...

— Par la faute d'Ève, je suppose ! C'est bien dommage, car il sera difficile à présent de contenter ma curiosité !...

— Demandez à Michel, mademoiselle, fit tout bas le père Bongtemps.

— Comment ? le chevrier sait cela ?

— Les pâtres montagnards savent tout !

— Puisqu'il en est ainsi, Nore, demande à ton fiancé ce que dit ce rossignol.

Nore regarda le rameur, et celui-ci, arrêtant la barque, traduisit de la façon suivante le chant du rossignol dans le dialecte musical et sonore des Pyrénées :

Dors,

Dors,

Dors,

Ma douce amie,

Amie, amie,

Si bonne et si jolie!

Dors en aimant,

Dors en couvant

Nos jolis, jolis, jolis, jolis

Petits

Enfants!

Michel achevait sa traduction, lorsque Georges dit à Sylvine de fermer les yeux ; il ne voulait pas qu'elle vît la ravine du Saule, et qu'un douloureux souvenir vînt assombrir, ne fût-ce qu'un instant, le bonheur de cette journée. Quand on l'eut dépassée d'une centaine de pas, il proposa, pour en éloigner tout à fait l'idée, d'aborder sur la rive droite et de gagner la digue de Saint-Ferréol par les bois en cherchant du troëne et des digitales pourprées. Michel et le ménétrier Vert devaient pêcher pendant ce temps, et aller les attendre ensuite à la tête du lac, sous les pins de la rive gauche. Cet arrangement, conclu sans obstacle de la part de madame de Saint-Cyr, trop heureuse pour avoir une volonté, la petite caravane, renforcée de Pastour qui avait suivi Nore, s'enfonça dans le bois d'yeuses dont se couronnait le versant le plus élevé du vallon de Saint-Ferréol.

La promenade sous les arbres, dans les lieux tranquilles, a un inexprimable charme pour ceux qui aiment. Avec la liberté de la pensée on trouve sous ces voûtes verdoyantes une paix douce, un religieux recueillement, qui valent tous les plaisirs et toutes les bruyantes distractions du monde. Les âmes tendres, que le bruit des villes intimide et fait replier sur elles-mêmes, y déploient aussitôt leurs ailes, et s'élancent avec bonheur dans le ciel des rêves et de l'idéal. Il ne faut donc pas demander si nos amants étaient heureux ! Ils passèrent quatre heures à errer dans le bois, et revinrent à la digue, chargés de fleurs, qu'ils n'auraient pu retrouver, par exemple, car ils ne savaient plus où ils les avaient cueillies. Michel et le père Bontemps, de leur côté, avaient fait une bonne pêche ; de sorte qu'après une halte au mont aux Roses, réclamée non par les jeunes gens, qui auraient marché sur les airs, mais par madame de Saint-Cyr, peu habituée à de telles courses, on se rembarqua les yeux brillants et le cœur plein de joie. Conduite d'un bras vigoureux, la yole glissait sur le lac ; les oiseaux aquatiques, à son approche, fuyaient dans leurs roseaux en criant et battant des ailes ; le violon du père Bontemps ac-

compagnait les voix du chevrier et de Nore, qui chantaient
en duo une gracieuse mélodie, écho d'amour de la montagne;
George et Sylvine les écoutaient sans les entendre en se tenant
la main, et la bonne dame, contemplant ce tableau d'un œil
humide, remerciait Dieu tout bas des jours dorés qu'il préparait à ces enfants.

Tout à coup la cloche de la Maison Blanche, vivement agi-
tée, retentit dans le lointain. Ce fut comme une secousse électrique vibrant sur tous les cœurs. Ceux que le malheur a battus
sont lents à guérir, et la moindre émotion rouvre leurs blessures. Troublée par un sombre pressentiment au son de cette
cloche, madame de Saint-Cyr pâlit, Nore et Michel se regardèrent, Sylvine serra la main de son cousin avec effroi, le ménétrier cessa de jouer du violon, et Pastour acheva de les
glacer tous, en poussant un hurlement sinistre.

Le reste du trajet se fit en silence; on se dirigea plus lentement vers l'embarcadère de la terrasse; car chacun tremblait
en secret d'aborder. Le vieux domestique les attendait au bord
de l'eau. Quand la barque toucha le sable, Georges se leva le
premier, et demanda d'une voix moins assurée pourtant que
de coutume pourquoi on avait sonné.

— Pour annoncer des visites, répondit le vieux serviteur,
qui semblait très-ému.

— Sont-ce des voisins? dit sa maîtresse avec effroi.

— Non, madame; ce sont des seigneurs étrangers qui viennent d'arriver en carrosse.

— Hélas! il y a longtemps que les carrosses ont oublié le
chemin de la Maison Blanche! Je n'aime pas cette nouveauté.
Que peut-on me vouloir?

— Allez le savoir, maman, et ne tremblez plus, ajouta tout
bas Sylvine en la serrant dans ses bras; vous savez bien que
maintenant ce ne sont pas des créanciers!

Un peu rassurée par cette réflexion, madame de Saint-Cyr
rajusta son mantelet, serra le nœud de sa fontange et monta
au salon.

Deux personnages, dont il était facile de deviner la qualité à la distinction de leurs traits et à leur costume, s'y promenaient en l'attendant; l'un, assez beau vieillard, conservait encore, bien qu'il parût un peu loin de la soixantaine, une partie du feu de la jeunesse; une chevelure très-abondante, et blanche comme la neige, retombant en longues boucles jusque sur ses épaules, encadrait un front sans rides et un visage fortement coloré; la vivacité méridionale petillait dans ses yeux bleus; et, si deux sillons, tracés par le temps, n'eussent dessinés un trapèze au-dessus de sa bouche; si le nez, un peu gros à son extrémité, n'eût brillé de quelques rubis, on ne lui aurait pas donné certainement la moitié de son âge; son justaucorps de velours, sa culotte et sa veste de soie noire galonnée d'or, ses bas de même couleur, et les boucles en diamants de ses souliers à talons rouges, unissaient chez lui la sévérité de mœurs du magistrat à l'élégance du gentilhomme.

L'autre avait des manières moins distinguées; mais la véritable noblesse, celle de l'âme, se peignait dans sa physionomie ouverte et franche. Sa figure ronde et blonde respirait la bonté; la décision était gravée sur son front chauve, et, dans son regard ferme, éclatait le courage. Sans avoir une très-grande taille, il était vigoureusement constitué, et l'on devinait à le voir que, si les périls ne devaient guère le toucher, la fatigue, à coup sûr, se brisait sur ce corps de fer. Portant un costume mi-parti, c'est-à-dire moitié bourgeois moitié militaire, il n'avait, comme marque distinctive, qu'une croix verte à quatre branches cousue sur son justaucorps de drap blanc.

Tels étaient les deux visiteurs que madame de Saint-Cyr trouva dans son salon. Accourue avec un empressement qui n'était pas exempt d'inquiétude, elle poussa un cri de joie à la vue du plus âgé et s'écria, pendant qu'il s'inclinait galamment pour lui baiser la main, et que son compagnon la saluait avec respect:

— Comment! monsieur d'Aigues-Vives, c'est vous?...

— Qu'on n'attendait point aujourd'hui, n'est-ce pas, belle et chère dame?...

— Ma foi! j'en conviens, mon cher comte; je ne suis pas assez heureuse pour avoir de ces espoirs-là!

— Ah! la fortune est femme! un peu capricieuse, dit-on; et parfois elle nous arrive quand nous n'y songeons plus!

— Je compte peu sur sa visite, mon cher comte; mais, aujourd'hui, je lui pardonne ses mauvais tours et son oubli, puisqu'elle vous amène dans ma pauvre maison!

— Ne lui jetons jamais la pierre, mon amie, de peur de la blesser quand elle entre chez nous. Vous verrez peut-être bientôt qu'elle sait réparer ses torts; mais, avant d'en dire davantage, permettez-moi de vous présenter quelqu'un que vous connaissez certainement de nom : M. le chevalier Roze.

— Le brave défenseur d'Oran et d'Alicante! Il faudrait n'avoir pas lu une gazette de sa vie pour ignorer ce nom glorieux! Monsieur, ajouta-t-elle gracieusement en se tournant vers Roze, je suis on ne peut plus flattée de l'honneur que je reçois, et mon seul chagrin sera de n'y pouvoir répondre d'une manière digne de vous!

— Déjà des compliments, ma chère; et que sera-ce donc lorsque vous connaîtrez l'objet de sa visite?...

— Vous plaisantez toujours, cher comte; quel motif pourrait attirer M. le chevalier chez une pauvre veuve séquestrée depuis si longtemps du monde et oubliée de tous?...

— Hormis de votre serviteur; mais à demain les affaires de l'ancien temps, et venons au fait d'aujourd'hui; commencez, ma très-chère amie, par vous asseoir sur ce fauteuil, et armez-vous de tout votre courage, car vous allez apprendre une bonne nouvelle.

— Elle me surprendrait, cher comte!...

— Assurément, ma digne amie, elle vous surprendra; je le sais bien : aussi, comme vous le voyez, je prends mes précautions d'avance.

— J'ignore si elles sont utiles, mais j'avoue qu'elles piquent ma curiosité, et qu'il me tarde de vous entendre.

— Vous me promettez d'être forte et d'accueillir sans une

émotion trop vive, cette nouvelle véritablement inattendue, et bien capable de causer du trouble!...

— Oui, oui, je promets tout!...

— Parlez, alors, monsieur!...

— Madame, dit d'une voix émue le chevalier Roze, vous souvient-il d'un parent qui, entré jeune dans la marine, servit dix ans avec honneur Sa Majesté sur ses vaisseaux ?

— Oui, monsieur le chevalier, je l'avoue sans rougir, bien qu'il eût pris pour moi des sentiments que mon père n'approuva pas, et qui furent la cause de son départ peut-être !

— Ce parent, madame, voulut bien être mon ami ; nous combattîmes ensemble, et en volontaires, sous Berwick, à la bataille d'Almanza. Blessé plus tard dans un combat naval, auprès de Carthagène, il quitta le service et passa en Orient.

— Je l'ignorais, dit madame de Saint-Cyr avec un soupir étouffé, et serais heureuse d'apprendre qu'il eût trouvé le bonheur sous un autre ciel !

— Il y a trouvé la paix, du moins, madame !

— Voulez-vous dire qu'il n'est plus?...

— Je lui ai fermé les yeux à Modon, où j'occupais le poste de consul dans la dernière peste.

— Quelle douloureuse destinée que la mienne ! murmura madame de Saint-Cyr en laissant tomber quelques larmes ; époux, amis, parents, la mort a tout frappé autour de moi ; et, si elle me prenait ma fille, je serais seule sur la terre !...

— Pas tout à fait, ma chère, dit doucement le comte d'Aigues-Vives ; mais poursuivez, chevalier !

— Les sentiments dont vous parliez tout à l'heure, madame, il les garda dans son cœur toute sa vie, et, pour vous en donner une preuve suprême, il légua tous ses biens, qui représentent à peu près trois cent mille livres de France, à celle que vous aimez le plus!...

— A ma fille!... Pauvre Gérard?...

Madame de Saint-Cyr avait le cœur si bon que, malgré son ardent amour pour Sylvine, elle fut, dans le premier moment, moins touchée de l'immense fortune qui lui arrivait comme par miracle, que de la mort et du fidèle souvenir de son ancien ami. Georges et sa fille, étant entrés sur ces entrefaites, la trouvèrent fondant en larmes, et ils allaient croire à quelque malheur, si le galant M. d'Aigues-Vives ne se fût empressé de les rassurer et de leur apprendre, en deux mots, toute la vérité. A cette nouvelle, l'héritière envoya d'abord à Georges un de ces longs regards qui plongent au plus profond de l'âme ; puis elle se jeta dans les bras de sa mère et la consola par la joie qu'elle fit éclater, en sachant qu'elle pouvait enfin donner la paix à sa vieillesse.

Ce fut une douce et heureuse soirée. Roze racontait à Sylvine, avec sa modestie habituelle, comment, de simple négociant, il était devenu chevalier de l'ordre hospitalier et militaire de Saint-Lazare, et comment Louis XIV, qui savait distinguer tous les genres de mérite, et n'en honorait point un seul à l'exclusion des autres, voulut qu'il reçût la croix verte dans sa ville natale. Le marquis d'Aigues-Vives, en jouant au trictrac avec la bonne dame, lui rappelait délicieusement les belles annéees de leur jeunesse ; et, tandis que ces deux vieillards souriaient au passé, Georges, contemplant Sylvine avec l'enivrement du bonheur, voyait rayonner sans fin, dans l'avenir, cette série de jours vermeils que promettait l'amour. Courte illusion, hélas! que le jour devait dissiper ; mensonge de la fortune qui, semblable aux femmes perfides, ne vous prodigue jamais tant de caresses que lorsqu'elle va vous trahir !...

XI

LES RIVAUX

Il s'était fait bien des rêves d'or cette nuit-là sous le toit de la Maison Blanche, et ce qui prouve que la sagesse n'est pas toujours, comme on le dit, le fruit du temps, c'est que les plus âgés avaient laissé galoper leur imagination sur les nuages aussi vite que les plus jeunes. Vous en auriez eu le lendemain matin une preuve irrécusable en suivant M. d'Aigues-Vives, qui se leva une heure plus tôt que d'habitude pour aller rejoindre au fond du jardin, où il fumait discrètement sa pipe, le brave chevalier Roze. Paré coquettement, musqué et laissant après lui dans les allées une odeur de lavande et d'ambre, l'élégant vieillard, foulant le gazon d'un pied leste, courut aux charmilles derrière lesquelles s'était caché son compagnon de voyage. Mais à la vue autant qu'à l'odeur de la fumée bleuâtre qui, montant en spirales, s'échappait à travers les feuilles, il s'arrêta brusquement, toussa, respira son flacon d'eau nompareille et s'écria avec humeur :

— Quelle détestable habitude vous avez là, mon digne ami ! hum ! hum ! On se croirait vraiment sur le pont d'un vaisseau de guerre !

— J'ai contracté ce défaut, devenu depuis un besoin, au service du roi, mais, s'il vous blesse, dit doucement le chevalier Roze, je m'en corrigerai, tant que j'aurai l'honneur du moins de votre compagnie.

— Vous feriez mieux, mon cher, de vous en corriger entièrement ; mais à tout péché indulgence ! Mon valet de chambre m'a dit que vous désiriez m'entretenir un instant sans témoins, je suis tout prêt à vous entendre. Seulement j'y mets une condition, c'est que nous irons plus loin et dans un lieu moins infecté de cette affreuse odeur.

— Où vous voudrez, monsieur le comte.

Ils allèrent, sous la tonnelle de la terrasse, et lorsqu'ils furent assis sur le banc de marbre :

— Voyons, demanda M. d'Aigues-Vives, de quoi s'agit-il ?

— D'une affaire très-importante et très-grave, monsieur le comte.

— Parlez, mon cher, je suis de bon conseil.

— Comment trouvez-vous mademoiselle de Saint-Cyr ?

— Charmante, adorable, divine, c'est le véritable portrait de sa mère à vingt ans, répondit le comte avec feu.

— Sa modestie, sa douceur, son esprit, sa grâce frappent plus vivement encore que sa grande beauté !

— Hem ! est-ce que le petit dieu aurait entamé la cuirasse ?

— Je l'avoue, monsieur ! Jamais femme n'a fait telle impression sur moi !

— Tant pis ! mon cher, j'en suis fâché, ma parole d'honneur !

— Pourquoi ? demanda Roze d'une voix tremblante.

— Parce que vous ne convenez nullement, s'il faut trancher le mot, à cette belle personne.

— J'ai quarante-neuf ans, il est vrai, mais la vigueur de l'âge mûr et la bonne santé valent bien la jeunesse.

— Erreur, mon ami ! vous n'êtes, pour une femme de vingt ans, ni assez jeune ni assez vieux !

— Il m'est d'autant plus cruel de vous entendre professer cette opinion, quoique je ne la partage pas, que je songeais, monsieur le comte, à vous prier d'être mon interprète.

— Autre erreur capitale ! mon excellent ami : en vérité vous n'avez pas la main heureuse.

— M'auriez-vous donc refusé ce service ?

— Je le crois bien, morbleu ! et la raison c'est, mon cher Marseillais, que j'ai précisément le projet d'adresser en personne la même requête à ces dames !

— Pour qui donc voulez-vous parler ? pour ce jeune homme ?

— « Pro domo meâ ! » Mon ami, pour ma propre maison, comme disait feu Cicéron dans son latin.

— Plaisantez-vous, monsieur le comte !

— Mais point du tout, je vous assure.

— Vous avez passé soixante ans !

— D'une dizaine tout au plus. C'est le bel âge pour le mariage de raison. Jamais les miens n'ont marché à l'autel avant d'être sexagénaires.

— Puisqu'il en est ainsi, je comprends maintenant que je m'adressais mal !

— Aussi mal que possible, mon brave chevalier ; car je ne vous le cacherai point, mon cœur brûle encore sous les glaces de l'âge, et j'aime cette admirable jeune personne à la passion, à la folie ; sa mère, avec laquelle j'ai causé deux heures de cette affaire hier au soir après votre départ à tous, approuva ma recherche, bien qu'elle fasse pour la forme quelques difficultés, et comme je suis heureux, et que tout réussit à ceux qui ont la chance, tenez pour certain que mademoiselle de Saint-Cyr sera bientôt comtesse d'Aigues-Vives.

Roze ne répondit rien : trop généreux pour repousser avec un mot cruel les illusions de son rival, il réfléchissait tristement à la démence de ces vieillards qui rêvent les joies de l'amour un pied dans la fosse et veulent faire obstinément un lit nuptial de leur cercueil. Puis il s'attendrissait en songeant aux infortunées que l'avarice des parents lie pour de l'or à ces cadavres. L'idée de voir Sylvine sacrifiée par la faiblesse et la vanité de sa mère à un homme qui pouvait être son aïeul l'émut tellement qu'il laissa échapper une exclamation que la présomption sénile du comte interpréta d'un autre sens.

— Vous êtes tout déconcerté, mon ami, reprit-il avec une sorte de pitié affectueuse, et je le conçois. Mais, que diable ! remettez-vous, et du cœur, morbleu ! de l'audace ! Le champ est ouvert, d'ailleurs, et, sans renoncer à mes avantages, je n'entends barrer le chemin à personne. Tentez, mettez-vous en avant ! Pour vous prouver avec quelle loyauté je combats, je vous cède la place pour la première épreuve. Voici mademoiselle de Saint-Cyr, poussez votre pointe auprès d'elle, moi je vais retrouver sa mère qui m'attend là-bas sous les tilleuls.

Il s'éclipsa prestement à ces mots laissant le pauvre chevalier confus, rougissant comme un jeune fille et tout effrayé de se trouver en tête-à-tête avec Sylvine. Celle-ci acheva de jeter le trouble dans son âme par la vivacité de ses remercîments. Le riche héritage que lui apportait Roze avait été légué en fidéicommis au chevalier. Il aurait pu le conserver s'il eût été moins probe : la volonté du testateur lui en faisait

6

même une obligation dans le cas où madame de Saint-Cyr serait morte sans enfants. Instruite de cette particularité, Sylvine le loua avec délicatesse, et, après avoir protesté qu'elle
le regarderait désormais non comme un tuteur mais comme un
père, elle commença par lui donner une marque de sa franchise et de sa confiance en lui apprenant son mariage avec
Georges.

Pauvre chevalier Roze! un boulet de canon sifflant à ses
oreilles lui eût fait bien moins d'impression que cette confidence. A la grande surprise de Sylvine il resta silencieux, une
larme qu'il essuya furtivement mouilla ses longs cils blonds, et,
se hâtant de saluer, il s'éloigna brusquement et disparut sous
les charmilles. Sylvine était encore tout étonnée de son émotion
et de sa fuite lorsque sa mère la rejoignit. En congédiant
M. d'Aigues-Vives d'un signe, la châtelaine de la Maison-Blanche, dont la fortune avait rempli de nouveau la tête de fumées
ambitieuses, entreprit la difficile tâche de tuer l'amour avec
la vanité.

Dans un de ces discours doucement captieux qui se glissent
vers ceux qu'on veut surprendre comme le serpent sous les
fleurs, tout en se promenant, elle insinua par degrés à sa fille
que l'humble situation où l'opulence les trouvait ne convenait
plus à des personnes de leur rang : qu'il fallait quitter ces
montagnes et aller briller dans le monde, et lui montrer avec
éclat ce blason de Saint-Cyr dédoré par la pauvreté. S'enhardissant peu à peu du silence de Sylvine qui l'écoutait sans la
comprendre, elle se mit à exalter dans le langage le plus en-
thousiaste les avantages d'un grand nom, et dévoilant, non
sans des précautions infinies, un petit coin de sa pensée, finit
par arriver pas à pas au comte d'Aigues-Vives.

Jusque-là Sylvine, qui était assurément à mille lieues de son
projet, avait écouté en silence ; mais, éclairée tout à coup par
un mot imprudent, elle s'arrêta, regarda sa mère fixement et
lui demanda ce qu'elle voulait dire :

— Je croyais, murmura madame de Saint-Cyr en baissant

les yeux, car le regard calme de sa fille la mettait mal à l'aise, je croyais, mon enfant, que tu m'avais comprise !

— Quoi ! voudriez-vous me donner pour mari M. le comte d'Aigues-Vives ?...

— S'il te convenait, mon enfant, sa fortune est immense et tu serais comtesse !

— Oh ! ma mère ! ma mère ! s'écria Sylvine, le rouge au front, pouvez-vous parler ainsi ! Il ne vous souvient donc plus de l'amour ni du dévouement de Georges ! Il ne vous souvient donc plus d'hier matin, ma mère ! ajouta-t-elle à demi voix.

— Il nous a rendu service, j'en conviens.,.

— Et pour lui prouver votre reconnaissance, vous voudriez lui ôter mon cœur ! et pour me prouver votre tendresse, vous voudriez me donner à un vieillard et faire de moi la plus triste et la plus malheureuse des femmes ! Oh ! plus un mot, plus un mot, ma mère ! vous m'avez navré l'âme !

— Promets-moi seulement de réfléchir à la demande du comte d'Aigues-Vives.

— Je ne vous promets qu'une chose, répondit Sylvine d'un ton ferme, c'est d'oublier les paroles que je viens d'entendre, et dont toute la fortune qui m'est échue ne pourrait me faire oublier l'amertume.

— Les idées changent quelquefois, balbutia madame de Saint-Cyr, rompant timidement devant l'énergie de sa fille.

— Les miennes sur ce point, ma mère, ne changeront jamais, et pour que tout le monde en soit bien convaincu, je vous supplie de remplir aujourd'hui même l'engagement d'honneur que vous avez pris avec Georges !

Mise ainsi au pied du mur, madame de Saint-Cyr qui violait sa parole par égoïsme, céda par faiblesse ; et quand le sémillant d'Aigues-Vives, toujours plein de foi en son étoile, revint superbe comme un triomphateur, et traînant en quelque sorte à son char le malheureux chevalier Roze, au lieu de la bonne nouvelle qu'il attendait, il eut la mortification d'apprendre de la bouche même de sa vieille amie l'annonce du mariage de Sylvine avec son cousin.

Un autre eût été atterré, mais le galant vieillard était en fonds de confiance. Il vit sans s'émouvoir partir le ménétrier qui allait tout joyeux chercher le tabellion de Sorèze, pour dresser le double contrat, et déclara en confidence au chevalier qu'il ne renoncerait à ces prétentions qu'au retour de l'autel. Pendant ce temps, agité d'une vague inquiétude, bien qu'il n'eût pas le moindre soupçon du complot tramé contre lui, Georges, seul sur le banc de marbre, rêvait tristement au passé. Le malheur est comme le frelon, il laisse le dard dans la blessure, et on le sent longtemps après avoir été piqué ; Georges avait peine à se persuader que sa vie d'épreuves fût finie : les événements qui avaient signalé son retour, les crises violentes par lesquelles il était passé, cette fortune miraculeuse tombant pour ainsi dire du ciel, tout cela troublait son esprit et y réveillait la défiance du présent et la peur des catastrophes.

Le front penché et le cœur triste, il était tombé peu à peu dans une morne rêverie, un léger bruit le réveilla soudain. Il leva les yeux et vit Sylvine debout devant lui, et le contemplant avec ce chaste délice, cette joie radieuse que l'amour vrai fait seul éclore : sans se parler ils s'étaient compris. Elle lui prit la main, s'assit à son côté, et, penchant la tête sur son épaule, pleura de bonheur avant de lui annoncer ce qui venait d'être arrêté avec sa mère. Les lilas étaient bien fleuris, les pêchers étalaient au soleil une neige bien blanche et bien rose ; mais dans les deux cœurs qui battaient l'un près de l'autre sur le banc de marbre, il s'épanouissait alors des fleurs plus belles et plus doucement odorantes ce jour-là.

Nore vint les tirer de cette extase qui vaut celle du paradis, où la présence de la femme aimée vous met du reste à toute heure. Elle apportait une lettre très-pressée et arrivant de Durfort. Georges l'ouvrit avec un violent battement de cœur. Elle ne contenait que ces lignes :

« Mon fils, mon cher fils, au reçu de ce mot, pars, quitte tout, viens auprès de moi sur-le-champ... ton père... »

— Que peut-il me vouloir? se disait Georges stupéfait.

— Te rouvrir ses bras et réparer son injustice! Va, Georges, s'écria Sylvine avec chaleur, va vite! et ne fais pas trop attendre, ajouta-t-elle en souriant, le tabellion de Sorèze!

Georges imprima ses lèvres sur la main qu'elle lui tendait, alla prendre rapidement congé de sa tante, et, domptant le fougueux Ali qui ne voulait pas se laisser monter, ce que Nore regarda comme un mauvais présage, il courut au château de Durfort, où il est à propos que nous arrivions avant lui.

XII

LA CONCUBINE

On se souvient dans quelle situation Georges avait laissé l'intendant de M. d'Aigues-Vives. Dès qu'il se vit seul, Germain essaya de briser ses liens ; mais, bien que doué d'une très-grande force que la peur n'enchaînait plus, il ne put parvenir à se dégager. Se roulant alors, en grinçant les dents de fureur, jusqu'au grabat de Jaffard, il lui ordonna d'abord, et puis le supplia de sa voix mielleuse, de délier ou de couper les cordes dont Michel l'avait garrotté. Mais le forçat fit la sourde oreille, et il fallut qu'il attendît le retour des forgerons espagnols qui, en rentrant deux ou trois heures plus tard de leur atelier souterrain, le délivrèrent.

Son premier soin, quand on l'eut remis sur pied, fut d'étendre ses membres engourdis par la pression des cordes, qui étaient entrées dans les chairs, car le brave Michel l'avait serré de main de maître; poussant ensuite un cri de rage, il s'élança vers le grabat de Jaffard; mais sa face sanguine et bouffie se couvrit tout à coup d'une pâleur verdâtre; ce grabat était vide, et quelques perquisitions qu'on pût faire, il fut impossible de retrouver les traces du forçat.

La fuite inexplicable de cet homme, moribond tout à l'heure, et la délivrance de Georges, dont les révélations allaient apprendre à la justice les mystères cachés dans l'ombre et les profondeurs de ces grottes, troublèrent Germain à tel point que, malgré l'audace effrénée de son hypocrisie, il perdit la tête. Fuyant sans regarder derrière lui, sans même écouter les sentences bibliques et les exhortations du juif, qui, plus fort et plus calme, tout en marchant sur ses talons, tentait de lui donner du cœur, il courut d'une traite au château de Durfort, pour prendre conseil de sa sœur, la confidente de toutes ses pensées et son guide dans le mal.

La Catinelle, ainsi se nommait la concubine du baron, filait de la soie grége sur la quenouille de buis, montée en argent, des aïeules de Georges, quand son frère, tout effaré, se précipita dans sa chambre, et lui jeta ces mots avec un geste désespéré : « Tout est perdu!... »

Une telle déclaration, le trouble et la terreur profonde qu'on lisait dans les yeux de Germain auraient fait pâlir la femme la plus courageuse ; trempée sur les enclumes de l'enfer, la concubine ne sourcilla pas. Ses doigts de marbre continuèrent de rouler le fuseau, et, après avoir enjoint d'un signe à Isaac de fermer la porte, elle lui demanda froidement ce que voulait dire son frère.

— Il a l'esprit tremblant comme le daim au rugissement du lion, répondit le juif impassible, parce que l'œil de Jéhova a vu, et que sa main a découvert ce qui couvrait Juda.

— Ah! ah! je m'en doutais! Les robes rouges ont fini par trouver le chemin des grottes?...

— Pas encore, ma fille ; mais leur colère vient vers nous comme un tourbillon de poussière, et malheur aux enfants de l'enclume, s'ils attendent son arrivée dans les souterrains de Scibhr!

La Catinelle se leva, tira d'un bahut que rongeait la poussière dans un des coins de cette pièce vaste, voûtée et sombre, une bouteille au large goulot et la tendit en silence à son frère; puis, quand il eut bu jusqu'à perdre haleine et l'eut donnée au juif, qui s'en saisit avidement :

— Maintenant, dit-elle avec un sourire de mépris, que tu dois avoir du courage, parle, Germain, et que je sache tout ce qui s'est passé.

Réchauffé à demi par le cordial, Germain lui raconta alors, mais non sans émotion, ce que le lecteur sait déjà. Elle écouta son récit avec le calme et l'immobilité d'une statue. Pendant qu'il parlait, ses yeux, fixes et pleins d'une expression sinistre, semblaient poursuivre dans le vague quelque infernale idée. Lorsqu'il eut fini, un rayon de joie satanique illumina son front; elle se leva brusquement, arracha sa quenouille, et, la jetant sur le parquet avec une énergie sauvage :

— Quels roseaux que ces hommes! et comme ils sont peureux et faibles! un rien les abat et les brise! Ne tremblez plus, dit-elle; je vous sauverai tous!...

— Le roi Samuel a raison, s'écria le juif dans un transport d'enthousiasme. Quel trésor vaut la femme forte! Elle raffermit le cœur des siens et se rit du jour à venir!

— Je vous sauverai tous! mais il n'y a pas de temps à perdre. Courez, reprit-elle plus bas, courez auprès du vieux baron, qu'il sache tout de point en point, et faites-lui bien peur!

— Cela ne sera pas difficile, dit en ricanant Isaac, et après ?

— Après, vous irez tous les deux conter aux robes rouges ce qu'on fait dans les grottes, et vous les amènerez avec leurs limiers au château de Durfort!

— Mais, balbutia Germain en ricanant, c'est nous mettre la corde au cou!...

— Demande au juif s'il a la même crainte.

— Non, belle Sunamite, lis éclatant de ces vallées! l'âme des femmes étrangères est une fosse vide, et la tienne un puits de sagesse et de subtilité. Je ne vois pas encore tout à fait où tu veux nous conduire ; mais l'esprit de ruse est en toi, et je marche sans peur aux lueurs de ta lampe !

Une demi-heure plus tard, le baron de Durfort, pâle comme un cadavre et tout tremblant, entra dans cette chambre. La terreur paralysait tellement ses facultés qu'à peine eut-il la force de répéter en bégayant ce que Germain et Isaac venaient de lui apprendre.

Les tyrans domestiques, si durs à leurs enfants, si implacablement rigides dans le cercle de la famille, ont d'ordinaire l'âme pusillanime. La Catinelle, qui le savait mieux que personne, puisque le seigneur de Durfort, caractère de fer en apparence, se pliait sous son joug comme un faible roseau, feignit de partager son effroi pour l'augmenter, et réussit à l'alarmer si vivement qu'il ne vit plus, ainsi qu'elle le lui avait suggéré par quelques mots adroits, d'autre espoir de salut que dans son fils. Il lui écrivit alors la lettre que nous avons lue et attendit son arrivée dans une agitation qui redoublait à chaque instant, aux fausses larmes, aux cris et aux hypocrites lamentations de la concubine.

Tandis qu'elle trempait de pleurs perfides le cœur de ce vieillard pour le façonner à son gré comme une cire molle, Georges essayait de savoir en chemin les motifs de ce message inattendu. S'adressant à l'indiscrétion de Valette qui avait apporté la lettre, il lui demanda, dès qu'ils furent sur la grand'route, s'il avait quelque idée de ce que lui voulait son père.

— Ma foi ! monsieur, répondit son ancien frontin, charmé d'entrer en conversation et se hâtant de mettre son bidet au trot plus modéré d'Ali, je vous avoue fort à regret que je ne m'en doute pas. Tout ce que je peux vous dire, c'est qu'il doit y avoir furieusement de grabuge là-bas. M. le baron ressemble, sauf votre respect, à un homme qu'on mène pendre ; madame, et à ce propos, toutes les fois que ce mot-là me vient aux lèvres il me les écorche, monsieur, car cette Catinelle, si grosse et si fière aujourd'hui, je l'ai vue, moi qui vous parle, garder les troupeaux dans les champs, en sabots et en manteau gris; madame, donc, puisque madame il y a, geint et fait semblant de pleurer, et toute la maison est sens dessus dessous depuis la visite de M. Germain et du brocanteur de Sorèze.

— Ah ! dit Georges, que ce trouble n'étonnait plus, l'intendant du comte d'Aigues-Vives et le juif sont allés voir mon père?

— Ils ont passé un gros quart d'heure enfermés avec lui, et quand monsieur est sorti de sa chambre, vous ne l'auriez pas reconnu : les yeux lui sortaient de la tête, il avait les lèvres violettes et l'air d'un égaré.

— Ils allaient l'instruire de mon aventure des grottes, et solliciter son intervention, pensa Georges. Et, rassuré par cette réflexion, il rendit la bride au coureur arabe qui reprit son allure ordinaire. Ce n'était pas le compte de Valette; forçant, après beaucoup d'efforts, le petit cheval montagnard de suivre à peu près au galop, il profita de la première côte pour renouer la conversation; il le fit, selon son usage, aux dépens de son maître. On ne lui donnait, à l'entendre, que des sujets de plainte : loin de rencontrer les égards auxquels avait droit un serviteur de son mérite, il se voyait traiter sans considération; la table de M. le baron n'était pas très-bonne, et enfin, chose capitale! il avait des craintes pour la sûreté de ses gages!

— En sorte, dit Georges en riant, car il devinait la conclusion, que ce bail, nouveau cependant, ne durera pas trois années?

— Je l'avoue, monsieur, et, ma foi ! je me sens disposé...

— A m'offrir encore tes services?

— Eh! pourquoi non, monsieur?...

— Oh! pour cinquante mille raisons! et la première, mon ami, c'est que je ne te reprendrais pas, quand bien même le roi de France me donnerait Versailles !

— Cela m'étonne, en vérité, car je vous étais attaché bien cordialement, et ne l'ai-je pas prouvé dans cent occasions, je vous le demande?

— En me quittant toutes les fois que tu croyais rencontrer mieux!

— Dame! monsieur, que voulez-vous? chacun son petit intérêt! Au surplus, s'il faut vous le dire, je ne suis point en peine.

— Tu as déjà trouvé un autre maître?... Et quel est cet heureux mortel?

— Monsieur le comte d'Aigues-Vives! J'entre ce soir chez lui par la protection du cocher, un ami de vingt ans.

— On ne doit pas, dit Georges, souhaiter du mal à son prochain; mais malgré toute ma bonté d'âme, il me serait bien difficile de te plaindre si, à force de changer de maître, tu rencontrais enfin celui que tu as mérité.

Mettant pied à terre à ces paroles, car ils arrivaient au château, il lui jeta la bride, et, traversant la cour à grands pas, se rendit chez son père. Rien n'assouplit les caractères inflexibles comme la peur ou l'intérêt. Ce terrible vieillard, dont l'âge semblait avoir rendu l'âme aussi rugueuse que la peau, qui l'avait heurté, blessé, raillé impitoyablement et mis à la porte l'avant-veille, accourut à sa rencontre et lui ouvrit les bras en pleurant, ce qu'il n'avait jamais fait de sa vie. Vivement ému de ces marques de tendresse, bien qu'il sentît quelque chose de faux dans l'empressement fébrile du baron et que la source de ses pleurs lui fût suspecte, Georges allait oublier toutes les amertumes du passé, le cri de l'égoïsme ne lui en donna pas le temps.

— Mon fils! mon fils! disait le baron de sa voix sèche et glapissante, je suis dans le plus grand péril et toi seul peux m'en tirer!

— Ah! pensa Georges, dont le cœur se referma tristement, voilà pourquoi il m'appelle et m'embrasse!

— Il s'agit de la honte et même de la mort pour moi! continua le baron, de la mort pour ton père, entends-tu, mon fils, si tu ne viens à mon secours!

Le caractère véritable de cet appel à son dévouement se trahissait avec tant de crudité dans l'accent et l'œil du baron, que Georges, comparant cette fausse chaleur à l'accueil qui lui avait été fait à la même place, se sentit froid à l'âme et dit à demi voix :

— Parlez, mon père, à quoi puis-je vous être bon ?

— Tu peux me sauver, mon fils, la vie et l'honneur !

— Un danger vous menace donc?

— Oui, un danger terrible. Mais je compte sur toi. Écoute ! A une lieue d'ici sont des grottes profondes que tu ne connais pas...

— Je les connais, mon père : on a failli m'y assassiner avant-hier quand je sortais d'ici !

— Ces grottes m'appartiennent, reprit avec empressement le baron, comme s'il n'eût pas entendu, et le besoin, le malheur des temps, les dettes travaillent tellement la pauvre noblesse, que j'ai été forcé, pour vivre, de les louer à des étrangers, des forgerons espagnols...

— En quoi cela peut-il vous compromettre? demanda Georges en le regardant fixement.

— Ils font de la fausse monnaie ! répondit son père à voix basse.

— Je m'en doutais, murmura Georges.

— Et tu vois maintenant le danger affreux où je suis !

— Oui, mon père; mais je ne comprends pas ce que je peux faire pour vous en tirer !...

— Tu ne le comprends pas ? dit le baron d'un ton suppliant et hypocrite, qui fit tressaillir Georges.

Au même instant la concubine échevelée se précipitait dans la chambre en criant :

— Les voici !

— Qui donc? demanda le baron en tombant tout blême, et frissonnant d'effroi sur son fauteuil.

— La justice et les plumets bleus !

La porte s'ouvrit à ces mots et Georges vit entrer M. d'Aigues-Vives revêtu de la robe rouge à parements violets, de la soutane de même couleur et du chaperon fourré d'hermine des conseillers laïques du parlement de Toulouse : il était suivi d'une forte escouade de la maréchaussée, derrière laquelle on apercevait à la porte la tête de Germain et celle du juif.

M. d'Aigues-Vives s'avança avec majesté et, se plaçant devant le baron, dont les genoux s'entrechoquaient et dont les dents claquaient bruyamment, il articula ces paroles d'une voix lente et solennelle :

— On se rend coupable de faux en fait de monnoyage lorsqu'on fabrique des pièces fausses par un alliage imitant l'or, l'argent ou le billon, qu'on altère les espèces ou qu'on les répand dans le public. Me reconnaissez-vous, baron du Durfort et de l'Ile ?

Le baron atterré ne put que faire un signe de tête.

— Délégué par le parlement pour informer sur les faits et gestes des bandits qui osent violer les lois dans ces montagnes, je vous enjoins, au nom du roi et de la justice, de déclarer l'homme qu'ils reconnaissent pour chef et auquel vous avez permis de s'emparer des grottes.

Cette sommation fut suivie d'un profond silence. On n'entendit, pendant quelques instants, que les gémissements étouffés du baron et les lamentations de la concubine. M. d'Aigues-Vives ayant enfin répété sa question d'un ton impérieux, la Catinelle s'élança comme obéissant à un mouvement irrésistible, et s'adressant hardiment à Georges :

— Répondez, dit-elle, monsieur, voulez-vous laisser soupçonner votre père ?

— Ne la démens pas, mon fils, mon cher fils, murmurait en même temps le baron, qui s'était cramponné à la main de Georges et la baignait de larmes.

Tous les regards s'étaient portés sur Georges. Entre l'audace de l'accusation et l'égoïste dureté de ce vieillard pleurant à ses genoux pour le forcer à lui donner son honneur et son sang, il éprouva une de ces angoisses qui brisent fibre à fibré les âmes les plus vigoureuses; le souvenir de Sylvine achevant de l'accabler, il courba la tête sous cette fatalité implacable qui ne lui laissait le choix que d'une lâcheté odieuse en accusant son père, ou du sacrifice de son honneur, de son amour et du bonheur de sa vie en s'immolant à sa place.

Se trompant à l'émotion profonde qu'exprimaient ses traits, le conseiller, habitué, comme la plupart des magistrats, à ne chercher que des coupables, crut à la vérité de l'accusation, et entamait déjà l'interrogatoire, lorsque Georges l'interrompant :

— Quelle peine encourent les faux monnayeurs et leurs complices? demanda-t-il avec une fermeté qui étonna le magistrat.

— Tous ceux qui se rendent coupables de ce crime sont punis de mort, répondit M. d'Aigues-Vives.

Georges regarda son père qui détourna les yeux et recommença ses supplications; dégageant alors doucement sa main et faisant un pas vers le conseiller :

— Monsieur, lui dit-il avec noblesse, je suis innocent; mais comme je connais les coupables et ne veux point vous les nommer, s'il vous faut une victime, me voici.

— Prenez garde, monsieur; si vous ne parlez pas, tout le poids de l'accusation va retomber sur votre tête !

— Qu'il l'écrase, murmura Georges, et que la fatalité qui me poursuit achève enfin son œuvre.

— Vous refusez de répondre?

— Je n'ai rien à dire.

M. d'Aigues-Vives se tourna vers l'exempt de la maréchaussée, et celui-ci tirant son sabre, s'approcha de Georges et l'arrêta au nom du roi.

— Il y a flagrant délit, et le devoir de ma charge, reprit le magistrat, est de vous décréter d'office de prise de corps. Vous allez être transféré dans la prison du parlement. La justice ayant toutefois égard, sans laisser fléchir sa rigueur, aux personnes de considération, vous y serez conduit sans fers et sans liens, contre l'usage de la cour, dans mon carrosse. Si je

peux même, dans les limites de ma tâche pénible, vous rendre
ici quelque service qui ne déroge en rien aux sévérités de la
loi, je m'y offre très-volontiers.

— Le seul que je vous demande, monsieur, c'est de me permettre d'écrire aux personnes chez lesquelles j'ai eu l'honneur
de vous rencontrer.

M. d'Aigues-Vives ayant fait un geste d'acquiescement,
Georges traça quelques lignes à la hâte à l'adresse de Sylvine,
et, après les avoir remises au conseiller lui-même, il se livra
tranquillement aux archers qui le mirent dans le carrosse du
comte et partirent en poste avec leur capture pour la capitale
du parlement.

XIII

LA CONCIERGERIE DE TOULOUSE

Il était nuit close lorsque la voiture où se trouvait Georges
en tête-à-tête avec l'exempt de la maréchaussée entra dans la
capitale du Languedoc. Le grincement du fer des roues contre
les cailloux anguleux qui forment depuis un temps immémorial le pavé de Toulouse, et les soubresauts occasionnés par les
ruisseaux des « ayeros » (éviers), dont la rue était coupée à
chaque pas, en avertissant le prisonnier du parlement de l'arrivée l'arrachèrent à l'espèce d'abattement qu'on voit succéder
toujours aux résolutions énergiques, mais pour le rendre à la
réalité non moins triste et non moins poignante. Le lourd carrosse, escorté par les archers, roulait bruyamment dans ces
rues étroites et ombreuses. Çà et là quelques passants attardés
se collaient au mur par mesure de précaution, et le suivaient
d'un regard effrayé ; on entendait de loin en loin s'ouvrir quelques fenêtres ; mais, à la vue des plumets et des manteaux
bleus des archers, elles se refermaient précipitamment, et les

femmes mêmes laissaient passer sans dire mot la proie des robes rouges.

Oppressé par ce silence glacial, qui pesait sur son cœur comme un mauvais présage, Georges adressa, pour la première fois, la parole à l'exempt, et demanda où on le conduisait.

— A la conciergerie, répondit laconiquement le bas officier de la maréchaussée.

— Arriverons-nous bientôt?

— Le Capitole est après la place que vous verriez là-bas s'il faisait jour.

Georges se pencha vers la glace du devant, et se retira presque aussitôt avec un tressaillement involontaire. Il venait d'apercevoir l'ombre sinistre du gibet se projetant au milieu de la place que lui montrait l'exempt. Celui-ci se hâta de le rassurer à sa manière.

— Ce que vous voyez là sur le palais, dit-il en faisant un mouvement d'épaules, n'est que l'emblème de la haute justice du parlement. Les exécutions capitales ont lieu sur la place Saint-Georges.

— Singulier rapprochement, murmura notre prisonnier se parlant à lui-même: serait-ce encore un jeu de la destinée?...

— Non, monsieur; du courage, reprit d'un ton paterne le brave exempt, se méprenant au sens de ces paroles, et mû par le besoin de prodiguer des consolations aux captifs; vous n'y êtes pas encore, grâce à Dieu! et, quoique le chemin ne soit que trop battu, il y a peut-être loin du lieu où vous allez à la place Saint-Georges. Le parlement de Toulouse est renommé, j'en conviens, pour sa sévérité, et ceux qui passent par la chambre de la Tournelle en savent quelque chose; mais on y regarde à deux fois avant de condamner des gens de votre qualité. Puis il y a le recours en grâce; aussi, à votre place, moi, j'espérerais, mordieu! jusqu'au dernier moment! Au surplus, ajouta-t-il en forme de péroraison, vous allez vous reposer de la fatigue et des ennuis de ce voyage; nous voici arrivés.

La voiture s'arrêtait en effet devant un édifice massif et sombre, flanqué de deux tours en briques, dont les créneaux dominaient les maisons voisines. Huit heures sonnèrent lentement à l'horloge de l'une de ces tours, tandis que la grille rouillée de la grande porte criait sur ses gonds, et que l'exempt descendait avec son captif, suivi des trois archers qui avaient mis pied à terre devant le portail. Le commandant de la maréchaussée conduisit Georges dans la seconde cour du Capitole, non sans lui avoir fait remarquer, comme une agréable distraction, en traversant la première, l'endroit où fut décapité Montmorency. A deux pas de l'escalier voûté de l'arsenal s'ouvrait, à gauche, une porte basse menant, par une rampe de pierre, à la conciergerie. Un garde de l'hôtel de ville passa devant eux, et, guidés par les lueurs tremblotantes de sa lanterne, ils arrivèrent dans une sorte de vestibule noir enfumé et plein des vapeurs de la lampe qui l'éclairait seule jour et nuit.

Le geôlier, gardien et unique habitant de cette pièce sinistre, était un homme de haute taille, dont la tenue roide et martiale trahissait l'ancien militaire. Il portait une longue queue, un sabre sur le baudrier duquel étaient plaquées en cuivre les armes de Toulouse, et un trousseau de grosses clefs passé dans sa ceinture. Il reçut le prisonnier avec les formalités d'usage ; et après avoir inscrit la mention de son arrivée, mais point son nom, le décret du conseiller de la cour souveraine le défendait, sur le registre d'écrou, il se mit en devoir de procéder à l'incarcération. Le précédant en silence, cet homme lui fit d'abord traverser deux salles pleines encore de cette vapeur nauséabonde que laisse la foule, et qui puaient, en outre, le tabac et le vin à soulever le cœur ; puis, après avoir suivi des corridors d'où s'échappait au bruit de leurs pas, comme une bouffée d'orage, un sourd murmure de voix mêlé au cliquetis des chaînes, il le conduisit dans une pièce assez vaste mais affreusement délabrée du troisième étage, et se disposait à se retirer en l'y enfermant à double tour, quand Georges l'arrêta d'un signe.

— Voulez-vous quelque chose, monsieur? demanda le geôlier en élevant sa lampe.

— De l'eau, de l'eau, au nom de Dieu! car la soif me dévore!

— Du vin vous ferait plus de bien, et je ne le vends pas
cher, marmotta le geôlier sans cacher sa mauvaise humeur.

Un écu de six livres, que Georges lui mit dans la main, le
dérida subitement; il partit au pas militaire, et revint bientôt chargé comme une vivandière : il portait une de ces cruches vernies en vert, que savaient seuls élaborer alors les artistes de Saint-Papoul, une fouace, une bouteille de Villaudry,
qu'il posa discrètement dans un coin, un manteau et une
couverture sous un bras, et sous l'autre une chaise. La chambre ainsi meublée et approvisionnée en un clin d'œil, sans
contravention à l'ordonnance, le geôlier sortit en faisant le
salut militaire, et ferma aussi doucement que possible la
porte à double tour.

Georges n'avait pas attendu son départ pour apaiser la soif
fiévreuse qui desséchait ses lèvres, et lui ôtait presque la parole. Quand il eut bu à longs traits, et jusqu'à perdre haleine,
cette eau fraîche et limpide, il lui sembla qu'un baume délicieux coulait dans ses veines, et qu'il renaissait à la vie ; mais
ce moment fut court, hélas! la douleur physique calmée à peine,
la douleur morale se réveilla et le mordit au cœur. En se trouvant seul, il revint aussitôt à la Maison-Blanche. Quel coup de
foudre dans sa vie! quel changement dans sa destinée depuis
le matin ! A l'heure où il aurait dû signer son contrat de mariage, dans le salon de madame de Saint-Cyr, il était décrété
de prise de corps, accusé d'un crime emportant la peine capitale, et sous les verrous du parlement! Le silence, les ténèbres,
les rumeurs confuses qui montaient par moment des cours de
l'hôtel de ville, augmentaient l'horreur de ses réflexions, et,
quelque vigoureusement trempé que fût son caractère, il ne
put trouver de repos sur le lit luxueux, pour la maison, que
lui avait improvisé la reconnaissance du geôlier. La nature
épuisée ne reprit ses droits que vers le matin. Un peu avant

l'aube, ses yeux se fermèrent; il dormit deux heures du bon sommeil de la jeunesse, et s'éveilla tont à coup en sursaut lorsque le soleil emplissait la chambre de ses rayons vermeils.

Aussitôt debout qu'éveillé, car il n'avait pas quitté ses habits, Georges courut à la fenêtre de sa prison, et, se penchant vers l'épais grillage, écouta avec attention. Au bout de quelques instants, les sons d'une flûte de Pan bien connue retentirent dans la rue du Petit-Versailles, au pied de la prison. Il ne s'était pas trompé dans son rêve, Michel, l'ami fidèle, lui annonçait sa présence. Georges tordit un de ses gants et parvint à le faire passer à travers les barres rouillées du grillage. Les sons pressés et joyeux cette fois de la flûte des montagnes, et les aboiements de Pastour lui apprirent que le message était arrivé à son adresse.

Comme il songeait aux moyens de se mettre en communication avec le brave chevrier, le geôlier des capitouls se présenta. Il venait faire sa ronde du matin. Après les questions d'usage adressées au prisonnier :

— Monsieur, dit-il en hésitant, une main au sabre et l'autre sur la plus grosse de ses clefs, permettez-moi de vous demander si vous êtes médecin?

— Et chirurgien aussi, de par la Faculté, répondit Georges assez gaiement.

— J'aurais parié contre un toulza [1] mes cent livres de gages que vous étiez gentilhomme.

— Et vous auriez gagné, mon brave; je suis le baron de Durfort.

— J'en étais sûr! le parlement ne recommande que les nobles! Mais vous êtes baron et vous savez la médecine?

— Et tous les arts qui en dépendent. Maintenant, mon brave homme, pourquoi cette question?

— Je vais vous le dire, monsieur; il y a sous nos pieds un quidam qui voudrait vous parler.

____

[1] Ancienne monnaie toulousaine, *un sou...*

— Tout malade a le droit de réclamer mon assistance.

— Ainsi, monsieur, vous consentez à le recevoir?

— Oui ; qu'il vienne sur l'heure !

— Je vais vous le chercher.

Au bout d'un quart d'heure, en effet, le geôlier revint avec la personne annoncée ; mais qu'on juge de la surprise de Durfort, qui attendait Michel, en voyant entrer Jaffard dans sa chambre. La justice, qu'il était dans l'habitude de traiter sans façon, avait pris ses précautious pour qu'il ne pût trop brusquement lui fausser compagnie. Il avait les fers aux pieds, et une menotte, rattachée par une longue chaîne à la ceinture, serrait sa main valide. L'autre était si prodigieusement enflée qu'il n'avait pas été possible de lui passer le bracelet de fer, Au signe imperceptible qu'il lui fit en entrant, Georges comprit qu'il ne devait pas le reconnaître et se tut. Jaffard alors, s'approchant humblement, le pria de panser sa plaie.

Georges ouvrit sa trousse sans rien dire, la posa sur la chaise ; puis, s'adressant au geôlier, il lui demanda une cuvette et des chiffons.

— Je vais vous chercher tout cela, monsieur le baron, quoique, par la mordieu ! ce gueux-là ne mérite point l'honneur que vous lui faites !

Le geôlier sorti ; Georges demanda rapidement à Jaffard comment il avait su qu'il se trouvait dans la prison.

— J'ai entendu le chevrier, répondit celui-ci.

— Et tu as pensé qu'il n'était pas venu à Toulouse seulement pour vendre son lait. Mais la maréchaussée a donc découvert ton asile, que tu es prisonnier ?

— Non je me suis rendu hier quand j'eus appris votre arrestation, pour vous payer quelques sous de ma dette, chirurgien ! mais ne perdez pas de temps ; il faut savoir ce que veut le chevrier avant le retour de ce coquin de porte-sabre !

— Savoir ce qu'il me veut, dis-tu ? c'est impossible !

Le forçat sourit d'un air de supériorité, et reprit en levant le bras droit :

— Cherchez sous mon aisselle : ne voyez-vous pas une poche ?

Georges plongea la main dans l'un des plis formés par les haillons multicolores dont se composait l'habillement de Jaffard, et en retira une longue corde au bout de laquelle pendait un petit sac de toile.

— Bien ! dit le forçat ; attendez maintenant que j'avertisse le chevrier !

Se collant aux barreaux, Jaffard siffla deux ou trois notes aiguës de ces airs que chantent les pâtres sur les crêtes pyrénéennes. La flûte de Pan de Michel répondit aussitôt.

— Vite, monsieur ! dit le forçat, dépêchez-vous. Nous tendons ce petit sac aux passants pour demander l'aumône ; faites-le descendre aux pieds du chevrier.

Georges s'empressa d'exécuter cette manœuvre ; bientôt la corde se tendit et on lui imprima d'en bas une secousse.

— Remontez-la, remontez-la vite, monsieur ! j'entends le geôlier qui revient !

En un clin d'œil, tant il y mettait de hâte, la corde fut ramenée ; Georges saisit le petit sac, le palpa avec un vif battement de cœur, et des pleurs de joie mouillèrent ses paupières : il contenait une lettre... une lettre de Sylvine !

Il avait à peine eu le temps de cacher la lettre et la corde lorsque le geôlier rentra avec ce qu'on lui avait demandé. Maîtrisant son émotion, Georges pansa le blessé, pria le geôlier de lui apporter son déjeuner dans une heure et se vit seul enfin avec un immense et inexprimable bonheur. Pour se figurer ce qu'il sentait, il faut se reporter à ces jours de délicieux souvenir qui brillent une fois au moins dans la vie, où tenant dans sa main et dévorant des yeux la lettre de celle qu'on aime, on fuit, on cherche le coin le plus reculé pour s'y cacher et lire avidement, puis relire encore ces caractères tracés par une main chérie. Placé dans l'angle le plus profond de la fenêtre toute radieuse de soleil, Georges ouvrit lentement ce papier dont l'élégante écriture lui rappelait sans cesse les doigts effilés et la taille svelte de Sylvine. Malgré le trouble que révélait chaque ligne, il vit dans cette lettre qu'elle avait deviné et pressenti quelque noble sacrifice. Quand une femme aime sincèrement, elle épanche toute son âme, et comme l'amour est le délire de l'égoïsme, elle souffre avec peine tout sentiment qui ne lui est pas personnel. En louant son courage, le dévouement qu'il se disposait sans doute à montrer, elle se mettait, à son insu peut-être, devant ses projets et le rappelait à elle de toutes les forces de son âme. Puis son désespoir de cette séparation si brusque et si poignante éclatait à la fin avec tant de véhémence, les angoisses qu'elle laissait voir étaient si vives qu'il fallut toute l'énergique résolution de Georges pour ne pas en être brisé.

En lui apportant son déjeuner, qui ne ressemblait guère à l'ordinaire des prisons, le geôlier le trouva tout pâle ; il en fut si contrarié, mordieu ! qu'il se mit à frapper du pied et à secouer la tête en imprimant un mouvement de va-et-vient à sa longue queue, pendant qu'il rangeait des plats sur un guéridon à pied tordu. Sa besogne finie, il ôta son tricorne et, la main gauche au sabre, dit solennellement :

— Monsieur le baron est servi !

— Merci, mon brave homme ! je mangerai plus tard, répondit Georges avec effort.

— Monsieur le baron me pardonnera si j'insiste, mais il convient qu'il mange maintenant et qu'il prenne des forces ; il en aura besoin bientôt.

— Ah ! pourquoi donc ? demanda Georges qui tressaillit comme le bon cheval de guerre au souffle du péril.

— Dans une heure ou deux, peut-être avant, on viendra chercher monsieur le baron pour l'interrogatoire.

— Puisqu'il en est ainsi, à table et que notre corps affaibli ne se dérobe pas sous l'âme !

L'avis du geôlier était bon ; Georges achevait son déjeuner à peine, que l'exempt qui l'avait amené à Toulouse venait le prendre dans une voiture fermée, et ne le quittait qu'après l'a-

voir conduit au palais et mis en face du conseiller chargé de
l'enquête et de l'information. Ce magistrat, un peu plus jeune
mais d'une gravité plus sombre que M. d'Aigues-Vives, était
assis au fond d'une petite salle à voûte basse et poudreuse,
derrière une table chargée de papiers ; il portait la robe rouge
et le mortier à galon d'or, et son greffier, une robe noire barrée alternativement de bandes d'écarlate et d'hermine. Un
Christ au-dessus de la tête du magistrat et une sellette devant
la table, voilà les seuls meubles de cette salle aux murailles
froides et nues.

L'exempt se retira après avoir introduit son prisonnier, et
le conseiller, montrant d'un geste la sellette, commença l'interrogatoire. Georges dut prêter serment, décliner ses nom,
prénoms, âge, demeure et qualités, et répondre article par
article, sur les faits de l'information. Le conseiller, suivant la
marche tortueuse de la justice de l'ancien régime qui ne visait
jamais qu'à embarrasser l'accusé, soit pour surprendre la vérité en le mettant hors de garde, soit pour arracher à son trouble l'aveu du crime, lui demanda d'abord s'il était à sa connaissance qu'une bande de faux monnayeurs fût établie dans
la montagne Noire.

Georges répondit affirmativement. Interrogé ensuite sur le
nombre d'individus dont elle se composait, il déclara l'ignorer.

— Cependant, dit le magistrat, leur repaire vous était connu,
puisque à votre arrivée vous vous êtes empressé d'y descendre.

Georges répondit simplement en faisant connaître les motifs
qui l'y avaient amené. A sa grande surprise, cette explication
si naturelle parut produire le plus mauvais effet sur le magistrat ; il secoua la tête et dit d'un ton silencieux :

— Toute cette histoire, monsieur, choque trop le bon sens
et la saine logique pour être acceptée par la justice. La conduite que vous auriez tenue serait assurément fort belle, mais
à qui ferez-vous croire que le scélérat bien connu par lequel
vous avez failli être assassiné, non-seulement vous rend une
valise contenant vingt-quatre mille livres, ce qui est impossible,

mais pousse le dévouement jusqu'à venir se livrer lui-même au parlement pour témoigner en votre faveur et confirmer vos dires !

— L'homme dont vous parlez, répondit Georges doucement, me doit la vie.

— Vous le connaissez donc ! glapit le magistrat de sa voix aigre.

— Je l'ai soigné et guéri de la peste, quand j'étais chirurgien-major sur les vaisseaux du roi.

— Hum ! murmura le conseiller en fronçant le sourcil, voilà un singulier état pour un homme de votre rang, et il vous a procuré de bien mauvaises connaissances. Tenez, monsieur de Durfort, ajouta-t-il d'un air sévère, laissez ces subterfuges et répondez dans l'intérêt de votre cause fortement compromise par le témoignage du forçat. Connaissez-vous, oui ou non, le chef de cette bande ?

— Je le connais, répondit Georges.

— Et vous avez refusé de le désigner dans l'enquête ?

— Comme je le refuse maintenant, monsieur, car l'honneur me fait un devoir de taire son nom.

Sommé à plusieurs reprises de changer de système, Georges garda le silence ; alors le magistrat déclara froidement l'interrogatoire clos et renvoya le prisonnier en lui disant d'une voix menaçante de réfléchir et de prendre conseil de la nuit, car il comparaîtrait le lendemain devant la grand'chambre pour le dernier interrogatoire, la confrontation et le jugement.

XIV

LA GRAND'CHAMBRE DU PARLEMENT

En rentrant dans sa prison, Georges entendit la flûte de Pan ; il se hâta de faire descendre le petit sac et y retrouva.

quand il l'eût remonté, d'une main tremblante, une autre lettre de Sylvine. « Courage! courage! lui disait-elle, je suis à Toulouse. Ma mère veut m'emmener à Marseille où il faut absolument se rendre pour recueillir l'héritage, mais pour rien au monde je ne consentirai à partir sans toi ou sans la certitude que tu ne cours plus aucun danger et que tu viendras bientôt nous y rejoindre. D'après ce que M. d'Aigues-Vives a raconté à ma mère, j'ai deviné la vérité. Il s'agit à coup sûr de quelque grand sacrifice pour quelqu'un que tu dois aimer malgré la dureté de son cœur. Mais le dévouement le plus noble a ses limites, Georges; tu es mon époux devant Dieu, et tu ne peux m'oublier. » Elle ajoutait ensuite quelques détails sur leur installation dans un hôtel de la rue Vieille-des-Changes :

« Accompagnée de ma mère et du bon chevalier Roze dont la complaisance est inépuisable, je suis allée ce matin voir M. de Bertier, premier président du parlement. C'est un vieillard plein de franchise et d'amabilité. Il s'est mis à causer avec moi, en patois, pendant que maman regardait les tableaux avec le chevalier Roze, et j'ai profité de l'occasion pour lui dire tout ce que je savais et tout ce que je soupçonne sur l'affaire de la fausse monnaie. A mesure que je parlais avec un vif battement de cœur, et certainement je devais être très-rouge, car les joues me brûlaient, il m'examinait avec attention. Quand j'eus fini, il me baisa la main, et me dit toujours en patois :

» Rassurez-vous, chère enfant; si ce futur époux dont je voudrais avoir l'âge et le bonheur n'est pas plus coupable que je ne pense, nous vous le rendrons aujourd'hui même. L'un des usages du parlement est que le premier président ou des magistrats délégués par lui visitent les prisons entre Pâques et la Pentecôte. S'ils ne trouvent pas suffisamment fondés les griefs de l'information, ils peuvent élargir les détenus, en écrivant ce simple mot : « Redde, » en marge du livre d'écrou. Il m'a fait à ce sujet une assez longue explication où j'ai compris seulement que le nom de cette visite qu'on appelle la

« Redde » venait d'un mot latin; mais ce qui vaut mieux, c'est qu'il m'a promis d'aller te voir lui-même aujourd'hui. Courage donc, Georges, et par pitié pour moi si ce n'est par amour, ne lui cache pas trop la vérité. »

Cette lettre jeta Durfort dans les perplexités les plus cruelles : après l'interrogatoire qu'il venait de subir, l'illusion n'était plus possible. Comme un homme qui, allant au hasard dans un souterrain ténébreux, s'acheminerait, le sachant, vers un gouffre, il sentait qu'il marchait sans le voir vers quelque lugubre dénoûment. Or, en face des grands périls et des grands sacrifices, l'âme la plus forte a son heure de défaillance. Il n'est pas d'homme dans ces situations qui ne se soit couché avant de vider son calice dans le jardin des Oliviers. Entre la catastrophe qu'il pressentait et la liberté qu'un mot pouvait lui rendre, il sentait son cœur battre violemment et sa résolution fléchir par intermittences. La réflexion lui rendait bien vite sa force, mais pour le livrer à des angoisses d'un autre genre, non moins vives et non moins poignantes.

L'homme qui aime a toujours peur de perdre son trésor. Il lui semble que chacun l'envie et cherche à le lui dérober. La jalousie, cette vipère que l'enfer cache dans notre cœur, vint le mordre peut-être pour la première fois. Il frémit en songeant à la confiance naïve que laissait voir Sylvine à propos du chevalier Roze : les prétentions de M. d'Aigues-Vives, qu'il avait trouvées si ridicules à la Maison-Blanche, l'effrayèrent. Enfin il n'y eut pas jusqu'à ce baiser de vieillard, effleurant par courtoisie la main d'une jeune fille sous les yeux de sa mère, qui ne lui laissât de l'amertume. Telle était sa disposition d'esprit quand le geôlier vint le chercher pour la visite de la « Redde. » Assis, en robe rouge, derrière la table du greffe qu'on avait transportée dans l'une des plus vaste salles de la Conciergerie, M. de Bertier feuilletait d'un air soucieux le cahier de l'information. Ses traits nobles, calmes et rendus vénérables par les longs cheveux blancs qui flottaient, selon l'usage parlementaire, jusque sur ses épaules, exprimaient la tristesse et la bienveillance! Il commença par attacher ses grands yeux bleus sur Georges, dont l'air franc et modeste le prévint favorablement, puis après lui avoir adressé quelques questions comme pour la forme :

— M. de Durfort, dit-il, tout à coup, vous êtes ici pour un autre.

— Je ne le nie pas, répondit Georges doucement.

— Et pour cet homme que je connaîtrais, si j'avais fait l'enquête, vous voulez, reprit le premier président, sacrifier votre vie?...

— Oui, monsieur, s'il le faut pour sauver la sienne.

— Et votre honneur?... vous le perdrez aussi par une condamnation qui ne peut être qu'infamante!...

Georges, qui mesurait de plus en plus la profondeur de l'abîme où l'entraînait son dévouement, n'eut pas la force de répondre.

— Et, continua le président, cette douce et charmante mademoiselle de Saint-Cyr, dont vous deviez être l'époux...

— Ah! de grâce, monsieur! ne m'en parlez point, maintenant!...

— Mais, c'est maintenant qu'il faut en parler au contraire. Avez-vous réfléchi au désespoir où la plongera l'issue malheureusement trop certaine de ce procès, si vous vous obstinez dans votre silence?...

Georges se couvrit le visage de ses mains, pour cacher les larmes que lui arrachait cette idée.

— Allons! monsieur de Durfort, un bon mouvement, dit en insistant M. de Bertier, ému lui-même. Révélez ce que vous savez sur ces faux-monnayeurs. Un mot sera votre salut, comme le silence serait votre perte.

— Monsieur, répondit Georges, au bout de quelques minutes de lutte terrible, il est des devoirs dans la vie qui imposent un joug de fer : quoique celui que je remplis déchire toutes les fibres de mon âme, je ne fléchirai point, et j'espère que Dieu me donnera la force d'en soutenir le fardeau jusqu'au bout.

— Et cependant, jeune homme, vous êtes innocent ?...

— Je vous le jure, monsieur, comme je l'ai juré ce matin devant le Christ !...

— Je vous crois, dit lentement le vénérable magistrat ; car vos paroles ont l'accent de la vérité. Mais que la jeunesse est imprudente ! Puisque vous étiez décidé à ne pas le trahir, pourquoi avez-vous dit que vous connaissez le chef des faux-monnayeurs ?...

— Parce que la justice me l'a demandé et que je n'ai jamais menti.

— Cet héroïsme, j'en ai peur, vous coûtera la tête ; réfléchissez ; vous voyez cette plume : avec un mot je vous ouvre ces portes et vous rends à votre fiancée.

— Monsieur, répondit Georges, mon parti est pris et ma résolution inébranlable.

— Puisqu'il en est ainsi, jeune homme, il vous reste un devoir à remplir non moins sacré peut-être que celui qui vous fait oublier le soin même de votre honneur. Je dois vous le déclarer avec douleur, mais avec franchise : ce langage, si vous continuez à le tenir devant le parlement, assure d'avance votre condamnation. Vous n'aurez qu'une voix pour vous ; cette voix exceptée, toute la grand'chambre opinera comme un seul homme. Dès lors il est de votre devoir d'affaiblir autant que possible le coup que vous allez porter à mademoiselle de Saint-Cyr ?...

— Donnez-m'en le moyen, monsieur, murmura Georges d'une voix altérée, et j'y ferai tous mes efforts.

— Le seul moyen qui vous reste est un pieux mensonge : il faut la tromper, remplir son cœur de sécurité et l'éloigner de Toulouse au plus vite. Je vais vous faire donner papier et encre ; écrivez-lui et tâchez de la décider à partir pour Marseille. Et maintenant, courage, monsieur de Durfort ! Nous ne nous reverrons plus que deux fois : l'une au tribunal des hommes, et l'autre au tribunal de Dieu !

Ramené dans sa prison après cette entrevue, Georges s'y

promena longtemps avec agitation ; toute les fois qu'il s'arrêtait devant la table qu'on lui avait apportée, il hésitait et reprenait sa promenade. S'armant enfin de tout son courage, il
saisit la plume, mais il fut forcé de recommencer vingt fois les
lignes suivantes que ses pleurs effaçaient toujours.

« Ma Sylvine adorée,

» Je viens de recevoir ta lettre et suis bien vite le conseil
que tu m'as donné. Me voilà tout à fait calme, et la preuve,
c'est que je m'empresse de te rassurer à mon tour. Oublie tes
alarmes et sois sans inquiétude sur cette malheureuse affaire.
Le premier président, qui sort d'ici, ne m'a laissé aucun doute
sur sa conclusion. Il faudra comparaître devant le parlement ;
mais tout me porte à croire qu'il ne s'agit que d'une formalité.
Seulement, ma douce bien-aimée, comme je n'ai voulu ni avocat
ni conseil, et que j'entends me défendre moi-même, j'ai besoin de toute ma tête, et, s'il faut te l'avouer, elle n'est plus à
moi, te sachant si près sans pouvoir échanger un regard ni
une parole. Voici donc une grâce que je te demande : pars,
devance-moi à Marseille où j'arriverai peut-être le premier.
Dès que je saurai que tu ne respires pas le même air à deux
pas de ces grilles, je serai plus tranquille. Mais avant, Sylvine,
mon ange, ne nous quittons pas ainsi, et laisse-moi du moins
un de tes regards pour adieu. La maison qui fait face à la
conciergerie a deux fenêtres placées à la hauteur de la mienne.
Le brave chevrier, qui a déjà pu s'introduire dans cette maison, te donnera les moyens de te placer à l'une de ces croisées. Viens-y avant le coucher du soleil, et je n'aurai plus rien
à désirer au monde. »

Tout le temps qui s'écoula entre le départ de ce billet, que
le premier président avait voulu remettre lui-même, et l'heure
espérée, Georges le passa dans l'embrasure profonde de sa fenêtre, les yeux cloués sur la maison voisine. Le cœur lui battait
si fort que, malgré la certitude qu'il en avait au fond, il trem-

blait parfois qu'elle ne vînt pas. Tout à coup, un peu avant le coucher du soleil, les sons joyeux du violon de Bontemps retentissent
sous les murs de la prison, les hirondelles nichées sous les corniches poudreuses s'enfuient en jetant leurs cris effrayés, et
Sylvine lui apparaît à la plus haute des croisées d'en face,
souriante à travers ses pleurs et agitant un bouquet de roses.

Collé à ses barreaux, il s'enivra tant qu'il fut jour du bonheur de la voir : les regards les plus tendres, les baisers les
plus passionnés furent échangés d'une fenêtre à l'autre. Ils se
disaient encore adieu des yeux et de la main quand le crépuscule les sépara. Mais en regagnant l'hôtel de la rue des
Changes, Sylvine, qui en avait reçu l'autorisation du président,
lui renvoya un mot en réponse à son billet, lui annonçant
qu'elle partirait le lendemain, et elle y joignit, par une de ces
exquises délicatesses que les femmes trouvent seules, son bouquet de roses. Ces fleurs, qui venaient de toucher ses lèvres,
firent la joie et le tourment de Georges durant cette terrible
nuit. Malgré sa résignation et sa force d'âme, il lui fut impossible de dormir un instant. Aussi était-il d'une pâleur mortelle
le lendemain, lorsqu'à neuf heures précises, l'exempt l'introduisit dans la grand'chambre.

Le second du royaume dans la hiérarchie légale, le parlement de Toulouse avait un renom de sévérité que ne jus-
tifiaient que trop maints exemples sanglants. Les hommes
qui le composaient rendaient la justice avec une rigueur inflexible ; mais ils n'obéissaient qu'aux suggestions de leur conscience et ne prononçaient jamais un arrêt de mort sans avoir
fléchi le genou devant la sainte table. Tous avaient communié
dans la chapelle du palais avant l'audience criminelle, où ils
se rendirent en silence. Le vénérable M. de Bertier, revêtu
de son manteau rouge, que retenaient sur l'épaule trois agra-
fes d'or, et portant le mortier au double galon de même
métal, ouvrait la marche. Il fut suivi par les neuf présidents
à mortier en manteau d'écarlate fourré d'hermine ; par les deux
conseillers clercs couverts du manteau de pourpre violette, et

par trente conseillers laïques aux robes rouges, à parements violets, par-dessus lesquelles tombaient les chaperons d'écarlate.

Tandis qu'ils s'asseyaient sur des siéges couverts de drap fleurdelisé, le procureur général, costumé comme les conseillers laïques, prenait place à son banc. Le premier président déclara ouverte l'audience du grand criminel, qui, par des considérations relatives aux personnes de qualité, ne devait pas être publique, et il fit subir à Georges un nouvel interrogatoire auquel celui-ci répondit de point en point comme la veille. L'interrogatoire achevé, le premier président l'avertit qu'il pouvait dire dans ce moment tout ce qu'il voudrait pour sa justification. Georges ayant gardé le silence, ce qui produisit une impression fâcheuse sur l'esprit des vieux conseillers, M. de Bertier ordonna, aux termes de l'édit de 1670, la confrontation et récolement des témoins.

Le premier qu'on introduisit fut Michel. La beauté de ses formes, l'air doux et grave de sa physionomie et le calme qu'on lisait sur son front parurent disposer très-favorablement les juges.

Le greffier lut sa déposition qui contenait l'exposé exact de la vérité depuis le guet-apens des saules jusqu'à la descente des grottes, et M. de Bertier interpella ensuite l'accusé pour savoir s'il n'avait aucun reproche à fournir contre le témoin.

Georges répondit négativement. Alors le procureur général, auquel M. d'Aigues-Vives venait de faire passer une carte, se leva, et parlant selon l'usage, un genou appuyé sur son banc, il refusa d'admettre dans la procédure le témoignage de Michel. Le premier président ayant demandé la cause de ce refus :

— C'est, dit avec dédain M. Le Mazuyer, que ce jeune homme, appartenant à la race flétrie des cagots, ne peut tester en justice.

— Qu'avez-vous à répondre? demanda le vieux président en patois béarnais à son compatriote.

— Que celui que j'aperçois là au-dessus de votre tête, articula

Michel de sa voix musicale, est mort pour tous les hommes. Lorsqu'il regarde sur la terre du haut de son ciel bleu, il nous voit tous comme les agneaux du même parc, et ne dit pas en détournant ses yeux de père : Celui-ci est chrétien, celui-là est cagot. Le pauvre chevrier trouvera, comme le seigneur, place au pied de son tribunal, car il a rendu témoignage à la vérité devant lui, quoiqu'il n'en ait pas le droit devant les hommes.

Le président fit signe à l'huissier à la chaîne d'emmener Michel, qui salua respectueusement Georges en passant, et d'introduire un autre témoin. Bientôt, en effet, on vit paraître l'intendant du comte d'Aigues-Vives, glissant plutôt qu'il ne marchait, l'œil à demi fermé et la tête inclinée sur sa poitrine. Germain fut conduit par l'huissier en face de la sellette. Là, tandis qu'on lisait sa déposition habillement calculée pour concentrer tous les soupçons sur Georges sans l'accuser d'une façon directe, il tira son chapelet et se mit à marmotter des *Ave* et des *Pater*.

Cet acte de dévotion qu'on eût trouvée déplacée partout ailleurs, se rattachait trop étroitement aux idées du parlement de Toulouse, qui poussait l'amour de la religion jusqu'au fanatisme, pour ne pas lui concilier d'avance toutes les sympathies. Il le sentit et redoubla d'affectation et de fausse ferveur pour s'en faire des armes dans la lutte qu'il prévoyait.

Elle ne tarda pas à s'engager. Le président ayant commencé l'interpellation par ses mots sacramentels :

— Accusé, connaissez-vous le témoin ?

— Oui, s'écria Georges avec une véhémence qu'il ne pouvait plus contenir, oui, je le connais, ce misérable !...

Un murmure d'indigation, parti de tous les bancs, couvrit sa voix, et le président, bien qu'un peu moins influencé que ses collègues, ne put s'empêcher de lui rappeler sévèrement qu'il était défendu d'injurier les témoins.

— Mais, reprit Georges dont la colère débordait, l'hypocrite qui s'efforce de vous séduire est un scélérat ! deux fois en vingt-quatre heures, je vous le jure sur l'honneur, messieurs, et par ce Christ, il a voulu m'assassiner !...

Des murmures plus violents s'élevèrent à ces paroles; mais Georges les dominant tous, raconta avec une chaleur si énergique la scène lugubre des grottes, qu'il y eut enfin un moment d'hésitation et de silence. Le président en profita pour demander à l'intendant ce qu'il avait à répondre :

— Rien, monseigneur, balbutia Germain en soupirant, après un double signe de croix !

— Vous reconnaissez donc la vérité de ces reproches?...

— Hélas ! bien loin de là; mais si nous sommes tous mortels, nous sommes également tous sujets à l'erreur dans ce monde !...

— Prétendez-vous insinuer que l'accusé dit un mensonge?...

— Moi! saints du ciel! repartit chaleureusement Germain ! Dieu m'en préserve! M. Georges est de bonne foi, j'en prêterais serment, mais il s'est trompé, monseigneur, ou a été trompé !...

— Demandez-le à ses complices, dit Georges avec dédain.

— Quels sont-ils donc? s'écria le procureur général de sa voix glapissante.

— Un juif qu'on n'a pu retrouver, et un forçat tout dévoué au prévenu, répondit de son siége le conseiller chargé de l'information.

Les murmures recommencèrent, et Germain saisissant ce moment, déclara, toujours en balbutiant et les yeux baissés, qu'il avait des témoins plus dignes de foi pour attester la vérité de ses paroles.

— J'en suis un, cria de son siége M. d'Aigues-Vives. Aucun de ceux que j'ai interrogés ne doute de l'innocence de Germain; mon homme de confiance est pour moi, je le crois, un saint !

— Et voilà l'autre, messieurs, ajouta fièrement le procureur général.

Alors on vit entrer, traîné plutôt que soutenu par la concubine qui lui parlait tout bas, le baron de Durfort, courbé, chancelant et livide comme un agonisant. Georges, qui réfléchissait tristement la tête appuyée sur sa main, ne l'avait pas aperçu. Mais lorsque, relevant la tête à l'interpellation du président, il se trouva en face de son père, et que la présence et les obsessions de la concubine lui révélèrent le rôle qu'il venait jouer, l'indignation l'emporta, il bondit sur son banc et s'adressant au baron :

— Mon père, dit-il d'une voix grave, que venez-vous faire ici?

A cette question, le baron se mit à trembler comme s'il eût été saisi du frisson de la fièvre.

— Vous voyez que je tiens parole, continua Georges amèrement. Je remplis le devoir du fils, n'oubliez pas le vôtre! Ne levez pas la main contre votre sang, mon père, car mon front brûle, et j'aurais peur de ne pouvoir accomplir le sacrifice jusqu'au bout.

— Ne redoutez point ses menaces ; parlez, parlez, monsieur! s'écria le procureur général.

Debout et les bras croisés, Georges regardait son père ; le baron lui jeta un coup d'œil oblique, et laissa échapper une sorte de gémissement : pressé d'un côté par la concubine qui serrait violemment son bras, et fasciné de l'autre par l'éclair qui jaillissait des prunelles fauves de Germain, il était cependant sur le point de compléter l'œuvre dénaturée; mais la double terreur qui le glaçait brisa ses forces. Au moment où il balbutiait les premiers mots de la leçon qu'on lui avait faite pour établir l'alibi de Germain au sujet des grottes, sa langue s'embarrassa, et il tomba évanoui aux pieds des juges.

Trop défavorablement prévenus, ceux-ci regardèrent cet accident comme un effet des menaces de son fils, et ne voulant plus d'autre preuve, ils se levèrent en tumulte et se mirent à opiner avec la rigueur ordinaire sur les cas résultant du procès.

Pendant que ceci se passait dans la grand'chambre, Sylvine, assise sur le pont de la barque de poste, causait gaiement avec Nore et le chevalier Roze. Le canal du Midi, que tous les voyageurs paisibles prenaient à cette époque, offre une navigation charmante en été. L'eau verte et limpide sur laquelle glisse la barque, traînée par deux chevaux, se déroule, pour ainsi dire, sans fin, d'écluse en écluse, entre les deux rangées d'arbres dont les berges sont ombragées. Le pied de chacune de ces berges est bordé d'une ligne flottante de joncs qui se marie à merveille avec la couleur de l'eau, et tranche sur le gazon plus pâle des rives. Au printemps, quand les campagnes sont fleu- ries, que le cers et l'autan se taisent pour laisser souffler les douces brises du Minervois et des Corbières, on glisse sous les arbres du canal comme sous les berceaux d'un jardin féerique.

Madame de Saint-Cyr était restée dans le salon, où elle ache- vait ses prières. Elle monta bientôt comme on franchissait une écluse, mais dans des dispositions moins joyeuses que ses amis : en voyant ses lèvres plissées et son front soucieux, sa fille s'alarma et, courant à elle, demanda avec anxiété si on lui cachait quelque mauvaise nouvelle.

— Non, dit la vieille châtelaine, très-facile à tromper ; tout va bien pour Georges à Toulouse, et nous le reverrons dans peu de jours, j'espère.

— Alors, maman, fit Sylvine toute joyeuse en lui sautant au cou, de quoi pouvez-vous être triste?

— J'ai fait un rêve cette nuit qui me consterne, mon enfant!

— Racontez-le, madame, dit le chevalier Roze ; sans y ajouter la moindre foi, j'aime passionnément ces voyages de l'imagination.

— En attendant, moi qui suis peureuse, je vais déjeuner avec Nore.

Sylvine courut en effet au salon, et madame de Saint-Cyr allant s'asseoir avec le chevalier sur le dernier banc du pont, lui conta son rêve en ces termes :

— Figurez-vous qu'à peine endormie, hier au soir, je me figurais tout à coup être dans l'enceinte d'une ville trois fois plus vaste que Toulouse. Après avoir marché quelque temps, il me sembla que je me trouvais auprès d'un bâtiment ancien et tout en ruine, du milieu duquel s'élevaient des tourbillons d'une fumée épaisse et rougeâtre. L'entrée en était basse et fermée avec une porte de fer. A côté de ce bâtiment, j'en ai aperçu un autre dont les dehors plaisaient assez à ma vue, mais d'où il sortait une puanteur insupportable. Je voulais continuer mon chemin, lorsque j'ai vu Georges à mes côtés; il avait les yeux égarés, quelque chose de funeste dans la physionomie, et portait un costume étrange. J'allais lui parler, mais il me fit signe de la main de le fuir, et courut s'enfermer dans le bâtiment, où l'on apercevait déjà des flammes à travers la fumée.

— C'est sa prison, madame, qui vous a inspiré ce songe.

— Attendez, mon cher chevalier; mon premier mouvement fût de le suivre. J'essayai de marcher, mais je n'en avais plus la force, et mes jambes se dérobant sous moi, je tombais à chaque pas. A ce moment, je me suis sentie pressée par un spectre effroyable, qui, m'enlevant dans ses bras, m'a emportée dans cette funeste maison, où j'ai vu une infinité de morts entassés les uns sur les autres, qui répandaient de toutes parts une infection si horrible que j'en ai pensé mourir sur l'heure. Ce monstre épouvantable était d'une grandeur extraordinaire; il avait le corps d'une femme et le visage si décharné qu'on n'y voyait plus que les os. Il coulait continuellement de ses yeux, de ses narines et de sa bouche une matière verdâtre et semblable au pus d'un ulcère, dont j'étais toute souillée. Il avait des bras plus longs qu'un arbre. A chaque instant je le voyais sortir et rentrer aussitôt chargé d'un nombre prodigieux de morts et de mourants, qu'il portait à la fois, et entassait pêle-mêle, après avoir assommé à coups de massue ceux qui respiraient encore. Enfin, mon tour étant arrivé d'être mis au rang des autres, il s'est approché de moi et m'a déchargé sur la tête un si grand coup de sa masse de fer que j'en ai sur-le-champ perdu connaissance, et je ne puis vous dire ce que je suis devenue, sinon qu'ayant peu à peu repris mes sens, je me suis retrouvée dans mon lit, mais si saisie d'effroi que j'en suis pâle et frissonnante encore.

— Madame, dit le chevalier, les inquiétudes de ces derniers jours ont seules créé ces fantômes. N'en soyez point émue, et ne songez qu'au bonheur de votre aimable fille et à la fortune qui vous attend à Marseille. M. le premier président vous a rassurée sur le sort de M. de Durfort, et Dieu lui-même semble vous rassurer sur l'avenir. Voyez, madame, peut-on voir une journée plus belle?... Comme la nature est riante! comme le printemps nous environne de parfums et de fleurs! pas un nuage au ciel! Allez, votre vie ne sera pas plus troublée maintenant que cette eau verte et limpide !

Au même instant où le digne chevalier exprimait cet espoir en étouffant le soupir qu'allait lui arracher son amour pour Sylvine, le premier président mettait son mortier pour prononcer la condamnation de Georges de Durfort.

XV

FÊTE ET BAL DANS UNE BASTIDE

La hauteur en forme de pain de sucre, couronnée par le fort et l'église votive de Notre-Dame de la Garde, offre un point de vue magnifique. De là l'œil embrasse à la fois Marseille, toute la campagne, les montagnes voisines, la pleine mer, la rade et les trois îles du château d'If, de Pomègue et de Ratonneau, jetées en avant du port comme les sentinelles perdues de l'industrie et du commerce. C'est au sommet de ce plateau, et sous les grands bastions de la citadelle que, trois semaines environ après son départ de Toulouse, le chevalier Roze qui s'efforçait par tous les moyens imaginables de distraire Sylvine, avait conduit ces dames un peu avant le coucher du soleil.

Rien de plus admirable que le tableau qui se déroulait devant elles. A leurs pieds une forêt de mats flottait entre les grands murs de l'abbaye de Saint-Victor, les cinq pavillons noirs de l'arsenal, le donjon carré du fort Saint-Jean, et la tour ronde et blanche du fanal ; les banderoles de quarante galères, rangées en ligne au quai de Rive-Neuve, ondulaient doucement au vent ; une foule épaisse, active et bariolée de tous les costumes du Levant, se pressait sur ces quais pavés de briques qui, sous la chaude réverbération de la lumière, semblaient entourer le port d'une ceinture rouge.

Au delà du port s'élevaient, comme trois phares sur la masse ardente formée par les toits des maisons, la longue flèche de l'église des Accoules, la tour colossale de l'Horloge, et celle de la porte d'Arenc plus étroite mais bien plus haute. Deux lignes de moulins à vent, dont la brise du soir commençait d'agiter les ailes, apparaissaient : l'une, entre le clocher de Saint-Laurent et la Mayor ; l'autre, entre les Accoules et l'Observance. Des canons, braqués de distances en distance, faisaient luire leur bronze derrière les moulins ; et le drapeau de Marseille, déployant sa croix sur le fort Saint-Jean, semblait rappeler fièrement le droit qu'avait la cité de se garder elle-même.

A mesure que tombait le jour, le soleil, dardant ses rayons sur la mer qui les réfléchissait comme une glace, enflammait les mâts et les voiles des mille bateaux épars dans la rade, et dessinait à l'emporte-pièce le profil élégant de ces vaisseaux partant pour le Levant ou en arrivant à toutes voiles ; une pente très-ondulée, avant d'aboutir à la plaine, qui s'étend à gauche de la citadelle, du côté de la Ciotat ; des vallées, où la bordure pâle des oliviers encadrait le vert et vigoureux feuillage de la vigne et les épis jaunissants déjà de la moisson ; une rivière, aux tortueux replis, ombragée de peupliers et de saules, bordée de prés et de jardins ; des massifs de cette verdure, dont la terre est couverte pendant huit mois de l'année, relevant partout la blancheur éclatante des bastides ; enfin, tout ce paysage couronné par des roches nues et d'une couleur sombre, tel était le tableau qu'on pouvait voir dans ce

moment de la plate-forme élevée de Notre-Dame de la
Garde.

Madame de Saint-Cyr, très-impressionnable comme on sait,
écarquillait les yeux outre mesure à travers ses lunettes, et
poussait des cris d'enthousiasme ; Nore regardait en silence
avec son air calme et réfléchi ; quant à Sylvine, on peut affir-
mer hardiment que, malgré les soins et les explications du
bon chevalier Roze, elle distinguait à peine la moitié des
choses sur lesquelles il s'efforçait d'appeler son attention. Ses
yeux, en effet, allant où était son cœur, se fixaient, à travers
l'espace, sur les murs de Toulouse. Trois semaines écoulées
déjà, et, malgré sa promesse, Georges n'était pas de retour.
Ce retard, dont l'excellent M. de Bertier avait bien voulu
adoucir l'amertume par une lettre charmante, brisait son
cœur, et y plongeait parfois des craintes aiguës comme un
poignard.

Roze, qui devinait toutes ces douleurs, tâchait de les diminuer par la distraction : il occupait sans cesse son esprit d'objets nouveaux, et la promenait de surprise en surprise, et de
fête en fête. Ce jour-là, il lui avait fait accepter, non sans peine,
une invitation à un dîner champêtre, et à un bal qu'une personne de qualité, de ses amies, donnait dans sa bastide. Quand
donc la vieille châtelaine se fut enrouée à pousser des cris
d'admiration, le chevalier, lui offrant son bras, conduisit ces
dames et Nore au quai de Rive-Neuve, où l'attendait sa chaloupe, de forme maltaise bien connue des marins.

Certes, il fallait bien toute la reconnaissance que madame
de Saint-Cyr avait dans l'âme, et toute la déférence qu'elle se
plaisait à montrer à son hôte, pour la déterminer à mettre le
pied dans cette embarcation. L'idée seule qu'elle allait se trouver sur mer, dans ce berceau mobile, la glaçait d'effroi. Elle
n'en témoigna rien pourtant et se borna, tout en enviant l'indifférence de sa fille et le sang-froid de Nore, à invoquer tout
bas, avec ferveur, saints et saintes du paradis ; mais son courage l'abandonna bien vite. Les marins de la Méditerranée ont

une manière audacieuse et insouciante à la fois de circuler dans leurs ports, qui fait frémir les gens prudents. Ils s'engagent tête baissée entre deux lignes de navires à l'ancre, et, poussant de droite et de gauche ces grosses carcasses flottantes, qui briseraient du moindre choc leur coquille de noix, on les voit glisser en chantant dans ces ruelles liquides, où madame de Saint-Cyr ne put s'empêcher de jeter ce cri de détresse :

— Grand Dieu ! où allons-nous, monsieur le chevalier ? Je vous en prie en grâce, retournez ! retournez là-bas !

— Ne craignez rien, madame, répondit le chevalier Roze ; il n'y a pas le moindre danger !

— Mais ces énormes navires vont nous écraser !

— Un enfant, madame, les repousse avec la main ; au surplus, soyez sans alarmes ; nous voici au milieu du port.

Cette annonce fut loin de calmer les terreurs de la bonne dame ; les précautions qu'il fallait prendre pour passer sous le câble des vaisseaux, éviter les autres nacelles, et se ranger à temps devant un brick entrant à pleines voiles, la faisaient trembler des pieds à la tête. Hors du port ce fut bien autre chose. Éblouie par le miroitement du soleil sur la vague, et par l'immense étendue de mer qui se déroulait à ses yeux, elle ne trouva rien de mieux que d'imiter l'autruche, qui met, quand l'espoir l'abandonne, la tête sous son aile, et ferma, comme elle, les yeux pour attendre la catastrophe. Lorsqu'elle les rouvrit la chaloupe, dont le chevalier Roze tenait le gouvernail d'une main ferme, abordait, en s'inclinant gracieusement sous l'effort de la voile, à la plage de Montredon. Ce fut un doux moment pour madame de Saint-Cyr, et le soupir de satisfaction qui sortit de sa poitrine, quand ses pieds touchèrent le sable, devait à coup sûr être mis au rang des plus grands bonheurs de ce monde. Une voiture les attendait sur le rivage ; le chevalier y monta avec ces dames, et quatre mules, harnachées et caparaçonnées à l'espagnole, les emportant comme le vent au bruit des grelots et du fouet, les déposèrent, une demi-heure après, devant le perron d'une magnifique maison de campagne.

Au bas de ce perron, entouré d'un double cercle de citronniers et d'orangers fleuris, se tenait un vieillard de haute taille, portant l'uniforme bleu à parements rouges de chef d'escadre des flottes de Sa Majesté ; la croix de commandeur de l'ordre royal et militaire de Saint-Louis brillait sur sa poitrine. Il avait les manières aisées et polies du grand seigneur, avec la bonté de l'honnête homme et la franchise du marin peintes dans son regard décidé et sur sa physionomie souriante. Il fit à madame de Saint-Cyr et à Sylvine l'accueil le plus distingué et les conduisit, après avoir serré cordialement la main du chevalier, dans une salle de verdure littéralement tapissée de roses, où se trouvait, en hommes et en femmes, l'élite de la bonne compagnie de Marseille.

Comme il n'attendait [plus] que ces [dames, on servit dès qu'elles se furent reposées. La table était dressée en forme de fer à cheval sur une haute terrasse ombragée par des platanes dont les troncs lisses et argentés ressemblaient à des colonnes de marbre soutenant un dais de verdure. De distance en distance ondulaient au souffle de la brise marine des guirlandes de verveine et de roses ; un mur blanc et odorant d'orangers en fleur entourait la salle à hauteur d'appui. Une immense tente de couleur, d'où pendaient trois lustres en cristal de roche, formait le plafond de cette salle. Aux branches de tous les arbres se balançaient des lanternes multicolores, et à travers le feuillage des platanes qui se découpaient sur un ciel d'un bleu pur et doux, on voyait déjà les étoiles resplendir comme des diamants.

Pour que rien ne manquât à la gaieté de cette fête, des musiciens, cachés dans les massifs de verdure de la terrasse, jouaient des rondes provençales et des airs italiens : ces airs étaient répétés à l'instant dans le lointain par des chœurs invisibles, et des chants d'une vigueur et d'une harmonie étranges, dominant parfois le son des instruments, venaient se mêler aux joyeux propos et aux rires bruyants des convives.

Aux petillements du lunel et de la blanquette de Limoux (le champagne du Languedoc), les têtes provençales se montèrent bientôt au diapason des folles joies et de l'ivresse de bon ton. Comment ne pas oublier que la vie a des ombres devant la triple séduction de la beauté, du muscat et des roses? Superbes de traits et de formes comme leurs aïeules de Phocée et de Rome, les patriciennes de Marseille, avec leur riche chevelure retombant sur le sein en boucles onduleuses, leurs yeux noirs et leurs lèvres fraîches et rouges comme une moitié de grenade, traînaient tous les cœurs après elles, selon l'expression de l'heureux chef d'escadre; et il y parut bien lorsque, se levant à la fois, elles coururent avec la vivacité méridionale sur la pelouse préparée pour la danse. Tout le monde les y suivit, à l'exception de Sylvino, qui profita de ce désordre et du moment de délire produit par l'ouverture du bal pour se réfugier dans la première allée que le hasard ouvrit devant elle.

Guidée sous les branches des acacias et des frênes qui se rejoignaient en berceau par les lueurs tremblantes de la lune, elle s'éloigna rapidement et vint s'asseoir sur un banc auprès duquel tombait une cascade. Là, fatiguée de distractions et de bruit, sa pensée déploya les ailes et revola vite où était son cœur. Elle avait une foi si aveugle dans les promesses de M. de Bertier que, malgré les pressentiments qui brillaient de temps à autre comme des éclairs l'illuminant de leur lueur sinistre, elle s'attendait à chaque instant à voir arriver son cousin. Cette idée s'était si fortement enracinée dans son esprit, qu'après un quart d'heure de méditation et de solitude, elle résolut d'aller presser sa mère de partir, persuadée que Georges les attendait à la maison.

Comme elle se levait, quelqu'un approchait à pas lents en se tenant avec soin dans le côté de l'ombre. Une forme noire et confuse était tout ce qu'on pouvait distinguer dans la nuit; Sylvine s'élança pourtant sans hésitation, et saisissant la main de celui qui venait ainsi :

— Georges! s'écria-t-elle, Georges!... ah! je le savais bien que tu viendrais ce soir?...

On fit d'abord un mouvemnt pour lui échapper, puis elle se sentit pressée avec frénésie dans des bras tremblants et baignée de larmes.

— Georges, reprit-elle, c'est toi! je t'ai bien reconnu! je devinais ton arrivée; mais parle-moi, parle-moi vite!...

— Pourquoi parler? répondit Georges d'une voix profondément émue; ne sais-tu pas tout ce que je pourrais te dire?

— Non! Parle-moi! que je t'entende, que ta voix, dont le son m'enivre, retentisse au fond de mon âme! que je te voie!... ah! Georges! mon cher Georges! il me tardait tant de te voir!...

— Restons ici, murmura Georges faiblement : l'ombre nous cache à tous les yeux!...

— Tu n'es donc pas impatient de me revoir, après une séparation si triste et nos angoisses?...

Georges la serra sans rien dire contre son cœur, puis recula comme effrayé dans la masse d'ombre la plus opaque. Se dégageant des nuées, à ce moment, la lune, par hasard, vint donner en plein sous l'arbre où ils étaient, et elle éclaira vivement Georges de la tête aux pieds. Sylvine vit alors qu'il portait la casaque jaune et le bonnet rouge des forçats. Une femme vulgaire, à cette vue, eût perdu connaissance ou aurait pris la fuite, pâle comme une morte; saisie de la tête aux pieds par un frisson glacial, la noble fille domina cette affreuse émotion. Se cramponnant au bras de Georges qui sanglotait et voulait s'échapper :

— Vous m'avez tous trompée! dit-elle....

— Oui, s'écria Georges avec explosion, les galères, je suis condamné aux galères!...

— Mais tu n'es pas coupable! Mais tu n'as rien fait, j'en suis sûre, je le jurerais devant Dieu!...

— Et tu ne te tromperais pas, Sylvine, répondit Georges en lui serrant énergiquement la main. Le mal, le crime et moi n'avons jamais passé par la même porte! Aussi, flétri cruellement par la justice humaine, je peux porter la tête haute devant toi, ma conscience et Dieu!...

— Pour qui t'es-tu sacrifié! Parle! je veux le savoir!...

— Promets-moi que personne ne le saura par toi ensuite!...

— Oui, oui, mais nomme le coupable!...

— C'est mon père, Sylvine!...

— Ah! Nore l'avait deviné! il faisait battre la fausse monnaie dans les grottes, et c'est pour le sauver que tu t'es chargé de son crime, lui qui, la veille encore, t'avait chassé si durement! Ah! Georges! mon époux, ma vie et mon orgueil, il faut que je t'embrasse pour cet acte si beau!...

— Maintenant, que tu sais la vérité, mon cœur qu'un poids écrasant étouffait, va palpiter à l'aise, et en pleurant toute ma vie le bonheur que je perds, je souffrirai avec courage ce supplice et l'ignominie!...

— Oh! repartit Sylvine, tu ne le souffriras pas longtemps!...

— Que veux-tu faire?...

— Mais, obtenir ta grâce tout de suite et ta réhabilitation! Comment? tu t'es figuré que la curiosité me poussait quand je t'interrogeais, ou que je doutais de ton innocence?... Non! non! je voulais connaître le nom du coupable pour aller dire à la justice: Vous vous êtes trompée!...

— Tu ne parleras pas Sylvine, il s'agit de l'honneur et peut-être de la vie de mon père!...

— Ton honneur et notre bonheur me sont plus chers encore! Il peut donc fuir et passer en Espagne, car dès demain j'écris à M. de Bertier!...

— Le président de Toulouse ne te croira pas heureusement, murmura Georges en poussant un profond soupir. Un témoin seul n'est rien devant le parlement: et qui pourrait répéter dans huit jours l'aveu que je viens de te faire?...

— Moi! et moi aussi, sainte Barbe! répondirent deux voix vibrantes derrière le feuillage.

Georges eut l'idée de fuir, mais le chevalier Roze et le maître de la bastide, paraissant aussitôt, lui barrèrent le passage.

— Mon jeune ami, dit le chevalier Roze avec cet accent de franchise qui va au cœur, je donnerais pour votre belle action tout ce que je possède au monde. Bénie soit donc la Providence, qui m'a choisi pour porter témoignage en faveur d'un tel dévouement !...

Georges eut beau le supplier, à mains jointes, de garder le silence, et de lui laisser la casaque jaune et ses fers, le chevalier fut inébranlable, et, se tournant vers le maître de la bastide :

— N'ai-je pas raison, monsieur le commandeur? demanda-t-il chaleureusement.

— Cent fois, mille fois, mon cher Roze ! et je comprends maintenant à merveille pourquoi l'excellent de Bertier m'a recommandé ce jeune homme d'une façon si pressante.

— Monsieur de Durfort, ajouta-t-il avec noblesse, le premier de vos juges m'ayant fait pressentir votre innocence, je m'étais empressé de vous attacher à ma personne pour vous éloigner des misérables qui rament sur les bancs des galères du roi. Maintenant la vérité m'est connue ; je peux, avant la révision légale de l'arrêt, adoucir encore les rigueurs de la loi et des ordonnances. Demain j'écrirai à monseigneur le régent, dont j'ai l'honneur d'être connu, pour solliciter votre grâce. En attendant, je vous autorise à quitter ce costume infamant, mais à deux conditions : la première, que vous me donnerez votre parole d'honneur de ne sortir de Marseille que la grâce obtenue ; la seconde, que si les circonstances le rendaient nécessaire je pourrais compter sur votre concours.

— Monsieur de Langeron, répondit Georges profondément ému, ma vie est à vous et au roi !

— Bien, mon ami ; dès ce moment vous êtes libre sur parole ! et, s'adressant au chevalier Roze : Mon cher lazariste, dit-il, vous pouvez conduire mademoiselle de Saint-Cyr à la chaloupe où l'attend sa mère ; dans cinq minutes, je vous renvoie M. de Durfort avec l'uniforme des marins de Sa Majesté.

A ces mots, le commandeur de Langeron disparut dans une

traverse avec Georges, qui n'eut que le temps de serrer en passant la main de Sylvine, et celle-ci, prenant le bras du chevalier, se dirigea d'un pas rapide vers l'avenue de la Camargue. Les senteurs des feuilles humides, des fleurs d'oranger, des arbres verts et des plantes aromatiques embaumaient l'air ; la lune et ces millions d'étoiles qui tremblotent au vent du soir, répandaient sur l'herbe et les frênes la lumière bleuâtre et veloutée des nuits méridionales. La musique du bal, s'élevant comme par bouffées mélodieuses, leur arrivait parfois à travers les massifs de verdure et de roses, et, doublant le pas en silence, ils volaient sur les gazons tout brillants de rosée, absorbés l'un et l'autre par des pensées bien différentes.

Le bon chevalier Roze, en effet, pleurait amèrement ce bonheur perdu, dont la loyauté de sa conscience lui démontrait que Georges était bien plus digne. Quant à Sylvine, emportée par cet égoïsme effréné sans bornes et sans merci qui tue tout autre sentiment dans les cœurs pleins d'une véritable passion, elle s'apercevait à peine qu'elle était au bras du chevalier, et ne pensait ni à lui, ni au commandeur de Langeron, ni même à sa mère, mais seulement à Georges !

— Il est ici !... Voilà les premières paroles qu'elle répondit, en arrivant sur la plage, à madame de Saint-Cyr toujours heureuse de se plaindre de quelqu'un ou de quelque chose.

— Voyons, de qui parles-tu là ? demanda assez aigrement la vieille châtelaine.

— De M. Georges, répondit Nore en dardant sur sa jeune maîtresse son regard pénétrant.

— Quoi ! Georges est arrivé ?...

— Le voilà ! maman, fit Sylvine la main étendue vers la plage.

Madame de Saint-Cyr se hâta de dire qu'elle en était charmée, mais elle mentait en ceci, comme dans les chaleureuses protestations d'attachement qu'elle fit à son neveu. La bonne dame avait au plus haut degré la manie de toutes les mères ; elle mariait sa fille à tous les hommes éminents qu'elle rencontrait. Après l'avoir donnée, en pensée, au vieux comte d'Aigues-Vives, à M. de Bertier, bien qu'il fût septuagénaire, puis au chevalier Roze, elle s'occupait en ce moment de la fiancer au commandeur de Langeron. L'arrivée de Georges, venant souffler sur cette nouvelle bulle de savon, la contrariait donc en secret, mais elle n'en témoigna rien, et l'eût-elle fait, je doute que nos deux amants s'en fussent aperçus.

Assis côte à côte sur le banc du milieu, ils se tenaient la main en silence. Madame de Saint-Cyr avait beau s'extasier sur les magnificences de la fête du commandant général des galères, le chevalier, de temps en temps, appelait en vain leur attention sur cette superbe nuit d'été ; ni la Méditerranée, éblouissante à voir au clair de lune avec ses sillons verts et la marge d'écume déroulée sur la rive, ni les cieux étincelants de douce lumière et d'étoiles, ni la fraîcheur de la brise marine, ni ces fanaux tremblants comme de rouges lueurs sur les mille vaisseaux du port, rien ne put interrompre leur délicieuse rêverie. Partie de la plage de Montredon, la chaloupe doubla le Gros-Cap, le vallon d'Oriou, celui de Mandormir, la pointe de Daume, la vallée du Roi, et, franchissant la chaîne, vint aborder non loin des Bernardines, à la maison du chevalier, sans qu'ils y prissent garde. En mettant le pied sur le quai, Georges se réveilla pourtant et ne put retenir cette exclamation à la vue du port éclairé par la lune et de l'immense ceinture de maisons qui l'entoure :

— Quelle magnifique cité que Marseille !

— C'est la reine de la Méditerranée, répondit Roze avec orgueil, le grand entrepôt du Levant et la véritable capitale du commerce de la France. Sous ces toits maintenant silencieux dorment cent mille hommes, qui tous se lèveront au point du jour pour le travail et le négoce. Aussi, l'or du monde entier ruisselle à flots dans nos comptoirs, et si nul désastre n'arrête sa prospérité, Marseille égalera bientôt l'ancienne Tyr et la riche Carthage !

— Quel désastre pourrait-on craindre?...

— Le plus cruel de tous, dit Roze à voix très-basse; mais pas un mot devant ces dames; nous en reparlerons demain.

XVI

L'HOTEL DE VILLE DE MARSEILLE

Le lendemain, le chevalier Roze entra de bonne heure dans la chambre de Georges qu'il trouva sur pied, et admirant de son balcon le magnifique point de vue qu'offrait Marseille à moitié endormie encore, au bord du port et de la mer. Le bruit du travail s'élevant d'abord de l'arsenal, éclatait successivement dans les quartiers voisins. De moment en moment, les rumeurs de la foule devenaient plus bruyantes; enfin, places et rues se couvrirent de monde, et la journée commerciale et laborieuse commença dans ce grand bazar.

Le chevalier jouit un instant, en véritable patriote, de la surprise de Georges, puis lui serrant cordialement la main :

— Monsieur de Durfort, dit-il, j'ai profité du sommeil de ces dames qui, selon toutes les apparences, doit se prolonger quelques heures, pour vous proposer une promenade avant leur réveil.

— Je suis à vos ordres, monsieur!...

— Eh bien, prenez votre chapeau et descendons sans bruit.

L'air de mystère avec lequel cette proposition venait d'être faite, et la préoccupation de Roze frappèrent si vivement Georges, que lorsqu'ils eurent quitté Rive-Neuve et qu'ils furent sur le quai où aboutit la Cannebière, s'arrêtant tout à coup.

— Monsieur, le chevalier, dit-il, parlons franchement, n'avez-vous pas un autre but que la promenade, en sortant avec moi de si bonne heure?

Le chevalier Roze regarda rapidement autour de lui, et fit un signe affirmatif.

— Et quel est-il? demanda Georges.

— Monsieur de Durfort, articula lentement le chevalier sans répondre à la question, il me semble avoir ouï dire, à la Maison-Blanche, que vous aviez soigné des pestiférés en Orient?...

— Oui, monsieur, des milliers, à Constantinople et à Smyrne; mais je ne vois pas quel rapport a ce fait avec ma demande...

— Hélas! mon jeune et noble ami, vous ne le devinerez que trop vite à ma tristesse!...

— Comment? s'écria Georges, auriez-vous à craindre à Marseille l'invasion de ce fléau?...

— Plus bas, mon ami! et feignons de nous promener, car on nous observe déjà. Sachez, continua-t-il en s'arrêtant à l'angle de droite du port, devant un magasin fermé, que depuis quarante-quatre jours les bruits les plus sinistres troublent et désolent la ville. La peste qui, déjà, vingt fois remplit ces murs de morts, est revenue, dit-on, du Levant.

— Je sais qu'elle ravageait, il y a deux mois, Tripoli et Séyde, mais quelle raison avez-vous de la croire dans ce pays?...

— Voici ce que les échevins et M. de Langeron m'ont raconté, tous dans les mêmes termes. « Le 25 mai dernier, un vaisseau commandé par le capitaine Chataud et venant précisément de Séyde, aborda sous patente nette à la station sanitaire des îles d'If. Il avait perdu en route six hommes de son équipage; mais ayant montré, aux intendants de la santé, un certificat des médecins de Livourne attestant que ces matelots n'étaient morts que des fièvres malignes causées par les mauvais aliments, on l'admit en quarantaine et l'on fit déposer les marchandises dans les infirmeries.

» Le 27 mai, un de ces matelots mourut sur son bord. Le lendemain, les intendants le firent porter aux infirmeries où Guérard, premier chirurgien de santé, le visita et déclara dans son rapport qu'il n'avait aucune marque de contagion.

» Trois autres navires suspects avaient été mis en quaran-

taine, le 4, et quoique le garde, placé par les intendants de la
santé sur le bâtiment du capitaine Chataud, fût mort le 12 juin ;
le 14, sur le rapport d'un chirurgien trop confiant, après le
dernier parfum des infirmeries, on accorda l'entrée comme à
l'ordinaire aux passagers du navire infecté.

— Ce fut une grave imprudence, observa Georges, et Dieu
veuille, monsieur, qu'on ne la paye pas trop cher !

— Depuis ce jour, reprit le chevalier en secouant la tête,
les portefaix préposés à la purge des marchandises sont morts
successivement. Le chirurgien persistant à nier la contagion,
les intendants se sont contentés de faire enterrer les cadavres
dans la chaux vive, et d'envoyer les quatre vaisseaux à l'île
écartée de la Jarre pour recommencer leur quarantaine. Mais
ce matin, deux hommes de peine des infirmeries sont encore
tombés malades, et cette fois Guérard a demandé à consulter.
Les intendants ont appelé à l'instant trois maîtres chirurgiens
qui délibèrent à cette heure.

— Ils ne délibèrent plus, dit derrière eux une voix faible et
tremblante d'émotion. Georges et le chevalier se tournèrent,
et aperçurent un vieillard qui montrait le port.

Les yeux de tous ceux qui formaient les groupes, un peu
plus loin, s'étaient tournés de ce côté, et fixés sur une barque
dans laquelle étaient trois hommes vêtus de noir. Cette barque
se dirigeait, à force de rames, vers l'hôtel de ville. Par un
mouvement spontané, les groupes se mêlèrent, et la foule
arriva en courant devant le portique consulaire au moment
où la barque touchait le quai. Sans répondre aux interpellations qui leur étaient faites de toutes parts, les maîtres chirurgiens débarquèrent, graves et muets comme la statue qui
garde le seuil de la maison de ville, et entrèrent dans la
salle du conseil où les attendaient les échevins.

Ces quatre magistrats, revêtus de leur robe d'écarlate,
étaient assis devant une table chargée de vieux registres et de
papiers. Deux hommes en robe noire, l'orateur de la communauté et l'archivaire, se tenaient aux deux bouts, la plume

à la main. Lorsque le capitaine de la milice, s'écartant pour laisser passer le chevalier Roze et Georges, eut refermé la porte qui le protégeait, avec ses soldats, contre les flots pressés du peuple, refluant par l'escalier jusqu'au vestibule, le premier échevin dit précipitamment au plus âgé des chirurgiens :

— Vous avez visité le malade ?

— Oui, monsieur Moustrier !

— Eh bien, maître ?...

— Ils sont tous réellement atteints de la peste.

Cette révélation fut suivie d'un profond silence. Pendant quelques minutes, on eût dit que la mort venait d'entrer dans la salle, et que maîtres en chirurgie et magistrats courbaient la tête devant elle. Une voix si faible, qu'on l'entendait à peine, jeta enfin ces mots :

— Que faire ?...

— Notre devoir, répondit d'un ton ferme le premier échevin. Un magistrat populaire est le père de la cité. Comme le père de famille, il faut qu'il soit prêt à donner sa vie pour ses enfants ; plus le péril est grand, d'ailleurs, plus notre tâche sera belle !...

Ces paroles énergiques, et la fierté calme qui animait les traits et les regards de cet homme de bien, relevèrent le cœur de ses collègues. Ils se serrèrent la main comme pour s'unir plus fortement dans le danger commun, et l'un d'eux, le vieux Estelle, exprima les sentiments de tous en disant à Moustier :

— Monsieur, nous mourrons avec vous !...

— Et nous aussi, monsieur, ajouta simplement le chevalier Roze.

Moustier lui prit la main ; et après une étreinte vigoureuse :

— Avez-vous amené le médecin dont me parle dans sa lettre M. de Langeron ?

— Le voilà, répondit le chevalier en montrant Georges par un geste plein de noblesse.

Les quatre magistrats, leurs assesseurs et les trois chirurgiens, se tournèrent curieusement vers ce jeune homme dont l'attitude modeste, mais calme, produisit sur eux une vive impression. Moustier conféra quelques instants à voix basse avec ses collègues; puis, s'adressant à Georges :

— Monsieur, dit-il, on nous assure que vous êtes expert sur le fait de la contagion du Levant et de la peste. Aucun de nos chirurgiens n'ayant soigné ces maladies, la science doute encore, et vous rendriez un grand service à la ville en nous tirant, par un avis clairement motivé, de l'anxiété où nous vivons depuis plus d'un mois et demi.

— Montrez-moi des malades ou des cadavres, répondit Georges d'un ton ferme ; aux symptômes qu'offre la peste, il n'est heureusement pas possible qu'un médecin se trompe.

Par un hasard presque providentiel, MM. Peyssonel père et fils arrivèrent à ce moment; ils venaient avertir les échevins que, ayant été appelés auprès d'un malade à la place Linche, ils avaient cru reconnaître, dans son affection, des signes suspects.

Lorsque le père eut achevé son rapport, Moustier regarda Georges qui proposa de se rendre sur-le-champ dans cette maison.

— Non, dit l'échevin après réflexion ; comme je veux vous y suivre avec mes collègues, le peuple aurait peur, et il faut se garder de l'effrayer. Je vais envoyer des gardes à cette maison pour que personne n'en sorte, et ce soir à onze heures nous irons sans être aperçus.

Georges s'inclina en signe d'assentiment.

— A ce soir donc, messieurs, dit Moustier ; nous vous attendrons à l'hôtel de ville.

— Me permettrez-vous, répondit Georges, d'adresser, avant de me retirer, quelques questions à mon ancien?...

— Parlez, parlez, monsieur!

Le vieux Peyssonel, drapé majestueusement dans sa robe noire, s'étant tourné vers ce jeune homme d'un air de dédain, lui demanda alors, le menton et les deux mains appuyés sur sa canne, quels renseignements il désirait de lui.

— Je voudrais savoir, monsieur, si votre malade n'a pas la fièvre, et ne se plaint pas de la soif et d'un grand mal de tête?

— Il a fièvre, migraine et soif ardente, répondit le vieux médecin passablement surpris.

— Son pouls est mol, lent, inégal, concentré.

Le vieillard inclina la tête en regardant les échevins.

— Ce malade, continua Georges un doigt sur le tapis de la table et les yeux fixés à terre, ce malade paraît saisi d'un étourdissement et d'un trouble semblable à celui d'un homme ivre; sa vue fixe, égarée, marque l'épouvante, sa voix plaintive et entrecoupée articule à peine, sa langue est blanche, sa face plombée, cadavéreuse; il a des maux de cœur très-fréquents, un abattement général et des assoupissements.

— Messieurs, s'écria le vieux Peyssonel en ôtant son bonnet carré : Voici notre maître à tous et le sauveur de Marseille! Sans avoir vu le malade, il a décrit mot à mot son état aussi exactement que moi dans mon rapport!...

— La peste est ma vieille ennemie, murmura Géorges avec un douloureux sourire : je l'ai combattue trop souvent pour ne pas la reconnaître de loin. Messieurs, ajouta-t-il en se tournant vers les échevins qui le regardaient avec admiration, à ce soir! mais amenez les corbeaux[1] des infirmeries, car nous trouverons un cadavre!...

A peine eurent-ils fendu les flots de la foule impatiente qui grondait sur l'escalier de l'hôtel de ville, que Georges serrant précipitamment la main de Roze :

— Monsieur le chevalier, c'est la peste, dit-il, la peste du Levant!...

— Je l'ai vue de près à Modon, et le crois comme vous!...

— Il n'y a pas une minute à perdre, il faut faire partir sur-le-champ madame de Saint-Cyr et sa fille.

— J'y songeais, mais décider cette dernière à s'éloigner

---

[1] C'est ainsi qu'on appelait les infirmiers du lazaret.

encore ne sera pas facile, je le crains, après l'expérience de Toulouse.

— Courons, monsieur, je vous en prie, chaque minute de retard vaut une année de vie peut-être!...

Le bon chevalier Roze le suivit en silence, et ne fut pas peu surpris de le voir s'arrêter tout à coup au milieu de sa course en jetant un cri de joie. Il croyait avoir entendu la flûte de Pan, et ne se trompait pas ; car pendant qu'il faisait part de sa conjecture au chevalier, Michel, précédé de ses chèvres, déboucha de l'une des îles[1] du quartier de Saint-Ferréol. Les aboiements et les bonds joyeux de Pastour qui venait de reconnaître un ami ayant attiré son attention, il leva la tête et accourut en donnant les marques d'une vive surprise et d'un ravissement égal au moins, à la vue de Georges libre et sans livrée infamante.

Le berret à la main, il avançait plus timidement que Pastour, Georges alla au-devant de lui et l'embrassa comme un frère, et après avoir raconté en deux mots à Roze le noble dévouement qu'avait montré dans la montagne et à Toulouse cet enfant des races proscrites, il dit à Michel d'une voix émue :

— C'est pour nous que tu es venu, n'est-ce pas?...

— Oui, monsieur Georges, pour vous, la demoiselle et Nore !

— Eh bien, Dieu t'envoie à propos! une terrible maladie va éclater dans cette ville ; il faut qu'elles en sortent aujourd'hui, à l'instant, et que tu les suives pour les protéger au besoin. Vous m'attendrez à Montpellier, où j'irai vous rejoindre, je l'espère, s'il plaît à celui qui peut tout.

— Il y a donc un bien grand danger, demanda Michel lentement à rester à Marseille?...

— Il y a dès aujourd'hui péril de mort à tout moment pour tous!...

— Alors, monsieur, dit Michel en ôtant son berret et regar-

____
[1] Pâté de maisons.

dant le ciel, il ne nous reste plus qu'à implorer le maître de la lumière et de la vie!...

— Pourquoi donc, mon brave montagnard?...

— Voici un papier qu'un homme habillé de noir et ayant une chaîne au cou et à la main une longue gaule, a posé ce matin au bord d'un bois où je gardais mes chèvres, il m'a crié de loin de le prendre et de le porter à l'hôtel de ville et s'est enfui. J'ai voulu le poursuivre, mais une lieue ou deux plus loin, des gardes m'ont arrêté en me disant qu'on ne pouvait plus sortir de Marseille ni du terroir.

— Un arrêt du parlement de Provence, dit Georges en le passant au chevalier Roze qui lut, en tremblant d'indignation, la pièce conçue en ces termes :

« Le Parlement interdit à tous les habitants de la ville de Marseille le commerce tant de la ville d'Aix qu'autres de la province avec défense de s'y venir réfugier sous peine d'information ;

» Il fait défense et inhibition à tous les voituriers et muletiers de charger pour aller à Marseille, et à ceux de ladite ville de venir ici sous peine de la vie ;

» Ordonne que les portes de la ville seront closes à l'exception de celle de Saint-Jean et de Bellegarde, et que le faubourg de la ville sera fermé par des barricades, à la diligence des consuls ;

» Enjoint aux consuls d'Aix d'établir une garde bourgeoise pour empêcher les Marseillais d'entrer, et seront seulement lesdites portes ouvertes par la poterne, et l'on n'ouvrira les grands battants que pour les carrosses ou charrettes chargées de bois ou de vivres ;

» Ordonne qu'à l'avenir personne ne sera reçu en cette cité ni dans toutes les villes et lieux de la province qu'il n'ait un billet des consuls de son pays, attestant que la santé est bonne, et enjoint au prévôt des marchands de faire incessamment sortir les juifs qui sont venus en cette ville avec leurs hardes, à peine de la vie. Et sera le présent arrêt lu, publié, affiché, à

la diligence du procureur général et envoyé aux échevins dudit
Marseille. »

— Je partage votre émotion, dit Georges quand Roze eut
fini ; le parlement traite la plus belle ville du Midi comme les
États barbaresques, et vous oblige, par ce blocus et son lâche
abandon, à ne compter que sur vous-mêmes. Le courage et le
dévouement ne me failliront pas, et je suis fier, en ce qui me
concerne, de travailler à votre noble tâche. Mais pour que notre
cœur soit ferme en face de la mort, il faut qu'il ne s'alarme pas
sur ceux qui nous sont chers ; trouvez dans la campagne, et le
plus loin possible, une retraite pour ces dames, et vous me
verrez, sans reculer et sans pâlir, lutter pied à pied contre la
peste.

— Mon frère Claude, célibataire comme moi, a une bastide
sur les bords de l'Huveaune où nous pouvons installer très-
commodément madame de Saint-Cyr et ma pupille.

— Votre bastide est-elle bien éloignée de la ville ?...

— A deux lieues du pays.

— Cette proximité permettra dès lors à Michel de nous tenir au courant tous les jours, et quand je pourrai m'échapper,
j'irai les rassurer moi-même ! Allons, monsieur le chevalier, à
l'œuvre sur-le-champ !

— Chargez-vous d'obtenir le consentement de mademoiselle de Saint-Cyr ; je réponds de celui de sa mère, et vous
promets qu'avant la nuit elles seront dans la bastide.

— Hâtez-vous donc, car à mon impatience maintenant chaque instant de retard semble un siècle. Toi, dit-il au chevrier,
tu ne me quittes plus !

— D'autant, monsieur, répondit le pâtre pyrénéen en faisant signe à Pastour de rallier les chèvres, d'autant, que j'ai à
vous apprendre encore une nouvelle à laquelle certainement
vous êtes bien loin de vous attendre !

XVII

LA PESTE

Il fallut toute l'éloquence, toute l'ardeur de Georges et tout le pouvoir que lui donnait l'amour sur le cœur de Sylvine pour persuader la courageuse jeune fille. D'abord elle craignit un piége semblable à celui de Toulouse, puis, quand elle sut pourquoi on voulait l'éloigner, elle résista énergiquement et s'obstina longtemps à partager le péril qu'il allait courir. Sans les cris de sa mère, en proie à la terreur depuis qu'elle avait entendu parler de la peste, rien n'aurait pu l'arracher de Marseille. Le chevalier Roze les embarqua dans sa chaloupe avec tous les effets nécessaires, et il fut convenu que Georges irait les voir le lendemain. Michel devait se rendre le jour même à la bastide en gardant ses chèvres. Après le départ de la barque dont il suivit le pavillon à travers les mille navires du port aussi longtemps qu'il put le distinguer, Georges sonna pour donner ses instructions au pâtre et apprendre la nouvelle qu'il lui avait annoncée. Or, à sa grande surprise, ce fut son ancien domestique qui répondit à l'appel de la sonnette.

— Comment, coquin, s'écria Georges, ne pouvant en croire ses yeux, te voilà de retour !

— Pour servir monsieur, en tout ce qu'il lui plaira me commander, répondit gracieusement Valette.

— Un moment ! tu n'as pas l'espoir que je te reprendrai, je pense !

— Monsieur ne saurait faire une chose plus utile à ses intérêts ; par malheur, elle est impossible, quant à présent du moins.

— Dieu en soit loué, mons Valette ! mais je te croyais au service du comte d'Aigues-Vives.

— Monsieur le comte est comme beaucoup d'autres, répondit sentencieusement Valette, il ne connaît pas le prix des gens.

— Aussi tu l'as quitté ?

— Au bout de quinze jours, pour un manque d'égards.

— Comme tu avais quitté mon père par crainte pour tes gages !

— Ils avaient l'un et l'autre un trésor, monsieur, et n'ont pas eu l'esprit de le garder.

— Et quel est le mortel abandonné de Dieu qui le possède maintenant?

— Le maître de cette maison.

— Tu appartiens au chevalier Roze ?

— A dater d'aujourd'hui, monsieur; je le vis à Toulouse chez le comte, et son caractère me plut. Il sentit ce que je valais; nous causâmes et l'affaire fut arrangée. C'est un homme doux, paisible, généreux, dont le service ne sera pas troublant, et qui me convient de tout point.

— J'en doute fort, maître Valette! le chevalier, assurément, est au-dessus de tout éloge, mais si tu crois trouver chez lui, surtout en ce moment, le canonicat que tu rêves, tu pourrais bien être désappointé.

— Monsieur se trompe, je l'espère; mais, s'il en était ainsi, nous n'avons pas fait un contrat...

— Et tu convolerais en second service avec facilité ?

— D'autant que j'ai remis, en passant à Montpellier, une lettre du comte à un vieux théologal que je regrettais presque en poursuivant ma route.

— Oh! je sais que tu as toujours un autre maître en perspective!

— Ne faut-il pas songer un peu à soi et à ses petites affaires? Je vous le demande!

— C'est un système sur lequel je me suis assez expliqué. Quant au théologal, mon cher, n'y compte pas!

— Pourquoi cela, monsieur?...

— Mais simplement parce qu'on ne sort plus de Marseille ni de son territoire!

— Ah! fit Valette, en pâlissant, et pour quel motif, s'il vous plaît?

— Tu le sauras ce soir en escortant ton maître. Tout ce que je peux te dire, c'est que l'égoïsme qui te dévore t'a bien mal conseillé lorsque tu es venu t'enfermer dans Marseille, à moins que ce ne soit pourtant un châtiment de Dieu!

Valette, pâle de terreur, sortit sans répondre et courut prévenir Michel, qui le remplaçait quelques instants après dans la chambre de Georges. Celui-ci alla au chevrier, et, après lui avoir serré cordialement la main :

— Parle, mon brave ami, dit-il, qu'as-tu à m'apprendre?

— Une nouvelle, monsieur Georges, qui vous surprendra bien! Dieu a touché le cœur de votre père!

Ces paroles émurent Georges si vivement, que sentant ses genoux fléchir il s'assit, et fit signe à Michel de continuer.

— Il paraît, monsieur, reprit le chevrier après un moment de silence, que depuis l'affaire de Toulouse il n'a plus eu une bonne nuit. Le sang n'est pas de l'eau après tout, comme nous disons sur la montagne. En vous sachant condamné à sa place, il eut regret : ce n'était plus le même homme. On le voyait à toute heure errer dans la garenne, lui qui auparavant ne sortait jamais du château. Un jour il rencontra le père Bontemps qui le fit pleurer en lui parlant de vous, et le lendemain...

— Eh bien? murmura Georges d'une voix éteinte.

— Eh bien, monsieur, le lendemain, il partit avant l'aube avec le ménétrier, et comme il vous croyait ainsi que nous tous... sur les galères...

— Il est venu à Marseille! s'écria Georges impétueusement.

— Oui, monsieur, pour vous voir et vous demander pardon!...

— Ah! tout est oublié, c'est moi qui vais me jeter à ses pieds et les baigner de larmes! O jour béni et maudit à la fois! Pourquoi faut-il que ce bonheur inespéré m'arrive dans ces circonstances!...

— Il est logé près de la porte d'Aix, et le ménétrier Vert

qui m'attend dans la rue, et voudrait bien vous voir, vous in-
diquera la maison.

— Allons-y sur-le-champ !...

Peindre la joie et les transports du vieux père Bontemps quand
il aperçut Georges, serait essayer l'impossible. Il baisait ses mains
en pleurant, riait, chantait, sautait et tirait de son instrument les
sons les plus baroques. Georges eut beau l'interroger, il ne
put lui arracher que ces mots qu'il répétait à chaque instant :

— Quel bonheur ! mon Dieu, quel bonheur !...

Et ce ne fut pas sans peine qu'il obtint de son dévouement la
faveur de ne pas être conduit en musique jusqu'à la porte d'Aix.

A peu de distance de cette porte s'élevait, à moitié caché
par un nuage de poussière que soulevaient les roues des voi-
tures et des chariots, le bon logis à pied et à cheval de la
Pomme-de-Pin. C'était une maison d'assez pauvre apparence,
où un énorme morceau de bois grossièrement taillé, et figurant
la pomme de l'arbre cher aux Marseillais, indiquait ingénieu-
sement au public, à l'aide de deux éventails en papier de diverses couleurs, qu'ou vendait là du vin blanc et du vin rouge.
Une légende, écrite en lettres noires sur une étroite bande
blanche peinte au milieu de la façade, complétait l'enseigne,
et faisait connaître les prix de la couchée et des repas.

Sur un des bancs de pierre placés de chaque côté de la porte,
l'hôte, que désignaient au prime abord le tablier blanc noué
sur son gros ventre, et son air d'importance, respirait les
brises poudreuses du Cours en attendant les voyageurs. Personne ne lui arrivant à travers la poussière, il n'était pas de
bonne humeur, et ce fut en vain que Bontemps l'interrogea, il
ne daigna ni tourner la tête ni lui répondre. Les galons dorés
du justaucorps de Georges eurent seuls le pouvoir de délier sa
langue ; il se leva, ôta son bonnet, et s'approchant du jeune
gentilhomme lui demanda ce qu'il y avait pour son service.

Conduisez-moi, répondit Georges, non sans un léger tremblement dans la voix, à la chambre du voyageur qui est venu
avec ce brave homme.

— Vous voulez l'occuper, peut-être, s'écria l'hôte en redoublant d'aménité ! *Caspi !* quelle chance ! Le monsieur la quitte à l'instant !

— Eh quoi ? serait-il reparti ?...

— Je n'en sais rien, vous comprenez : mais je prêterais bien serment devant les consuls de la mer qu'il est allé loger ailleurs !...

— Mais depuis quand est-il parti ?

— Eh ! tout à l'heure, cap-de-nom ! Ils sont venus deux pour le voir, un homme et une femme. L'homme était habillé de gris et tenait les mains jointes. Ce doit être un bon chrétien, car il s'est signé deux fois devant la Notre-Dame de plâtre de la cheminée.... La femme....

— A des cheveux rouges, n'est-il pas vrai, s'écria Georges, lui coupant la parole.

— Aussi rouges, caspi ! que le chaperon des consuls !...

— C'est Germain et la concubine, fit rapidement Georges en regardant le ménétrier. Et puis, mon ami?

— Et puis, ils ont mis le monsieur dans une chaise à porteur, l'homme habillé de gris a payé l'écot, s'est chargé de sa valise et ils sont partis, cap-de-nom ! Et à présent, si vous voulez sa chambre, elle est libre, caspi !...

— Quel chemin ont-ils pris ?

— Oh ! pour cela, je n'en sais rien, monsieur, car on ne voit pas bien d'ici, rapport à la poussière !

— Venez, dit Georges à ses deux compagnons ! Il faut le retrouver, dussions-nous suivre une à une toutes les maisons de Marseille.

Leur zèle n'était pas douteux, mais ils eurent beau s'informer et chercher de tous côtés, ils ne purent rien découvrir. La nuit tomba sur ces entrefaites, le chevalier Roze revint de la bastide où Michel alla le remplacer avec Bontemps, et après avoir passé la soirée à parler de Sylvine, Georges et son hôte partirent pour l'hôtel de ville, suivis de Valette qui maugréait tout bas contre son maître à propos de cette excursion. Onze heures sonnaient lentement à la tour de la grande horloge lorsqu'ils arrivèrent à l'hôtel consulaire. L'échevin Moustier les attendait dans le vestibule devant la statue de Libertat, auquel, avec sa taille forte et trapue, ses gros membres, son visage plein, coloré, sa moustache et sa royale, il ressemblait d'un façon étrange. Il les salua en silence, dit quelques mots à demi voix à trois personnages qu'à leur robe et à leur rabat on reconnaissait pour des gens de l'art, et, s'enveloppant dans son manteau, prit le chemin de la place de Linche, escorté à deux pas de distance par l'archivaire de la ville, Georges, le chevalier Roze, et les chirurgiens; deux portefaix de la santé et des soldats de milice fermaient la marche avec leur halle-barde, et poussaient devant eux Valette de plus en plus alarmé de cette expédition nocturne.

Marchant dans l'ombre du côté obscur de la rue, ce cortége, lugubre comme un convoi funèbre, traversa deux îles sans bruit et vint s'arrêter devant la maison suspecte. Les soldats de milice qui en gardaient la porte s'écartèrent avec respect devant le premier échevin qui se fit ouvrir d'autorité et monta avec tout son monde. Dans la chambre du premier étage, fai-sant face à l'escalier, il trouva le vieux Peyssonel qui ôta son bonnet à la vue de Georges, et dit d'une voix grave :

Les jeunes, aujourd'hui, en savent plus que les vieillards, monsieur Moustier !

— Comment va le malade ?

— Mort ! ainsi que l'avait prédit celui que vous nous ame-nez ; il n'a pas vécu une minute de plus, et vous me voyez transporté de la justesse de ce diagnostic !...

— S'il y a d'autres personnes dans la maison, il doit y avoir quelque malade, dit Georges tristement.

— La sœur, jeune et savant confrère, la propre sœur du mort !... Eh bien, monsieur Moustier, que dites-vous de cette science ?...

— Je dis que voilà une occasion de décider, en consultant, si c'est la peste qui nous frappe; n'est-ce pas là votre avis, maîtres ?

— Parfaitement, répondit le plus âgé des chirurgiens ; qu'on nous conduise au chevet de la malade, et nous défions qui que ce soit de trouver des traces de peste !

— Je relève le gant, messieurs, dit Georges sans s'émouvoir, et vais vous faire toucher du doigt la maladie que vous niez.

Ils passèrent dans l'autre pièce. Guérard, le premier chirurgien, examina minutieusement la malade, et n'apercevant aucun symptôme contagieux :

— Voilà, monsieur ! s'écria-t-il en se tournant vers Moustier, comme on vous trompe, comme on vous en impose !... cette femme a la peste comme moi !

Moustier regarda Georges qui, s'approchant de la malade, lui pressa une des aisselles et fit jaillir un bubon avec la dernière évidence. A cette vue, Peyssonel et les deux autres chirurgiens reculèrent. Guérard murmurait que ces grosseurs n'étaient souvent que des pustules vacillantes, mais Georges, qui venait de se laver les mains avec le fort vinaigre des infirmiers, lui ayant passé le bassin d'un air expressif, il pâlit, perdit contenance et quitta l'appartement en chancelant comme un homme ivre.

— Que signifie ce brusque départ ? demanda Moustier en regardant fixement Georges.

— Qu'il a la peste, et va confirmer cette nuit par sa mort la vérité fatale qu'il a eu le tort irréparable de nier durant sa vie.

A cette annonce, chacun des assistants crut sentir le vent de la tombe passer dans ses cheveux. Il y eut un moment de silence effrayant que troublaient seulement les cris et les sanglots de la pestiférée. L'échevin, reprenant bientôt avec son sang-froid le sentiment de ses devoirs, secoua le premier cette stupeur et ordonna aux portefaix des infirmeries, qu'on nommait corbeaux en raison de leur office funéraire, de descendre sur-le-champ le cadavre et la malade, et de les transporter sans bruit dans les infirmeries.

Deux de ces hommes, non sans donner pourtant quelques signes de répulsion, s'emparèrent du cadavre déjà bleuâtre ; le troisième prit la malade sous les bras, et apercevant Valette qui, pétrifié de terreur, regardait cette scène les yeux béants, il lui cria de venir l'aider. A cette proposition, vous auriez vu Valette s'écarter précipitamment, comme s'il fût tombé sur une nichée de vipères ; mais en se tournant pour s'enfuir, il se trouva face à face avec son maître qui lui ordonna froidement de rendre le service qu'on exigeait de lui.

— Moi !... s'écria Valette, s'en charge qui voudra ! je ne toucherais pas à cette malheureuse pour tout l'or de Marseille.

Les traits du chevalier Roze respiraient la douceur et la bonté, et sur sa physionomie le domestique avait jugé qu'il aurait bon marché du maître. Au grand étonnement de Valette, cette physionomie placide prit tout à coup une expression sombre et menaçante ; Roze fit un pas et répéta son injonction d'un ton impératif.

— Mais, monsieur, ce que vous me proposez là est impossible ! Suis-je un corbeau, moi, pour me mêler de cet office... je vous le demande !

— Comment, coquin ! s'écria le chevalier, tu désobéis quand j'ordonne !

— Au roi lui lui-même, je désobéirais pour cela !

Roze tira son épée et jura si haut qu'il la lui passerait au travers du corps s'il n'obéissait à l'instant, que le pauvre Valette, dont les dents claquaient de frayeur, des deux périls choisit le plus lointain, et prit par force sa part de ce fardeau qui lui faisait horreur.

On se mit en route pour le Lazaret, des gardes conduisant derrière le cadavre et la pestiférée toutes les personnes de la maison, dont l'échevin, pendant ce temps, faisait murer la porte à chaux et à sable. Mille fois Valette fut tenté de prendre la fuite ; à chaque coin de rue il tournait la tête, mais rencontrant toujours le regard sévère du chevalier, il n'osa risquer l'entreprise et remplit cette tâche terrible jusqu'au bout,

Satisfait de sa résignation, son maître en rentrant lui donna un écu de trois livres et lui promit pareille récompense toutes les fois qu'il la mériterait de la même façon.

— Ce qui ne sera que trop fréquent, ajouta le bon chevalier avec un soupir, car les occasions, par malheur, ne nous manqueront pas !

Valette ne répondit rien, mais dès que son nouveau et son ancien maître eurent gagné leur chambre, faisant à la hâte un paquet de ses hardes, il descendit sur la pointe du pied et s'enfuit, sans fermer la porte, avec l'agilité d'un cerf ; son idée fixe était de mettre le plus de distance possible entre le chevalier et sa chère personne. Il courut tout droit devant lui sans s'inquiéter du chemin et tomba, en cherchant les quartiers reculés, dans la vieille rue de l'Escale, où il allait retrouver d'anciennes connaissances.

XVIII

LA RUE DE L'ESCALE

Le père Bontemps avait dit vrai. La scène déchirante de la grand'chambre laissa une impression si profonde dans le cœur du baron de Durfort, qu'en revenant au château ce n'était plus le même homme. Les entrailles du père s'étaient émues ; le remords s'y éveillait avec un sentiment qu'il n'avait jamais éprouvé pour Georges. Bien qu'à moitié dégradé par les faiblesses du vice et l'abaissement volontaire d'une existence indigne de son rang, il se sentit pénétré d'admiration devant l'héroïsme et le dévouement de son fils, et redevint père peut-être par orgueil. Une seule pensée, digne de la fierté de sa vieille race, occupa dès lors son esprit : secouer le joug de la concubine, ou plutôt s'y dérober par la fuite, aller demander publiquement pardon à son fils, qu'il croyait attaché sur les bancs des galères, et se présenter à la justice comme le vrai coupable.

Grâce au zèle du père Bontemps, qui vida sa cache-maille et lui donna ses écus blancs pour faire le voyage, il put accomplir une partie de son projet, et se rendre à Marseille; mais la vie désordonnée retient l'homme par tant de liens, qu'il est bien difficile de les rompre tous à la fois. Au moment de partir, il ne put s'empêcher de laisser un mot à la concubine. Celle-ci, que ses agitations et le trouble qu'il n'avait pu cacher tenaient en éveil, devina tout. Elle se mit à sa poursuite avec Germain, aussi intéressé que sa sœur à prévenir ce coup d'éclat; parvint, en épiant les démarches du ménétrier Vert, à savoir qu'il logeait à la *Pomme-de-Pin*, et le fit enlever de force, en chaise à porteur, une demi-heure avant l'arrivée de son fils.

S'il eût été permis de sortir de Marseille, elle l'aurait emmené le jour même; car, malgré ses bonnes résolutions et son repentir, le baron, comme tous les hommes vieillis dans des nœuds coupables, perdait la moitié de son énergie devant cette femme; mais, sachant bien qu'on ne franchissait plus le cordon sanitaire, elle choisit, de concert avec Germain, un quartier où personne ne pût supposer qu'ils eussent cherché un asile, et vint cacher sa proie dans la plus mauvaise auberge de la rue de l'Escale, habitée par les pauvres gens.

Par une circonstance qu'expliquait seule la terreur qu'on sentait partout, cette auberge, malgré l'heure avancée, brillait encore dans la nuit comme un point lumineux. Valette y courut avec joie, et n'eut qu'à pousser la porte pour s'introduire dans une salle basse pleine de pêcheurs, de matelots, de mendiants déguenillés qui, se levant tous brusquement à l'aspect de cet homme au visage blême, à l'œil vitreux, aux traits effarés, s'écrièrent à la fois :

— Que voulez-vous?...

— La vie, le salut, un refuge! mes bons amis, bégaya péniblement Valette.

— Quel est ce drôle, et d'où vient-il? demanda un marin aux formes athlétiques.

— Je suis honnête homme, messieurs; quant au lieu d'où je viens, vous allez le savoir; mais faites-moi la grâce de me donner, pour mon argent, une goutte de quelque chose.

Le marin lui tendit son verre, et, après avoir bu quelques gorgées d'eau-de-vie, Valette reprit à voix basse :

— Nous sommes tous perdus ; la peste est à Marseille !

Le même frisson courut dans les veines de ces hommes, qui se rapprochèrent instinctivement de Valette et l'interrogèrent des yeux.

— Il n'y a plus d'espoir de salut, continua celui-ci en frémissant ; plus d'espoir surtout pour le pauvre!

Et il leur raconta, avec une éloquence doublée par la terreur qui le glaçait encore, l'événement de la place Linche, et la violence qu'on lui avait faite pour l'obliger à porter la pestiférée.

— Et vous l'avez touchée? demandèrent-ils tous en reculant.

— Par force ; le chevalier Roze l'ordonnait l'épée à la main!...

— Sors, misérable! ou je t'assomme, vociféra l'hôte furieux en brandissant une chaise au-dessus de sa tête.

— Et moi qui ai bu après lui, hurla le matelot ; il ne mourra que de mes mains!...

Au moment où le colosse de la marine saisissait un des bancs de chêne, et l'enlevait comme une plume, la porte s'ouvrit à grand bruit, et une femme se précipitant dans la salle, livide et tout échevelée :

— Ah! pauvres! fuyez! fuyez! fuyons tous! cria-t-elle d'une voix étranglée par l'émotion.

— Y a-t-il du nouveau ? demanda l'hôte.

— Sur les dix-sept malades de l'île, huit sont déjà morts. Les corbeaux les emportent tous; j'ai vu l'échevin.... Mais, tenez, les entendez-vous ?

Il se fit un profond silence, et le pas lent et mesuré d'hommes soutenant un fardeau retentit, au milieu du calme, sur le pavé de la vieille rue. Quand le cortége fut passé, tous les buveurs se regardèrent ; puis, comme saisis de vertige, ils se précipitèrent vers la porte avec un tel empressement, qu'ils faillirent s'y étouffer. L'hôte lui-même les suivit : ils descendirent la rue à toutes jambes, et, en ayant trouvé les deux issues gardées par des soldats de milice, revinrent toujours en courant sur leurs pas, et s'échappèrent par une étroite ruelle qu'on avait oublié de faire occuper.

Resté maître du champ de bataille, par la retraite inopinée de ses ennemis, Valette prenait déjà ses dispositions pour s'installer dans cette pièce, et y passer le mieux possible le reste de la nuit; mais son égoïsme devait subir encore une nouvelle épreuve. Au moment où il s'établissait dans une sorte de fauteuil à bras, devant la cheminée, une grosse main pesa sur son épaule; il se lève terrifié, et voit le frère de la concubine qui, le forçant de se rasseoir par une pression plus puissante, lui dit tranquillement :

— Tu t'es mal conduit avec nous, Valette, mon ami. Aussi le ciel toujours prêt à punir le mal, te ramène auprès de ton maître, et cette fois tu ne le quitteras plus, si tu le quittes, que sur la civière des corbeaux, car la rue est gardée, et il n'en sort que les cadavres.

— Impossible! murmura Valette dont les cheveux se hérissaient d'horreur.

— Va t'en assurer, mon ami, et tu verras si je te trompe!

S'élançant à ce mot, avec tant de trouble et de hâte qu'il en oublia ses hardes, Valette, à qui la peur donnait des ailes, ne fit qu'un bond de l'auberge à l'entrée de là rue : elle était barrée et gardée par une double ligne de soldats de milice. Reçu à l'autre extrémité à la pointe des hallebardes et menacé de mort s'il ne rétrogradait bien vite, il revint à l'auberge pâle et chancelant comme un homme condamné au dernier supplice.

— Eh bien, lui dit Germain, debout à la même place à côté de sa sœur, qui semblait réfléchir profondément et ne détourna même pas la tête, tu ne partiras point sans prendre congé cette fois !

Valette aurait voulu répondre que sa langue paralysée n'aurait pu former aucun son ; il restait immobile et regardait Germain avec des yeux hagards.

— Tiens, dit celui-ci, mettant une chandelle de cire dans ses mains tremblantes : Ma chambre est au haut de l'escalier, va te coucher en m'attendant sur une chaise, et dors si tu peux, mon ami !

Valette sortit machinalement, et la Catinelle continuant la conversation interrompue par son retour :

— C'est un grand bonheur que cette peste, dit-elle : le vieux fou à présent ne pourra plus nous échapper !

— Pourvu, soupira hypocritement Germain, que Dieu nous protége ! Ce mal est dangereux !...

— Pour les poltrons ! reprit dédaigneusement la Catinelle, pour lui qui a peur de tout ! s'il doit en mourir, il faut qu'il m'épouse, frère ! je ne veux pas que mes fils soient bâtards !

— Oui, oui, sœur ! nous y songerons ; j'ai dans l'idée que cette peste nous sera profitable à tous, que j'y gagnerai une grosse fortune...

— Tu ne penses qu'à l'argent.

— Et à la vengeance un peu, sœur !

— Et trop à cette poupée de cire de la Maison-Blanche !

— Ah ! s'écria Germain, laissant malgré lui éclater la violence de sa passion, maintenant qu'il rame là-bas, je l'aurai, sœur, vivante ou morte !...

Georges, cédant à la fatigue, rêvait à ce moment qu'il menait Sylvine à l'autel, parée, comme aux grands jours de fête, de lis et de roses blanches. Clos par un sommeil délicieux, ses yeux, jusqu'au matin, ne virent que scènes joyeuses et riantes images, et le chevalier Roze, en l'éveillant, fit envoler un essaim de douces illusions.

A la gravité de l'ancien consul de Modon, Georges pressentit de sinistres nouvelles ; il lui serra la main et dit :

— Eh bien, monsieur le chevalier.

— Vous aviez raison hier, hélas! aujourd'hui la peste est partout!

Pendant qu'il s'habillait, Roze lui raconta alors que les échevins avaient passé la nuit à l'hôtel de ville où, à chaque instant, on était venu de tous les quartiers leur annoncer un nouveau malheur. Déjà les hommes des infirmeries ne suffisaient plus, on avait délibéré d'employer des tombereaux pour enlever les cadavres; de se saisir des gueux les plus robustes pour servir de corbeaux, de faire ouvrir de grandes fosses hors des murs, et de construire sur-le-champ un hôpital de peste.

— J'ai promis, ajouta le chevalier, de vous amener à midi à l'hôtel de ville; mais, s'il vous plaît, en attendant, nous accompagnerons M. Estelle, qui se rend aux barrières établies sur la route d'Aix, afin que Marseille puisse recevoir des vivres par terre.

Georges s'étant déclaré prêt à partir, on rejoignit le vieil échevin, dont la figure vénérable et les cheveux d'une blancheur éclatante tombant en boucles onduleuses sur le chaperon de fourrure, imprimaient le respect. Le vieillard les salua tristement de la main et prit le chemin de Notre-Dame, où l'on arriva sans que personne eût prononcé un mot. Le premier procureur du pays, représentant la Provence, était venu là escorté par les gardes du maréchal de Villars, et accompagné des principaux officiers de l'administration. Du plus loin qu'il aperçut Estelle qui s'approchait seul avec l'archivaire de la ville, le procureur d'Aix lui cria de s'arrêter. Alors, en se parlant au moyen de porte-voix, à mille pas de distance, on convint rapidement qu'il serait établi, au lieu même où l'on se trouvait, un marché enclos d'une double barrière, un second sur le chemin d'Aubagne, à deux lieues de la ville, et un troisième à l'Estaque, dans le golfe des Iles, pour les bâtiments. Des gardes nommés par le gouverneur et payés des deniers de Marseille, devaient veiller à toutes les barrières.

L'arrangement conclu, ceux d'Aix s'enfuirent et le vieil

Estelle l'archivaire, Georges et le chevalier Roze rentrèrent tranquillement dans cette ville, qui n'allait plus être bientôt qu'un cimetière.

A mesure qu'ils approchaient, ils remarquaient partout une agitation extraordinaire ; la route était couverte de gens fuyant avec précipitation, à cheval, en voiture, à pied. Les flots de cette multitude s'écoulaient comme ceux d'un torrent par tous les chemins du terroir qui aboutissaient à la grande route, et cependant, loin de diminuer, la foule augmentait sans cesse.

L'échevin apprit d'un fuyard qu'il en était de même à toutes les portes. Plus de quarante mille personnes, lui dit-on, sont sorties depuis ce matin. Le vieillard indigné eut beau se mettre au milieu du chemin, et tenter de retenir, en les blâmant énergiquement de leur faiblesse, les officiers de justice, les notaires, les intendants de la santé, qui fuyaient plus vite que les autres, pas un ne tourna la tête et ne parut entendre ses rappels ni ses malédictions.

Quand ils rentrèrent dans la ville, ils auraient pu croire qu'ils s'en étaient éloignés depuis dix ans. En quelques heures Marseille avait changé d'aspect : magasins, boutiques, auberges et cabarets même, tout était fermé. On n'apercevait plus sur le Cours et la Cannebière que quelques groupes de portefaix et de mendiants, dans lesquels le quartier de l'Humidité et la rue de la Nuit avaient versé leur population déguenillée et menaçante. Les murmures qui s'élevèrent sur le passage de l'échevin indiquaient assez clairement les projets formés par ces hommes. Georges et le chevalier Roze escortèrent le vieillard à l'hôtel de ville où tout était en rumeur. Quelques citoyens courageux s'y étaient rendus à l'appel de leurs magistrats, et délibéraient sur les moyens à prendre pour l'enlèvement des cadavres.

C'était Moustier qui portait la parole.

— Si le fléau, disait-il, continue à frapper avec la même rage, nous aurons dans peu de jours vingt mille cadavres morts sur le pavé, non compris ceux qu'il faudra retirer des maisons.

Or, comme il est impossible que nous venions à bout avec nos hommes de cette tâche immense, il faut abandonner la ville au venin et à l'infection, ou découvrir un moyen de salut.

— Je n'en vois pas d'autre, dit un intendant de la santé, que d'ouvrir dans la longueur de chaque rue, une tranchée assez profonde pour y jeter tous les cadavres.

— Pour moi, reprit un bourgeois des quartiers riches, car il était habillé de velours, j'opinerais que, sans remuer les corps morts, on fît porter dans les places, les rues et même les maisons où ils se trouvent autant de chaux vive qu'il en serait néeessaire pour les en couvrir, à proportion qu'ils s'accumuleraient, et les laisser se consumer sur place.

— Que pensez-vous de ces deux avis, monsieur le chevalier de Saint-Lazare? demanda Moustier à Roze.

— Qu'ils sont impraticables l'un et l'autre, dit doucement le chevalier : l'un, parce qu'il faudrait dix mille hommes au moins pour ouvrir les tranchées dont on parle, et que d'ailleurs on ne pourrait creuser ces fossés sans couper les conduites de nos fontaines; l'autre, parce qu'indépendamment de la difficulté qu'il y aurait sans doute à se procurer assez de chaux pour couvrir tant de morts, personne ne pourrait résister à l'horrible puanteur que ces cadavres exhaleraient en se consumant.

— Je le pense comme vous, monsieur ; aussi me suis-je arrêté à un autre expédient. Après votre départ, et tandis que toute la population des quartiers commerçants et riches fuyait et nous abandonnait au mal contagieux, mes deux collègues et moi, avec quelques officiers municipaux, le conseil et orateur de la ville et autres citoyens notables, nous nous sommes transportés en chaperon, en l'hôtel de M. de Rancé, lieutenant général, commandant les galères de Sa Majesté, et lui avons représenté qu'il n'est pas possible de sauver la ville, s'il ne nous accorde deux ou trois cents forçats avec quatre officiers de sifflets, promettant de les guider nous-mêmes à cheval par toute la ville; et comme il importe que notre autorité soit soutenue de la force, dans un temps où il ne reste à Marseille qu'une nombreuse populace qu'il faut contenir, pour empêcher tout tumulte et maintenir le bon ordre, nous l'avons prié instamment de vouloir nous donner au moins quarante bons soldats des galères pour nous obéir, nous suivre et empêcher en même temps l'évasion des forçats.

—Voilà une excellente idée, murmura le vieil Estelle, et qu'ont répondu messieurs des galères?

— Ces messieurs assemblés avec M. de Langeron et les officiers généraux, très-sensibles à l'état de cette grande et importante ville, et étant heureux de s'employer à son salut, ont eu la bonté d'accorder à la communauté cent forçats et quarante soldats, y compris quatre caporaux et quatre officiers des sifflets, et nous ayant paru nécessaire de les attacher par la récompense à un service périlleux, il a été arrêté et délibéré que la communauté, outre la nourriture, donnera par jour à chaque officier de sifflets dix livres, et à chaque soldat cinquante sols, et qu'après qu'il aura plu à Dieu de délivrer la ville de ce mal, il sera payé cent livres de gratification à chacun de ceux qui se trouveront en vie; ce que nous avons accordé, attendu le pressant besoin et la nécessité du temps!...

— Et ce que nous ratifions tous, s'écrièrent à la fois les membres de l'assemblée.

— Il a été résolu, en outre, reprit Moustier, que ces forçats seront divisés en quatre escouades, dont trois conduites chacune par un échevin, et l'autre par le chevalier Roze, qui remplacera celui d'entre nous obligé de rester à l'hôtel de ville pour l'expédition des affaires.

Ces dispositions arrêtées, aux applaudissements de l'assemblée entière, on fit entrer les médecins. Tous avaient été appelés; il en était venu six à l'hôtel de ville avec un chirurgien-major appelé Nélaton. Georges offrit de servir dans l'hôpital des pestiférés; les autres se partagèrent les six quartiers de la ville.

Comme on les animait, selon l'expression d'Estelle, par une avance de cinq cents livres, une longue et grande rumeur

éclata tout à coup sous les fenêtres de l'hôtel de ville; formée
par les groupes de la Cannebière, l'émeute accourait en gron-
dant et poussant par moments des clameurs menaçantes. Elle
arrive sous le balcon furieuse et déchaînée: déjà ses vocifera-
tions ébranlent l'air; les premiers rangs inondent le perron et
vont battre les murs; la porte s'ouvre lentement, les gardes
municipaux s'écartent et un homme se présente seul à la foule
qui se tait en voyant Moustier.

— Que voulez-vous? dit-il d'une voix triste et brève.

— Du pain ! hurlèrent les femmes ; tous les boulangers sont
partis !

— Allez chez eux, on vous en donnera pour rien, car c'est
la ville qui pétrit.

—Et du vin ! crièrent quelques vieux marins, où en trouver?
on n'en vend plus !...

— Nous voulons savoir, ajoutèrent les portefaix en s'enhardissant, où sont les cabaretiers et les aubergistes?

— Ils sont à la Joliette et dans les fosses qu'on a ouvertes
cette nuit !

Un frisson courut dans les veines de tous ces malheureux ; ils
se turent un moment, puis l'un des chefs de l'émeute parla
d'un ton mal assuré du manque de travail.

— Du travail? reprit Moustier, j'en ai pour vous tous. La ville
vous donnera quinze livres par jour.

— Pourquoi faire ? dirent avec une certaine hésitation ceux
qui étaient au premier rang.

— Pour enlever les cadavres !

A ces mots chacun prit la fuite.

— Voyez, jeune homme, dit Moustier à Georges placé derrière lui avec le chevalier, voyez ce que peut l'amour de la vie
sur l'être le plus misérable ! Leur existence n'est qu'un long
martyre, et ils y tiennent plus que le marquis de Pilles et le
bailli de Langeron. C'est tout simple, au surplus, ils n'ont que
cela dans ce monde. Qu'ils gardent donc ce bien unique, et
dévouons-nous pour leur salut.

— Monsieur, fit Georges avec noblesse, je suis prêt !

— L'hôpital des pestiférés sera construit dmain.

— Demain, alors, je m'y enfermerai !

— Noble jeune homme !... Mais réfléchissez bien avant, vous marchez de gaieté de cœur au-devant d'une mort affreuse !

— N'y allez-vous pas comme moi, monsieur ?

— Moi, c'est différent, je n'acccomplis que mon devoir ; vous n'êtes pas magistrat et tuteur du pauvre et du peuple.

— Je suis médecin, répondit Georges, et, en vertu de mon serment, je dois mon art, mon bras et ma vie à tous ceux qui souffrent.

— A ce soir, à l'hôtel de ville.

— Monsieur Moustier, dit Roze, si tel est votre bon plaisir, je viendrai ce soir à sa place. Mon jeune ami a une visite à faire dans le terroir, et il convient qu'il se rende, je crois, au lieu où on l'attend, avant de venir s'enfermer dans l'hôpital de peste.

C'est ainsi que, grâce à l'intervention du vieux chevalier, Georges put tenir sa promesse et partir au coucher du soleil pour la bastide de l'Huveaune.

XIX

LA BASTIDE DE L'HUVEAUNE

Marseille est bâtie sur le penchant d'une colline qui s'étend de l'ouest à l'est en faisant face au sud. Elle forme comme un immense amphithéâtre découpé en fer à cheval, au fond duquel s'ouvre le bassin ovale et trente fois séculaire du port. Derrière cette colline, dont les deux branches se rejoignent au bord de la mer, se déploie une grande et vaste plaine bordée par une chaîne de plateaux peu élevés et couverts de thym, de romarin et d'autres herbes aromatiques. Ce sol ingrat et natu-

rellement stérile, transformé par l'industrie et le travail courageux de nos pères, offrait un tableau délicieux. A chaque pas
blanchissaient au soleil les murs éclatants des bastides : des
bouquets d'oliviers au feuillage pâle, des bordures de figuiers
au tronc luisant, de verts et frais carrés de vignes couronnaient
toutes les hauteurs; prairies, jardins et vergers couvraient la
plaine, où les eaux murmurantes d'une infinité de ruisseaux
entretenaient, malgré la canicule, une douce fraîcheur.

Tel était l'aspect de la campagne ou terroir de Marseille
lorsque Georges franchit le seuil de la porte de Rome, et s'a-
chemina, sous la conduite de Michel, vers la bastide du frère
du chevalier Roze. Tant qu'il put voir les remparts et les grosses
tours rondes qui les flanquaient de distance en distance, il ne fut
frappé que d'une chose, la prompte solitude qui semblait s'être
faite autour de la ville; mais une demi-lieue plus loin, le terroir se présenta tout à coup sous un aspect nouveau. A travers
les vapeurs vermeilles que la terre exhale en juillet, au coucher
du soleil, il vit se dérouler dans la plaine comme un immense
camp. Les fuyards, qui n'avaient pas trouvé place, en raison de
leur nombre, dans les bastides, venaient de dresser sous les
arbres des tentes de toutes les formes et de toutes les dimen-
sions. Il y en avait au bord des chemins, sous les figuiers, au
pied des treilles et le long de tous les ruisseaux. Seulement,
l'égoïsme et la peur qui l'avaient chassée de Marseille, fouettant
au cœur cette multitude, chacun s'était campé de façon à s'isoler le plus possible de son voisin.

Georges traversa rapidement ce bivouac de lâcheté; mais il
eut beau doubler le pas, il ne put arriver avant la nuit dans la
maison où tout le monde, excepté madame de Saint-Cyr, l'attendait avec impatience. Timide et craintive à l'excès, la mère
de Sylvine n'existait plus depuis qu'elle se savait si près de la
peste. Troublée sans cesse par la peur du péril, elle aurait voulu
se barricader dans la bastide, dont elle avait interdit l'accès à
tout le monde, même au chevrier et au père Bontemps ses
pourvoyeurs. En apprenant l'arrivée de Georges, elle frémit.

Ce n'était plus son neveu, son futur gendre, son sauveur, c'était un habitant de la ville pestiférée, infecté peut-être lui-même au contact des malades, et qui lui apportait le venin mortel.

Le recevoir lui paraissait un acte de folie, et comment déterminer sa fille à partager ses craintes ? Elle l'essaya longuement, mais sans succès. Sylvine écouta ses raisons, les réfuta une à une, sourit de ses terreurs, et lui montra, quand elle voulut insister, une volonté si ferme, que la vieille dame céda selon sa coutume, mais en protestant qu'elle n'aurait aucune communication avec Georges. Elle formulait cette conclusion d'un ton fâché et sentencieux, quand on frappa trois petits coups aux volets de l'une des croisées donnant sur la terrasse.

— Le voilà, dit Nore !

A ces mots elle prit la fuite, et courut s'enfermer dans sa chambre qui était la plus haute et la plus isolée de la maison. Elle sortait à peine qu'on frappa de nouveau ; Nore avait déjà mis la main sur le verrou de la porte vitrée, sa jeune maîtresse l'arrêta d'un geste :

— Attends, ce n'est pas lui, dit-elle.

— Il me le semble, maintenant, ce n'est pas le chevrier non plus, j'en réponds bien ; qui serait-ce donc à cette heure ?...

S'approchant doucement de la croisée, elles crurent entendre qu'on prononçait un nom à demi voix, et finirent par distinguer celui de Nore.

— Qui m'appelle ? s'écria l'intrépide jeune fille, retrouvant toute son audace en face du danger.

On répondit du dehors, mais si bas, qu'il fut impossible de saisir une syllabe. Sylvine, cependant, peu facile à troubler, avait entr'ouvert un des volets de l'autre fenêtre. Elle fit signe à Nore d'approcher, et lui dit :

— C'est le juif de Sorèze !

— Alors, nous n'avons rien à craindre !

Et prenant son fouet dont par un reste d'habitude elle ne pouvait se passer, Nore se dirigea vers la porte, l'ouvrit avec confiance, et trouva effectivement le juif sur la terrasse. Le doigt sur ses lèvres pour lui recommander le silence , il la conduisit sous les tilleuls de l'avenue, et lorsque le feuillage les couvrit de son ombre :

— N'aie pas peur, dit-il, fille d'homme, les cheveux blancs du sage sont le bouclier de la vertu !...

— Je n'ai pas peur avec vous, répondit Nore de sa voix calme et plus douce que de coutume.

— Et, pourquoi ? pourquoi, lis du Sor, plus éclatant et plus candide que les lis d'Engaddi ?...

— Je n'en sais rien, et ne puis le dire ! Mais cela est ainsi !...

— O Éternel, s'écria le vieillard, que ta main est puissante, et grande ta bonté pour l'homme ! Qui enseigne à travers les airs le chemin de son nid à la pauvre hirondelle ? Qui lui a dit à cette rose des montagnes qu'elle n'a rien à redouter de l'enfant d'Israël ?...

— Bien que peu de personnes vous aiment et qu'on vous croie méchant, reprit Nore, je suis certaine que vous ne penserez jamais à me faire du mal !

Isaac garda le silence ; mais une grosse et chaude larme mouilla la main de Nore et répondit pour lui.

— Parlez, dit-elle avec douceur, que me voulez-vous ?...

— Te sauver ! fille de l'inconnu ; t'abriter contre la tempête comme l'oiseau sans plume que recueille un passant dans le pan de sa robe. La colère de l'Éternel est allumée contre ces Moabites ! Malheur à la ville qui faisait ombre sur les vagues avec les ailes de ses vaisseaux. L'Éternel s'est levé, et le tonnerre de son indignation gronde contre ce peuple. Sa vengeance, du haut des cieux, arrive en mugissant pour ravager tout le pays. Qu'ils se lamentent et pleurent, car il est proche le jour où tous les hommes seront lâches, où tout cœur viril se fondra. Ils seront éperdus ; les tristesses et les douleurs les saisiront ; le mal écrasera tous ceux qui leur sont chers, comme le rouleau écrase et brise le grain sur l'aire ; chacun sera comme un chevreuil qui est chassé et comme une brebis plaintive et sans asile. Oui, fille d'homme, je te le dis, en vérité,

10.

l'ange sonne de la trompette, et voici le cheval de couleur pâle, monté par celle qu'on appelle la peste, et qui a le pouvoir de faire mourir la quatrième partie des enfants de la terre!

— Hélas! murmura Nore, Dieu ait pitié de nous !

— Pourquoi trembler et craindre? ne t'ai-je pas dit que je viens vers toi afin de te sauver? Écoute, brune mandragore, grappe odorante de troëne fleuri, une barque venue pour toi attend à la côte, et un vaisseau attend la barque en pleine mer. Tu trouveras sur ce vaisseau des amis éprouvés qui te conduiront à Venise; et là, paisiblement assise au foyer de nos frères, tu verras passer de loin le fléau qui va détruire ce pays, et le joncher des morts aussi nombreux que les feuilles sèches d'automne.

— J'aurais mauvais cœur, dit Nore au bout d'une minute ou deux de réflexion, si je n'avouais franchement que votre proposition me touche; mais, comme ce n'est pas la première fois que vous me témoignez un intérêt qui me semble inexplicable, ne soyez pas surpris de m'en voir demander la cause. Existe-t-il quelque raison, ajouta-t-elle avec une émotion véritable, qui vous porte à me traiter mieux que ceux qui vous entourent?...

— Oui! colombe de Galaad; il y a une raison dans le dévouement et la sympathie que tu m'inspires!...

— Et laquelle? Parlez! s'écria Nore vivement.

— Ne l'as-tu pas deviné à ma sollicitude? Tu es de notre race, toi que l'Ismaélite appelle Nore, et que ta mère baptisa du doux nom de Rachel!

— Ma mère! ma mère! Vous l'avez donc connue, Isaac?...

— Oui, murmura le juif d'une voix creuse.

— Je n'ose vous interroger; mais si vous pouviez voir mes larmes, à moi qui en ai versé bien rarement, car j'ai le cœur d'un homme, oh! vous auriez pitié, et je saurais où est celle à qui je dois la vie, et que j'aime tant sans la connaître malgré son abandon !

— Quand tu fus abandonnée, comme le passereau dans les fentes de la muraille...

— Eh bien?... s'écria Nore haletante d'émotion et d'espoir.

— Les chemins de Sion étaient pleins de deuil, et les lèvres de ta mère froides et muettes !...

— Morte ! Ah ! je l'aurais tant aimée ; j'aurais été si heureuse de retrouver ma mère ; à la douleur qui me serre l'âme, je ne sens bien que maintenant tout ce que j'ai perdu !

— Console-toi, Rachel, la tombe est fermée pour jamais sur celle que tu pleures ; mais ton père n'est pas rayé du livre des vivants.

— Et pourquoi m'a-t-il délaissée ? pourquoi, durant vingt ans, a-t-il souffert que sa fille mangeât le pain de l'étranger ? J'aime mes maîtresses, la vieille, comme une parente, et la jeune comme une sœur ; elles me traitent comme l'enfant de la maison ; mais s'il en eût été autrement...

— Ton père, qui veille sur toi jour et nuit, et m'envoie à cette heure, t'eût donné une autre retraite !

— Ne le verrai-je donc jamais?

— Patience, fille de Jacob, et ne le maudis pas! Un jour en recueillant ses trésors, et en buvant la liqueur de la richesse qu'il foule dans la cuve de ce monde avec peine et angoisse, tu sauras quel amour il eut pour sa Rachel !

— C'est donc de sa part que vous venez?

— Oui ; et comme le péril est grand et que le temps presse, hâte-toi et courons à la barque !

— Vous le remercierez, dit Nore ; mais je ne peux vous suivre !

— Tu ne le peux ; qui te retient ?

— Mon dévouement sans bornes pour ceux qui m'aiment au grand jour, et que j'aime de toute mon âme.

— La fille de la mendiante? Emmène-la !

— Mademoiselle de Saint-Cyr ne quitterait pas ce sol pestiféré pour toutes les couronnes de l'univers, et où elle est, je reste !

Isaac épuisa en vain tous les moyens de persuasion, instances, prières, supplications, promesses, tout fut inutile. La trouvant inflexible, il dut se contenter de lui laisser un talisman et une cassolette pleine de vinaigre d'Alep qu'il regardait comme deux antidotes infaillibles contre la contagion. Quand il lui eut fait accepter ces deux présents, il s'éloigna en poussant un profond soupir, et disparut sous les tilleuls au bruit des pas de Georges, qui venait de franchir la grille avec le jeune montagnard.

Sylvine l'avait entendu la première et accourait à sa rencontre ; mais dès qu'il entrevit sa robe blanche dans le clair-obscur de la nuit, il fit halte et lui cria de s'arrêter. Une conversation à voix haute, dont madame de Saint-Cyr, cachée entre les volets demi-clos de sa fenêtre, ne perdit pas un mot, s'engagea dès lors sous les arbres. Sylvine demandant avec une émotion très-vive le motif de cette précaution alarmante, Georges lui répondit qu'il agissait ainsi à contre-cœur, par excès de prudence.

— Beaucoup d'hommes de l'art pensent, disait-il, que la peste n'est point contagieuse : je partage moi-même cette opinion, ce qui ne m'empêchera nullement d'agir pour ta sûreté comme si j'étais convaincu du contraire. Ainsi, rentre promptement, j'irai te rejoindre sous les fenêtres du salon lorsque j'aurai changé d'habits.

A cet aveu qui retentit à ses oreilles comme le glas des trépassés, madame de Saint-Cyr descendit à pas lents et aussi pâle que la statue du commandeur. Elle voulait parler et s'opposer énergiquement à ce que Georges fût introduit dans la maison. Ses lèvres, glacées de terreur, ne purent articuler un mot. Tombant sur un fauteuil, elle y resta près d'un quart d'heure comme anéantie, et ne retrouva des forces que pour s'enfuir en entendant le sable crier sous les pas des nouveaux venus. Aussi calme que d'habitude, Sylvine avait déjà ouvert la porte vitrée. Mais Georges voulut rester sur la terrasse, et il exigea qu'elle se tînt à quelque distance. Certain alors dans ses idées qu'elle ne courait plus aucun danger, il lui raconta ce qui se passait à Marseille, et tâcha de la préparer le plus habilement possible à la séparation momentanée que lui imposait son devoir et son serment de médecin.

Malheureusement c'était là le point difficile. Une femme qui aime est bien plus clairvoyante qu'un savant, car elle écoute avec son cœur. Sous les voiles dorés de son discours, Sylvine comprit qu'il s'agissait de quelque noble sacrifice, et aussitôt, devinant d'instinct la grandeur et l'imminence du péril, elle trembla. Faible pour la première fois, tout ce qu'elle put trouver de séductions, elle le mit en œuvre afin de l'arrêter dans sa voie héroïque et de le forcer à rebrousser chemin. Il eut à subir de bien rudes et de bien douloureux assauts, car on résiste à tout avec une âme bien trempée, excepté à la femme qui pleure.

Pour l'achever, Nore, que navrait le désespoir de sa maîtresse, prit la parole et leur fit connaître la proposition d'Isaac. Ce fut le coup de grâce. Sylvine s'empara de cette idée avec l'empressement aveugle de l'homme qui se noie, et met son salut dans une paille. Plus Georges essayait de la ramener et résistait doucement, plus elle s'emportait dans sa douleur et ses supplications. Bientôt la voix dolente de madame de Saint-Cyr demandant grâce et le conjurant de les sauver tous, vint se joindre à celle de sa fille qui, s'élançant hors du salon, malgré sa défense, se jeta tout à coup à ses genoux avec Nore, tandis que le chevrier et le père Bontemps lui disaient bien bas :

— Consentez !

Georges courba la tête quelques minutes, mais se redressant promptement, et relevant les jeunes filles d'une main frémissante :

— Est-ce ainsi, s'écria-t-il, Sylvine, que tu me donnes de la force la veille du combat? Je viens chercher du courage auprès de toi, et tu brises mon cœur! Je veux laver glorieusement de sa tache apparente ce nom qui doit être le tien, et tu veux le ternir à jamais, le déshonorer sans retour devant Dieu et les hommes? De quel front oserai-je reparaître en France si, au lieu de revenir cette nuit à Marseille comme je l'ai promis, je fuyais lâchement devant la mort et allais cacher ma honte dans les lagunes de Venise! Et cet opprobre serait ton ouvrage ! Et tu ne frémis pas à l'idée seule du mépris qui m'accompagnerait partout?

— La douleur me rend folle, Georges ; pardonne-moi!

— Viens, dit-il, en la repoussant avec une sorte de tendre effroi, viens avec Nore, et promenons-nous sous ces arbres où je ne reviendrai que lorsque je serai sans crainte. Que de choses nous avons à nous dire, Sylvine, avant de nous quitter.

Le temps était orageux et le ciel couvert de nuages, il faisait une chaleur lourde et étouffante. Pas une bouffée d'air, pas un souffle agitant les feuilles chaudes et immobiles! à chaque minute des éclairs scintillaient à travers les branches, une éclaircie subite se faisait dans le ciel, puis tout redevenait noir autour d'eux, et sur leurs têtes on entendait dans le lointain des nues le sourd roulement du tonnerre.

Trop occupés pour s'apercevoir des menaces de l'ouragan, ils se promenèrent toute la nuit, qui s'écoula trop vite à leur gré dans ces allées pleines de chaleur, d'éclairs et de ténèbres. Le jour allait paraître et l'allouette, s'élevant des sillons baignés de rosée, gazouillait dans le ciel encore obscur, lorsqu'ils songèrent enfin a ce cruel départ. L'adieu fut long et déchirant ; quoique Georges lui eût démontré, et qu'elle sentit bien qu'un homme assez faible pour se déshonorer pour une femme ne conserverait son cœur qu'un jour, et en serait plus tard haï et méprisé, elle ne pouvait se résoudre à le voir partir.

L'aube blanchissait les créneaux de Notre-Dame de la Garde qu'elle le retenait encore. Il s'arracha de ses bras par un suprême effort et s'enfuit, mais ayant tourné la tête et, la voyant immobile à la grille, il revint sur ses pas, et ce ne fut qu'après de nouveaux et tendres adieux, et ce dernier serrement de main qui charme et brise l'âme, qu'il eut la force de marcher vers l'immense sépulcre où l'attendait la peste.

XX

LE CORBEAU DES GALÈRES

L'hôpital des pestiférés se composait de celui des convalescents situé auprès des murs de la ville, du côté de la porte
Bernard-du-Bois, et d'un édifice communal appelé le Jas. Par
les soins des échevins, on y avait dressé des lits à la hâte et
formé des salles pour les malades des deux sexes au moyen de
cloisons en planches. Telle avait été la fureur et la rapidité du
fléau que Georges n'y trouva, en arrivant, aucune place vide.
Quelques cadavres étaient déjà même empilés dans le vestibule.
A peine eut-il fini sa tournée, suivi par un jeune chirurgien et
par un capucin à barbe blanche qui se hâtait de confesser ceux
qu'il lui désignait d'un signe, qu'un bruit de roues ébranlant
sourdement le pavé de la cour, annonça l'arrivée de nouveaux
malades.

S'approchant de la croisée la plus voisine, Georges vit alors
s'arrêter devant le portail intérieur un tombereau dans lequel
ballottaient, entassés pêle-mêle, une trentaine de malheureux
à la face verdâtre, aux yeux égarés, et poussant des gémissements et des cris à fendre le cœur. Le vieil Estelle, à cheval,
en robe écarlate, se tenait devant le tombereau et guidait une
escouade assez nombreuse de forçats parmi lesquels Georger
reconnut avec une sorte de plaisir l'athlétique et rude Jaffard.

Ce héros des galères, dont le cœur de bronze était à toute
épreuve, n'avait rien perdu de son audace ni de son insouciance en face du péril, du châtiment ou de la mort. Pendant
que les infirmiers se chargeaient des pestiférés, il dansait devant
le tombereau et jouait avec le bâton orné d'un croc en fer qui
lui servait à harponner les cadavres. L'échevin ayant odronné
aux forçats d'aller chercher les morts, il marcha le premier,

monta en se dandinant cet escalier funèbre que ses compagnons les plus endurcis ne gravissaient que la peur au front, et proféra tant de blasphèmes à la vue de ces corps demi putréfiés que le vieux confesseur à barbe blanche ne put retenir son indignation.

— Malheureux ! lui dit-il en élevant un crucifix, n'es-tu venu dans ce lieu où éclate à chaque pas la colère d'un Dieu justement irrité que pour braver ses jugements et insulter à sa puissance !... Ne crains-tu pas que la même main qui a frappé tous ces infortunés ne te frappe sur l'heure, que ce venin mortel ne glace sur tes lèvres tes impiétés et tes blasphèmes ?... Voilà que tu l'outrages, insensé, au lieu de couvrir ta tête de cendres et de pleurer toutes les larmes de tes yeux !...

— Moi ! répondit Jaffard avec un grand éclat de rire ; et pourquoi pleurerais-je ?... parce que ceux qui m'ont fait souffrir souffrent, parce que ceux qui m'ont enchaîné tremblent, parce que ceux qui me méprisent meurent ?... Jaffard n'est pas si fou, père de la besace ! Que tout périsse, que tout s'abîme, que tout s'écrase, tant mieux ! tant mieux pour les forçats ! Le malheur de Marseille m'a détaché du banc de ma galère, vive le malheur de Marseille ! La peste me donne à gogo la bonne chère, de l'argent et du vin, vive la peste ! La mort m'apporte tous les jours la fortune et la liberté, vive la mort !...

— Misérable ! exclama le vieillard les mains jointes d'horreur ; où irais-tu si le fléau te frappait maintenant ?...

— Avec le diable notre patron et notre ami, qui me recevra bien, allez ! car nous nous connaissons !

Les forçats se mirent à rire, et le père Hilaire, baissant la tête et reculant devant cet endurcissement, se retirait le cœur navré quand Georges, qui avait tout entendu, s'approcha, le prit par la main et le ramenant au milieu de ces misérables tout fiers de leur victoire :

— Jaffard, dit-il d'une voix calme, demande pardon à ce saint !

— Le petit chirurgien ! s'écria le forçat laissant tomber de joie la gourde d'eau-de-vie qu'il pressait sur ses lèvres.

— Demande-lui pardon !

— Vous le voulez, monsieur Georges !... eh bien, ce que ni l'argousin avec son nerf de bœuf, ni l'officier de sifflet avec sa baïonnette, ni les échevins de Marseille avec tout leur pouvoir, ni le commandeur de Langeron lui-même, m'eût-il attaché à la bouche d'un canon, n'aurait pu obtenir, Jaffard va le faire, monsieur, il va le faire avec plaisir puisque vous le voulez !

Et, ôtant son bonnet rouge, il s'inclina gauchement devant le religieux, et grommela une sorte d'amende honorable de l'air d'un ours qui cède à son gardien. Après cette réparation, Georges reconduisit, nu-tête, le vieillard jusque au seuil de la première salle, et revenant ensuite vivement sur ses pas, il fit signe à Jaffard de le suivre derrière une des cloisons provisoires, et lui dit avec brusquerie :

— Quoique tu sois un scélérat incorrigible, je n'ai aucun déplaisir de te revoir ici.

— Et moi j'en suis aux anges, chirurgien, ou que l'enfer me brûle ! puisque je vous retrouve libre, car je croyais bien que ce brigand de parlement...

— Silence !... il faut toujours que tu maudisses quelqu'un ou quelque chose !

— C'est leur faute, chirurgien ! On n'enchaîne pas un homme comme un loup, on ne fait pas voler sa peau au moindre mot sous les nœuds du fouet ou du nerf de bœuf, on ne lui parle pas avec le sifflet et la corde quand on veut qu'il agisse en chrétien et non en bête féroce.

— Tu es de ces rebelles qu'on ne peut dompter, quand on les dompte, que par la terreur et le fer !

— Qui n'ont plus prise sur moi, répondit le forçat avec une fierté sauvage. Mais il vous ont donc gracié, que je vous retrouve dans le tolar (hôpital) ?

— J'y suis pour donner ma vie, comme c'est mon devoir, pour les victimes de la peste !

— Fameuse idée du bon Dieu, chirurgien ! Que le tonnerre m'écrase si je ne fais dire une messe par ce barbe blanc pour le remercier !

— Comment, misérable, tu te réjouis de cette horrible calamité ?...

— Je le crois bien, et serais un ingrat, pardieu, de faire et dire le contraire ! Plus de coursie, ni de fers, chirurgien ! Au lieu d'être accouplé comme un lévrier à un autre coquin de ma trempe, et à un pauvre Turc qui n'entend pas notre français, me voilà libre comme l'air ! J'ai une compagne [1] superbe approvisionnée par la ville, un gavon [2] aussi beau que celui de M. de Rancé ou du vieux Langeron, au lieu de la ration de deux sols onze deniers, un festin d'amiral !... Et vous voulez que je ne bénisse pas la peste !...

— Écoute, reprit Georges, navré dans l'âme de la situation d'un être humain si malheureux sur les galères, qu'il saluait la peste comme un bienfait et un bonheur ; écoute, j'ai besoin de toi, il faut que tu me rendes, et le plus tôt possible, un service, un très-grand service !...

— Allez, petit chirurgien ! Vous n'avez qu'à parler, et quand il s'agirait de mettre le feu à ce charnier de ville ou d'étrangler les échevins, Jaffard est homme à vous servir sans reculer d'une semelle !...

— Ce que je te demande n'est pas un crime, Dieu merci !

— Ah ! ça me serait bien égal !...

— Tu connais mon père, n'est-ce pas ?...

— Et sa dame rouge aussi, que Lucifer les brûle et les confonde tous les deux, pour le mal qu'ils vous ont fait et dont j'eus une part, le col tors m'ayant livré comme Judas à la maréchaussée !.

— Voici ce que j'attends de toi ! Germain et sa sœur le tiennent séquestré par force, dans quelque hôtellerie de Mar-

[1] Soute au vin ou à la viande.
[2] Chambre de capitaine.

seille ; tu peux donc, toi qui vas partout, arriver à le découvrir, et si tu y parviens...

— Point de promesses, par le diable! Je vous dois trop pour recevoir salaire! Mais vous n'attendrez pas longtemps : j'avais bien cru entrevoir hier le damné hypocrite à une fenêtre de la rue de l'Escale.

— Puisses-tu ne pas te tromper !

— Je suis certain à présent que c'est lui, et comme il y a toujours de la besogne dans cette rue, j'y vais avec le tombereau, et vous les rapporte tous trois dans un quart d'heure!...

— Ramène mon père seulement, je laisse à Dieu la vengeance des autres!...

Jaffard partit avec les morts, mais à peine hors de l'hôpital, il confia le tombereau aux soins de ses camarades, et courut lestement au lieu où il croyait trouver Germain. Par malheur, son zèle et ses pas devaient être inutiles. Voici, en effet, ce qui était arrivé depuis la veille dans l'auberge abandonnée de la rue de l'Escale.

Nous avons laissé Valette, une chandelle de roux [1] à la main, et montant l'escalier dans un état à peu près complet d'anéantissement moral. Il entra machinalement dans la chambre que Germain venait de lui indiquer, s'assit, parce qu'à défaut de son âme son corps obéissait par habitude au sentiment le plus exagéré du moi, et resta là quelques minutes à regarder brûler, sans la voir, sa chandelle de roux. Un bruit violent, qui se faisait entendre par saccades au-dessus de sa chaise, le tira peu à peu de cette atonie. Il écoute, frémit, et, levant la tête, aperçoit deux yeux étincelants, comme ceux des pestiférés, qui suivaient tous ses mouvements. Il n'en fallait pas tant pour triompher de son courage. Il allait pousser des cris d'alarme et de détresse, un signe menaçant l'arrêta : les planches de la cloison cédant alors sous l'effort d'une main vigoureuse, et s'écartant sans trop de bruit, livrèrent passage

[1] Cire jaune.

au baron de Durfort que Valette eut peine à reconnaître tant il était pâle et changé.

Allant d'abord écouter au haut de l'escalier, le baron s'assura que la concubine et son frère, tout occupés de leur conférence, ne pourraient le surprendre; puis il revint sur la pointe du pied et dit à voix basse à Valette :

— Tu es un coquin, je le sais; ils t'envoient ici pour m'épier, mais prends-y garde, misérable, si tu me trahis, je t'étrangle!...

— Bon! murmura Valette, dont ce nouveau péril délia la langue, je n'avais pas pensé à celle-là!...

— Tais-toi, drôle, et écoute bien! Tu vas me suivre dans la chambre où l'on me retient prisonnier.

— Et à quelles fins, s'il vous plaît, monsieur?...

— Afin de m'aider à me sauver, maroufle! J'ai noué ensemble les draps de mon lit, et suis certain d'arriver jusqu'à terre, si quelqu'un les tient assez fortement de la fenêtre.

— Ah! oui, monsieur, si... si le ciel tombait, il y aurait bien des oiseaux de pris, et si j'avais pu m'en dispenser, vous ne me verriez pas dans cette chambre!

— Prétendrais-tu te refuser à ce que je t'ordonne?...

— Hélas! monsieur, ce n'est pas moi, c'est la nature qui se refuse à obéir! J'ai été cette nuit si terriblement secoué que me voilà mobile comme un tremble pour le reste de mes jours. Je peux à peine tenir cette chandelle, et vous voudriez me charger d'un office qui exigerait la force de deux ou trois hommes! Est-ce raisonnable et juste, je vous le demande?...

— Rassure-toi, poltron, et viens!...

— Ce serait avec grand plaisir, si je le pouvais, et croyez bien qu'il me serait non moins agréable de profiter de l'occasion pour m'éloigner d'un lieu si horriblement infecté!...

— Que veux-tu dire, drôle?...

— Eh quoi! monsieur, vous ne savez donc rien?...

— Rien, si ce n'est que je suis prisonnier!...

— La peste est à Marseille!

— Pourvu qu'elle n'atteigne pas mon fils, s'écria le baron, avant que je l'aie revu et qu'elle ne me frappe pas moi-même avant qu'il m'ait pardonné !...

— Votre fils ! Ah ! monsieur, quel courage ! si vous l'aviez vu cette nuit !...

— Tu l'as donc vu, Valette, tu lui as donc parlé, mon ami !

— Oui, certes ! et il me semble, quand j'y pense, que le froid de la mort me glace le cœur et les tempes ! il était là, monsieur, assis aussi tranquillement sur le lit d'un pestiféré que vous au château de Durfort, dans le grand fauteuil vert ! il touchait ces affreux bubons d'où sort la mort subite, et quand tous reculaient d'effroi, les vieux comme les jeunes, quand mon enragé maître, qui a le diable et son enfer au corps, était aussi pâle que moi, lui, stupéfiait tout le monde par son courage et son sang-froid !

— Noble et digne fils de mes pères ! mais ne me cache rien, Valette, où l'as-tu vu ?...

— Chez mon maître d'abord, monsieur, où il demeure...

— Il n'est donc pas... murmura le baron, n'osant achever sa phrase et en complétant le sens par un geste...

— De l'autre côté du port ! non, monsieur, il habite la maison du chevalier Roze, auquel, pour mon malheur, je m'étais attaché et qui m'a fait un trait abominable, un trait que je n'oublierai pas quand je vivrais cent ans !... Figurez-vous, monsieur, qu'ils m'ont forcé à porter une femme atteinte de la peste...

— Où demeure-t-il, ce chevalier Roze ? demanda le baron, l'interrompant.

— Sur le quai de Rive-Neuve, monsieur ! mais quand vous réussiriez à vous tirer d'ici, sachez que des corps de garde barrent chaque entrée de la rue et ne laissent sortir que les malades.

— Alors nous sortirons bientôt tous deux.

— Comment cela, s'il vous plaît ?...

— Puisque tu as touché un pestiféré, tu mourras cette nuit, et je sortirai malade sur ta civière!...

Ces paroles produisirent sur l'esprit troublé de Valette une si terrible impression, qu'il se mit à trembler comme la feuille, et laissa échapper sa chandelle de roux qui s'éteignit. Profitant de l'obscurité, le baron se glissa le plus doucement possible le long de la rampe jusqu'à l'angle obscur de la porte de la cuisine, et de là, caché par l'ombre, il entendit Germain et sa sœur former leurs sinistres projets.

— Quand il m'aura épousée, disait de sa voix rauque la Catinelle, que la peste nous en délivre; car c'est un cœur de poule, et tôt ou tard il se retournerait du côté de son fils.

— Tu as du bonheur, toi, répondait Germain avec un soupir, la peste te l'emportera dès que vous serez mariés, et tu resteras seule dame et maîtresse au château de Durfort; même si l'idée t'en vient, tu auras encore le temps d'en prendre un jeune. Plût à Dieu et à mon saint patron que j'eusse la même chance avec le fils !

— Les galères sont malsaines, articula sourdement la concubine, et à présent que les forçats enterrent les morts, tu as de l'espoir, frère !...

— Que le Seigneur t'entende, sœur, soupira l'hypocrite, quant à mettre la main sur cette belle et fière demoiselle, j'aurais bien du malheur, si je n'y réussissais pas!...

Ils se turent et se levèrent à ces mots pour aller se coucher; agile comme un chat sauvage, le baron remonta sans bruit et les précéda dans sa chambre. Les derniers plis du bandeau qui l'avait aveuglé si longtemps venaient de tomber, son plan était fait, il le mit à exécution le lendemain. Dès que la lugubre clochette et les cris des forçats annoncèrent le retour du tombereau se présentant à la croisée, il cria d'un ton lamentable qu'il était atteint de la peste. Sa pâleur et l'égarement de ses yeux n'ayant laissé aucun doute aux corbeaux, ils montèrent dans la maison et l'enlevèrent de force, malgré la résistance de Germain et les cris de sa sœur. Une fois dans la rue, le baron demanda qu'on le conduisît au quai de Rive-Neuve, chez le chevalier Roze ; mais il lui fut répondu par l'échevin, commandant l'escouade, qu'il fallait se rendre d'abord dans l'infirmerie du quartier, où il serait probablement fait droit à sa requête.

Ce contre-temps rendit l'espoir à la Catinelle. Douée d'une imagination infernale, elle conçut à l'instant même le plan le plus hardi, le communiqua rapidement à son frère, que 'la crainte des révélations du baron avait frappé de stupeur, et envoya celui-ci à l'hôtel de ville, après s'être informée du lieu où l'on portait les pestiférés de la rue de l'Escale. Pour elle, profitant de la levée des corps de garde devenus inutiles depuis que la contagion était partout, elle suivit le tombereau à pied, en feignant de verser des larmes.

Il résulta de cet événement inattendu, que Jaffard, exact à tenir sa promesse, arriva une heure trop tard. La rue où la peste avait tout emporté était déserte et le nid vide. Désappointé sincèrement d'abord, à cause de Georges, le forçat se consola bientôt. Le naturel revenant en poste chez lui, il ne songea qu'à faire ce qu'il faisait partout avec ses camarades. En un clin d'œil il eut enfoncé les armoires du rez-de-chaussée et fouillé partout ; descendant ensuite à la cave, il rapporta un broc de vin vieux, et une dame-jeanne pleine d'eau-de-vie, étala sur la table un jambon et quelques autres pièces salées extraites des pots de faïence qui garnissaient la cheminée, et se mit à déjeuner gaiement en chantonnant entre ses dents, et buvant à pleins verres, à la santé du diable et de la peste...

C'est au milieu de cette occupation que le surprit Valette, amené là par son mauvais génie. Jamais poltron n'a passé plus mauvaise nuit ; tourmenté par d'effroyables cauchemars, il se palpait à tout instant pour voir s'il n'avait pas la peste.

Les paroles du baron bourdonnaient sans cesse à son oreille : « Tu vas mourir, puisque tu as touché à un cadavre ! » Quoique rien encore ne semblât justifier cette sinistre prédiction, il avait la fièvre et mourait moralement de la peur de la mort. N'entendant plus aucun bruit dans la maison, il s'était déterminé, après une hésitation très-longue, à sortir d'un trou sombre où il s'était caché la nuit pour voir s'il ne découvrirait pas quelques provisions; car la faim, en effet, commençait à lutter avec avantage, chez lui, contre la terreur, et, petit à petit, réveillait l'égoïsme. S'il fut désagréablement surpris à la vue de Jaffard, ce fut sa faute; car le scélérat, mis en belle humeur par une poignée de pistoles qu'il avait trouvées sous le linge de l'aubergiste, lui fit l'accueil le plus gracieux et l'invita, par Lucifer! à s'asseoir à sa table.

Refuser n'eût pas été prudent. Poussé par la faim et la crainte, Valette accepta et s'assit en se mordant les lèvres, et se plaçant le plus loin possible de son étrange amphitryon, celui-ci le servit libéralement et après l'avoir réchauffé par de larges rasades mêlées de vin et d'eau-de-vie :

— Ça, mon croquant, voyons, dit-il, parle-moi franchement. Tu es un de ces gueux qui se cachent dans les maisons pour ne pas aller à l'hospice de la Charité, où l'ordonnance leur enjoint de se rendre incontinent et sous peine du fouet.

— Moi! répondit Valette, blessé dans sa dignité et dans sa vanité, je ne suis ni un gueux ni un croquant, sachez-le bien !

— Tant pis, fourche du diable, je t'en estimais davantage ! Et qu'es-tu donc?...

— Un brave homme; et, je puis le dire sans me flatter, le meilleur, le phénix des serviteurs, quoique le hasard, jusqu'ici, ne m'ait pas donné de bons maîtres!

— Bois! grommela Jaffard en allumant sa pipe; bois, mon brave homme, et défile ton chapelet!

Valette vida son verre; et, reprenant, grâce à la chaleur du La Malgue, son assurance et son ton doctoral, il fit un récit très-long et fort circonstancié de toutes les infortunes qu'à son point de vue, il avait essuyées auprès de chacun de ses maîtres; puis, comme de raison, appuyant fortement sur la dernière :

— Enfin, il m'a contraint, dit-il, parlant du chevalier Roze, il m'a obligé, l'épée sur la gorge, de porter un pestiféré!...

— Voyez-vous cela ! exclama Jaffard poussant coup sur coup d'énormes bouffées de tabac.

— Est-ce un trait d'homme et de chrétien? je vous le demande !

— Non ! non ! fit Jaffard ; et je vois, compagnon, qu'en fait de maîtres, vous n'avez pas joué de bonheur !

— Qui, moi ? je suis victime d'un malheur exécrable !

— Tout change dans ce monde, ou Lucifer m'étrangle ! et vous avez eu de la chance de me rencontrer ce matin !

— Vraiment ! reprit Valette d'un air de doute.

— Oui ; je sais à présent où est le maître qu'il vous faut !

— J'avoue que l'expérience du passé m'a rendu difficile, et j'exigerai, à coup sûr, de grandes garanties...

— On l'aurait fait faire exprès, vous dis-je, qu'il ne vous conviendrait pas mieux !

— Qui est-ce ? demanda Valette d'un air capable et dédaigneux !

— Celui qui vous parle, brave homme !

— Vous ! s'écria Valette se redressant d'indignation.

— Moi-même ! répondit Jaffard, dont l'œil étincelait d'une joie ironique et fascinait l'infortuné : depuis deux jours, je cherche un domestique pour brasser la grosse besogne quand je mène le tombereau, m'apporter la mortaille sans que je me dérange, et me servir un peu le soir lorsque je suis trop fatigué ; vous êtes vert et leste encore, pas besoin de courir plus loin ; je vous arrête !

Valette bondit de sa chaise pour fuir à tout hasard ; mais, aussi prompt que lui, Jaffard le retint et le cloua sur place, en le harponnant dans le dos avec le croc aigu qu'on donnait aux forçats pour traîner les cadavres. A ses cris de détresse, cris arrachés par la terreur et la douleur, son nouveau maître répondit par une correction si rude, que le pauvre Valette fut forcé de baisser pavillon et de demander grâce.

— Marche ! par le trident du diable ! cria Jaffard de sa voix de tonnerre, et souviens-toi que si tu bouges tu coucheras ce soir dans les fosses de la Joliette !

— Ah ! miséricorde du ciel ! où me suis-je fourré ? soupira tout bas l'égoïste en suivant le forçat dont l'air féroce le faisait frémir.

Celui-ci le couvrit d'une casaque des galères, non sans l'avertir qu'elle provenait d'un corbeau mort de la peste le jour même ; et après lui avoir répété deux fois avec affectation, que s'il essayait de lui fausser compagnie, il serait irrémissiblement pendu sous le nom du condamné mort qu'il était censé remplacer, il le traîna, pour son début, dans la rue du Ferrat, où les cadavres s'élevaient par monceaux et exhalaient de loin une puanteur effroyable.

XXI

L'INFIRMIER DES PESTIFÉRÉS

Seul à l'hôtel de ville avec l'archivaire, le vieil Estelle, accoudé sur la table de la chambre du conseil, écoutait, la tête dans ses mains, le rapport de ce magistrat. Celui-ci, remplissant consciencieusement les devoirs de sa charge et ne cachant rien à son chef, s'exprimait en ces termes, tout en étouffant sa voix pour qu'elle n'allât point frapper les échos de l'immense salle.

« On meurt si vite en touchant les pestiférés que nous ne trouvons plus de bras à aucun prix. Quant aux gueux qu'on avait recrutés de force, ils se cachent avec tant de soin qu'il est devenu impossible d'en saisir un seul. Dans cette extrémité, la ville s'est adressée de nouveau à messieurs des galères, en les priant instamment de vouloir bien lui donner d'autres forçats pour servir de corbeaux, avec offre de passer soumission pour les remplacer, ou d'en indemniser Sa Majesté. M. de Langeron nous a accordé vingt-six invalides des galères, auxquels la liberté a été promise. Malheureusement ces bandits, moins touchés de l'espoir de la liberté que des biens qu'ils ont sous les yeux, songent plutôt à voler dans les maisons où ils entrent qu'à retirer les morts. M. Moustier est forcé, pour qu'ils n'abandonnent pas les corps au bord des fosses et qu'ils détellent les chevaux le soir, de les suivre pas à pas depuis le lever du soleil jusqu'à la nuit. Pour faciliter l'enlèvement et l'enterrement des cadavres et empêcher l'infection, il a été ordonné que lorsqu'il y aurait un mort dans une chambre, de quelque sexe et qualité qu'il fût, le cadavre serait porté et mis à la rue, attendu que les forçats et autres personnes destinées à enlever les morts n'entrent pas dans les maisons.

» Depuis hier, du reste, la plupart des galériens sont morts, et les autres refusent. malgré l'appât du vol, de pénétrer dans des lieux où les attend une mort certaine. Au surplus, leurs services ne tarderont pas à devenir insuffisants, car le nombre des morts s'accroît au point qu'il a fallu renoncer à les aller prendre dans les quartiers éloignés. On assure que cette nuit il est mort mille personnes. Tous les ecclésiastiques et une partie des curés ont pris la fuite, et il ne reste dans la ville que l'évêque et quelques membres des communautés religieuses. »

Comme l'archivaire ajoutait que le feu de la peste dévorait les quatre coins de Marseille, et, prompt comme la foudre, frappait tout et emportait tout, on vint avertir M. Estelle qu'un étranger demandait à lui parler sur-le-champ. Trop ému par ce douloureux tableau des misères de sa patrie pour répondre, l'échevin fit un signe, et le garde de ville introduisit à l'instant même le doucereux Germain.

Jamais l'hypocrite n'avait composé plus habilement son air et son visage. Tout, jusqu'aux larges mèches de cheveux gris aplatis sur ses tempes, tout ajoutait à l'expression humble et fausse à la fois que respire par tous les pores la physionomie du béat. Il s'approcha les yeux baissés et, jouant l'embarras, s'inclina respectueusement devant l'échevin, sans oublier de laisser pendre, comme par mégarde, le chapelet à gros grains passé dans sa ceinture.

Il n'en fallait pas davantage pour capter la bienveillance des contemporains de Tartuffe, aussi aveugles sur ce fait que le crédule Orgon ; éblouis par ses faux semblants, Estelle et le vieux archivaire, catholiques rigides, échangèrent un coup d'œil favorable, et l'échevin, montrant un siége à Germain :

— Seyez-vous, brave homme, dit-il, et faites connaître sans crainte l'objet qui vous amène.

— Monseigneur, répondit Germain prenant place à peine sur le bord du fauteuil, j'ai su par un écrit affiché au coin des rues que la ville manque d'infirmiers pour soigner les malades.

— Il n'est que trop vrai, hélas ! et dans cette nécessité, nous avons délibéré d'offrir une récompense extraordinaire à ceux qui voudront bien se dévouer à cet office.

— A part la récompense, qui ne me touche guère, c'est pour cela que je viens, reprit Germain modestement.

Les deux magistrats se regardèrent, et l'échevin élevant la voix :

— Je voudrais, dit-il, que tous les lâches qui ont fui fussent là pour entendre les paroles de ce digne homme, et rougir de leur désertion. Ainsi, vous consentez à partager dans les infirmeries notre tâche cruelle ?

— Oui, monseigneur, dès à présent, mais à deux conditions.

— Parlez d'abord, homme de Dieu, car la ville y souscrit d'avance !

— La récompense que vous offrez sera distribuée aux pauvres !

— Quelle noblesse ! c'est un ange que le ciel nous envoie ! s'écria l'archivaire emporté par son enthousiasme.

— Et ensuite ? demanda M. Estelle la larme à l'œil.

— Ensuite, j'aurai le droit de me transporter à mon gré partout où il y aura des malades, et vous daignerez, monsei-

gneur, me signer une passe pour circuler librement, au même
effet, dans la ville et dans le terroir.

— Écrivez, Capus, dit Estelle ; votre nom, digne citoyen ?

— Je m'appelle Germain et ne suis qu'un pauvre étranger
de passage à Marseille.

— Voilà un nom que la ville n'oubliera pas, si nous voyons
des jours meilleurs ! Germain, ajouta le noble vieillard en lui
tendant deux morceaux de parchemin scellés aux armes de
Marseille, la meilleure récompense de ceux qui ont votre courage est dans leur cœur et dans l'estime des gens de bien.
Je vous remercie toutefois, au nom de mes concitoyens, de
votre dévouement, et ne désire qu'une chose, c'est qu'il nous
soit permis de le reconnaître un jour comme nous le sentons !

Germain s'inclina modestement et sortit aussitôt, comme
pour se dérober à l'admiration qu'il excitait. Tant qu'il fut
dans de l'hôtel de ville, pas une ligne de son visage ne se dé-
tendit ; mais à peine ses pieds touchèrent-ils les briques brû-
lantes du quai du port, que, relevant la tête d'un air de
triomphe, il prit sa course vers la grande infirmerie, où il eut
le temps de se faire reconnaître et de s'installer avant le retour
des tombereaux.

Pendant que le hasard lui envoyait cet auxiliaire inattendu,
Georges, enfermé dans la cellule en planches qui composait
son cabinet et sa chambre à coucher, était occupé délicieusement à lire une lettre de Sylvine.

Cette lettre, qu'il relut vingt fois, était ainsi conçue :

« Cher Georges,

» Te dire le bonheur que m'apporta ta visite serait impossible ; il est resté tout entier au fond de mon cœur. Je ne saurais pas plus t'en donner une idée maintenant que ce soir-là,
où je pouvais te parler à peine. A présent, je suis encore toute
silencieuse et comme sous le charme de ta vue et de tes paroles. Je m'attache de toutes mes forces à ces quelques heures

bienheureuses, et il me semble qu'une distraction serait un crime, car elle les éloignerait de moi. Hélas! hélas! elles sont bien loin cependant, et à peine t'avais-je retrouvé, qu'il a fallu te perdre de nouveau. J'ai senti, après ton départ, une tristesse extrême; tout était noir et mort autour de moi; c'est une impression des plus navrantes, mais je ne veux pas t'en parler de peur de réveiller en toi quelque douleur pareille.

» De retour dans ma chambre, dont la solitude et le silence me glacent, malgré l'attention et les soins dévoués de Nore, il me sembla qu'un abîme venait de s'ouvrir entre nous et que nous étions déjà aux deux bouts opposés du monde. Alors je me mis à te suivre en pensée à travers les ombres de cette nuit d'orage. Je te plaignais bien, je tremblais des périls que tu bravais peut-être; mais dans le fond de l'âme je me disais que j'aurais fait tout cela pour te revoir, pour presser ta main une seule minute!

» J'espérais être plus tranquille le lendemain; vaine illusion, hélas!... Tout me rappelait ta présence et cette soirée si douce et si vite écoulée! J'ai parcouru les allées que nous avions suivies ensemble, j'ai revu sur le sable et sur l'herbe la trace de tes pas... mais comment te dire ce que j'ai senti? je t'aurais perdu pour jamais, tu serais mort, qu'une tristesse plus glaciale ne m'aurait pas enveloppée.

» Maman est encore couchée; il est huit heures, c'est dans le petit salon du rez-de-chaussée, où tu ne voulus pas entrer, et sur ton portefeuille vert, que je te t'écris. Plus heureuse à présent que dans le reste du jour, je peux être avec toi sans que personne vienne troubler ce tête-à-tête imaginaire et qui est pourtant ma seule consolation et mon seul bonheur maintenant. Cher ami, quand m'écriras-tu? J'attends le chevrier avec une impatience et une agitation dont ceux qui n'aiment pas ne pourraient concevoir l'idée. Il me le cache avec soin comme toi, mais je le devine, je le sens, tu es exposé tous les jours à quelque terrible péril. Hélas! je le comprends, la fatalité et l'honneur t'imposent une grande tâche, mais ma tendresse alarmée te voudrait quelquefois moins brave ; et plus j'admire ton dévouement et ton courage, plus en secret j'ai peur.

» J'appris hier, par hasard, le pitoyable état où se trouve aujourd'hui la ville. Un monsieur qui passa devant la grille, sur les cinq heures du soir, me dit que les rues étaient remplies de corps morts, et qu'on avait peine à y marcher sans les fouler aux pieds. Ma pauvre mère était présente et s'enfuit ; moi, j'essayai de faire bonne contenance, mais je fus forcée de m'asseoir ; mes genoux fléchissaient, et un nuage passait sur mes yeux quand je te voyais au milieu des pestiférés.

» Pour chasser cette image qui ne me quittait plus, après le dîner, je sortis avec le vieux Bontemps et Nore, afin d'aller à la mer. Le ciel était clair et serein, et le temps très-chaud. Nous trouvâmes dans notre chemin, à la porte d'une maison de campagne, un malade couché sur un matelas, qui remuait encore, ce qui nous obligea de revenir sur nos pas et de chercher un autre sentier. Étant passés devant l'Église du Gros-Cap, le curé me dit qu'il avait sept morts et quelques malades.

» Un peu plus loin, nous rencontrâmes un moulin devant lequel on brûlait les hardes de ceux qui l'habitaient la veille et qui sont enterrés au pied de la butte.

» Je m'assis pour me reposer sous un olivier, au milieu d'une touffe de sauge, et vis s'avancer presque aussitôt de notre côté un vieux médecin en rabat et en robe, qui vint me saluer et me donna des nouvelles de la ville. Je brûlais de l'interroger ; mais, comme s'il eût deviné ma pensée, il se mit à me parler de toi et me fit un éloge si chaleureux de ton dévouement et de ta science, que les larmes m'en vinrent aux yeux. Il te connaît beaucoup, dit-il, et s'appelle M. Peyssonel.

» Quand il m'eut quittée, nous pleurâmes tous les trois en priant Dieu bien ardemment de te protéger au milieu de ce grand péril et de nous ramener sains et saufs à la Maison-Blanche. Puis, me levant brusquement, car j'étouffais, je descendis vers la chapelle de Montredon. Là, un homme me cria de rebrousser chemin parce qu'il y avait déjà des corps, rejetés apparemment par les flots, sur le rivage. Au retour, on nous montra une bastide fermée dont tous les habitants sont morts de la peste. On les ensevelit tout proche de la route. A quelque distance, nous avions déjà vu une petite cabane avec un mort étendu sur l'herbe devant l'entrée. Nous sommes arrivés, grâce au Seigneur, sur les neuf heures du soir, en bonne santé.

» Mais le tourment que je croyais fuir, je l'ai retrouvé plus poignant dans ce jardin où tu n'es plus et où mon cœur t'appelle et te cherche toujours. Quelle existence dure et insupportable ! elle m'accable, me tue et me rend insensible à tout ! Écris-moi donc, si tu ne peux me revenir, écris le plus longuement possible, car à chaque instant j'ai besoin de toi, et une lettre trompe mon impatience ; je la reprends sans cesse, je me cache dans un petit coin, la relis plusieurs fois, puis je pleure comme un enfant et me sens mieux. Ah ! Georges ! Georges ! que ton père fut coupable ! et comme je maudis ton dévouement, noble mille fois et admirable, mais qui a tué notre bonheur !... »

La lecture de cette lettre plongea le jeune médecin dans une rêverie si profonde, qu'il oublia pendant quelques instants tout ce qui l'entourait. Les bruits lugubres de l'hôpital mêlés de plaintes et de sanglots n'arrivèrent plus à son oreille ; il n'entendit pas même les tombereaux, dont les grosses roues ébranlaient le sol de la cour et faisaient grincer les vitres. Ils arrivaient ce jour-là plus chargés que la veille. Dans le premier que les forçats conduisirent devant la porte se trouvait, côte à côte des pestiférés, le baron de Durfort. Les infirmiers, rangés en ligne, attendaient au bas du perron. A peine le forçat conducteur eut-il arrêté le chariot dont nous venons de parler, que l'un de ces hommes, dont le visage était enveloppé d'un mouchoir trempé de vinaigre et percé de trois trous pour respirer et voir, s'empara du baron et l'emporta dans une loge construite au fond des dortoirs et entièrement isolée. Arrivé là, il le jeta rudement sur un lit, tourna la clef de la porte et revint se placer devant lui en silence.

La résolution violente et désespérée, pour ainsi dire, du baron, s'était affaiblie au contact de ces moribonds déjà bronzés par la peste. Il lui fallut quelques minutes pour se remettre ; passant enfin la main sur son front, comme pour en chasser ces horribles images :

— Je veux parler au commissaire de l'hôpital, dit-il ; mon ami, veuillez l'en prévenir.

L'infirmier restant immobile, il renouvela sa demande d'un ton plus impérieux : celui auquel il s'adressait dénoua alors son mouchoir, et le baron effrayé se dressa sur son séant, en criant :

— Germain !...

— Plus bas ! monsieur ! plus bas ! ou par le Dieu vivant ! je vous serre si fort la gorge que vous ne crierez plus !

— Malheureux ! oserais-tu bien porter les mains sur moi !...

— J'oserai tout, pour me venger et soutenir ma sœur que vous avez déshonorée !...

— Lâche ! murmura le baron, malgré sa frayeur, ne le savais-tu pas depuis douze ans que tu l'as toi-même amenée au château !...

— Je le savais et gémissais de ce scandale. Mais aujourd'hui il ne me plaît plus de le souffrir. Ma sœur a été votre maîtresse, il faut qu'elle soit votre femme ! ou, je vous en préviens, vous ne sortirez de cette loge que sur la civière des morts !...

— Ah ! Georges, mon fils, où es-tu ?... s'écria le vieillard, se tordant les mains de désespoir !...

— Sur le banc des forçats où vous l'avez lié vous-même !

Le baron frémit, et un rayon d'espoir passa comme l'éclair devant ses yeux, en voyant que Germain ignorait la délivrance de Georges.

— Ne comptez donc plus, poursuivit froidement le frère de la concubine, sur votre fils ni sur personne, pour vous tirer d'ici,

— Soit! Je ne compterai que sur Dieu!...

Un sourire ironique effleura les lèvres du scélérat ; mais reprenant aussitôt le masque et le langage de son rôle :

— Dieu est juste, fit-il, et s'il vous a conduit ici, c'est afin de vous obliger, par la crainte du châtiment, à réparer un grand scandale, et à rendre l'honneur à ma sœur et la paix à votre conscience !

— Il le fera ou il mourra ! dit tout à coup une voix rauque.

Le baron tressaillit, et, levant la tête avec effroi, il aperçut la Catinelle appuyée sur le chevet de son grabat, et se laissa retomber sur la serpilière, découragé et à moitié vaincu. L'influence que le serpent exerce, dit-on, sur l'oiseau, cette femme aux paupières ardentes l'exerçait sur le vieillard. Elle n'eut besoin pour le dompter comme un enfant que de quelques paroles. Il baissa la tête, reprit le joug, et n'opposa plus aucune objection au projet de Germain qui était résolu à faire bénir, dans la nuit même, cette union *in extremis,* car il espérait bien que le baron n'y survivrait pas, par le confesseur de l'hôpital.

Ce dessein arrêté, Germain, laissant le baron sous la garde de sa sœur, sortit pour aller à la recherche d'un tabellion : découvrir un de ces fonctionnaires était difficile, car ils avaient tous pris la fuite, et la plupart des malades mouraient sans tester. Cependant, une ordonnance, signée de Langeron, qui venait d'être nommé par la cour commandant général de Marseille et du terroir, enjoignant aux notaires royaux de revenir dans vingt-quatre heures, il ne désespéra point d'en rencontrer quelqu'un plus obéissant ou moins timide, et se rendit successivement dans les quartiers qu'ils habitaient. Longtemps il perdit ses pas. Un médecin qu'il rencontra, de fortune, allant, dans la chaise à porteurs que lui fournissait la ville, visiter un malade, l'assura qu'il trouverait un notaire-maître vers le milieu de la rue de la Tête-d'Or. Or, comme il courait de ce côté, il entendit dans le lointain les sons plaintifs d'une flûte de Pan, et s'arrêta l'œil fixe et l'oreille tendue.

Les sons se rapprochaient toujours en devenant plus rares et plus doux : ils cessèrent bientôt, et Germain vit déboucher d'une rue voisine, Michel avec ses chèvres et son fidèle Pastour. Se couchant précipitamment sous les piliers d'une boutique abandonnée, il le suivit des yeux jusqu'à une pauvre maison en pans de bois, où le berger entra, laissant ses chèvres à la porte. Une lueur fauve, semblable à celle qui traverse les prunelles du tigre, rayonna aussitôt dans l'œil de Germain. Explorant, d'un regard rapide, la rue silencieuse et déserte, il s'élance vers cette maison, ôte ses souliers sur le seuil, et, malgré la puanteur qui s'exhalait du bas de l'escalier, monte sur la pointe du pied en écoutant à chaque porte. Celle d'un galetas situé au quatrième étage était ouverte ; il jette un coup d'œil dans cette pièce, et aperçoit Michel à genoux devant un grabat, et faisant boire, avec son écuelle pleine de lait, un pauvre enfant au berceau, seul être vivant que la peste eût laissé dans cette maison.

Saisir le couteau que tous les montagnards portent ouvert dans leur ceinture, se ramasser sur lui-même, bondir comme un jaguar et frapper par derrière avec furie Michel, surpris et sans défense, fut l'affaire du même instant. Le malheureux chevrier tomba baigné dans son sang à côté du berceau : son assassin redoubla néanmoins, tant qu'il lui crut un atome de vie, et il l'aurait taillé en pièces si Pastour, attiré par l'instinct qui inspire parfois ces admirables serviteurs de l'homme, n'était accouru en hurlant.

Il sauta sans balancer à la gorge du lâche, et une lutte horrible s'engagea sur le carreau baigné de sang. Blessé, par malheur, grièvement, et criblé de coups de couteau, Pastour ne put venger son maître. Soit qu'il le comprît lui-même ou que son ardeur se fût évanouie avec sa force, par ses plaies sanglantes, il s'enfuit tout à coup en poussant de lugubres gémissements.

Germain avait de larges et profondes blessures, mais dans l'orgueil de son triomphe il n'y songea pas ; pressé d'assouvir cette soif de vengeance qui le dévorait depuis la scène des grottes, il lia les mains et les pieds de ce corps immobile et livide, le poussa contre le mur où se colla son front saignant encore, et sortit les yeux dilatés par une joie horrible, après avoir fermé la porte à double tour.

XXII

L'HOPITAL DE LA CHARITÉ

Au moment où l'assassin sortait précipitamment de la rue de la Tête-d'Or, Moustier y entrait du côté opposé avec son lugubre cortége. C'était merveille, dans cette immense cité qui n'était plus qu'un cimetière, et qui n'offrait partout aux regards que des monceaux de cadavres, de voir l'intrépide échevin accomplissant sa tâche civique avec autant de sang-froid, de calme et de dévouement que le premier jour. Tous les forçats qu'on lui avait donnés étaient morts; vingt autres avaient péri la veille en comblant les caveaux des églises. Entouré d'une nouvelle bande qui ne devait pas durer plus longtemps, à l'exception de Jaffard en apparence invulnérable, il marchait tranquille au milieu des pestiférés, les mourants et les morts, si tranquille, qu'une demi-heure avant, un emplâtre encore chargé du bubon, et lancé par une fenêtre, s'étant appliqué sur sa joue, il s'était contenté de le détacher et d'essuyer la place avec son éponge imbibée de vinaigre, sans manifester la moindre crainte, sans s'arrêter un seul instant.

En passant devant la maison où Michel venait d'être assassiné, il aperçut les chèvres qui attendaient leur maître, couchées le long du mur, et dit au brave Langeron à cheval à ses côtés :

— Monsieur le commandeur, vous m'avez loué tout à l'heure plus que je ne méritais, pour ce qu'il vous a plu d'appeler un acte de courage; eh bien, il y a dans cette maison un pauvre chevrier de la Montagne Noire qui a mille fois plus de droit à ces louanges que moi.

— J'en doute, monsieur, répondit Langeron en hochant la tête.

— C'est la vérité, cependant. Magistrat de Marseille, je dois ma vie à ceux qui m'ont élu pour les servir et les défendre; en m'exposant donc au péril, je ne fais que remplir la plus simple de mes obligations; mais ce pauvre chevrier ne doit rien à la ville, ce qui ne l'empêche pas de montrer un admirable dévouement. Vous savez combien d'orphelins gémissent sans secours. Nous avons eu beau faire appel à toutes les femmes pour soigner ces treize cents abandonnés qui encombrent l'hôpital de Notre-Dame de Lorette, le danger est si grand qu'il effraye la charité même. Seul, ou presque seul, d'abord, ce brave jeune homme nous a prêté secours; il s'est fait le père nourricier de tous ces pauvres petits malheureux, dont es mères pourrissent dans les fosses; et si vous voyez là ses chèvres, c'est qu'il a découvert dans cette maison dépeuplée par la peste quelque orphelin auquel il rend la vie.

— Comment s'appelle cet homme? demanda brusquement le commandeur Langeron.

— Michel! répondit la grosse voix de Jaffard qui, honteux de son émotion, vengea ce qu'il regardait comme une faiblesse sur le dos de son domestique.

— Je n'oublierai pas ce nom, dit le commandeur; et maintenant, mon cher Moustier, faut-il que je vous accompagne aux fosses?...

— C'est indispensable, monseigneur; votre autorité seule peut contraindre les paysans à creuser celle que j'ai tracée ce matin entre la porte d'Aix et la tour Sainte-Paule, et qui aura dix toises de long et cinq de large.

Langeron poussa son cheval, prit sans autre observation la tête du convoi, et ne s'arrêta que hors des murailles à l'endroit désigné. Il y avait là deux cents paysans, la pioche et le hoyau sur l'épaule; les milices et les gardes de la ville les avaient capturés la nuit dans le terroir; mais, malgré l'injonction répétée et les menaces de l'officier des galères, qui devait diriger le travail, ils refusaient obstinément d'ouvrir la fosse. Instruit de leurs dispositions, Langeron se porta au trot devant l'espèce de bataillon carré qu'ils formaient au pied des remparts, et les interpellant d'une voix forte :

— Voulez-vous prendre vos pioches et me suivre?

—Non! répondit un vieillard, les paysans ne le peuvent pas !

— Ah! ah! et pourquoi, s'il vous plaît?...

— Parce qu'on meurt trop vite en fouillant la terre des fosses!

— C'est là votre dernier mot ? demanda Langeron.

— Oui! oui! crièrent les paysans, il a raison ; la vie des paysans vaut bien celle des messieurs de la ville !

Langeron se tourna vers l'officier commandant une compagnie du régiment de Brie, dont les uniformes gris blanc à parements rouges et les chapeaux bordés d'or venaient d'apparaître tout à coup, et élevant la voix :

— Faites charger les armes, dit-il tranquillement.

Le bruit métallique des baguettes retentissant dans les fusils glaça les paysans. Là, comme il arrive quelquefois, une peur chassa l'autre ; et, malgré l'infection qui s'élevait des fosses mal couvertes, et la vue des cadavres verdâtres qu'on fit rouler des tombereaux, ils se mirent au travail avec une ardeur doublée par le désir de regagner leurs champs. Moustier les surveillait lui-même, et ne les aurait quittés que la besogne faite, si on n'était venu lui annoncer que trois voyageurs s'avançant vers cette ville désolée, avaient franchi la barrière de Notre-Dame. Mû par un sentiment d'humanité, il courut aussitôt à leur rencontre et leur cria de loin de rebrousser chemin ; mais ils ne l'écoutèrent pas.

— Malheureux! cria-t-il plus haut, où allez-vous?

— A Marseille, dit un vieillard en robe noire qui marchait le premier.

— Ignorez-vous donc les ravages qu'y fait la peste?

— C'est pour cela que nous venons.

— Messieurs, dit alors l'échevin en ôtant sa toque écarlate, à qui ai-je l'honneur de parler?

— Au chancelier de l'école de médecine de Montpellier, répondit un des voyageurs.

— Et voici, ajouta le savant Chicoisneau, MM. Deydier et Verny qui viennent s'enfermer avec moi dans votre ville pour combattre le fléau.

— Hélas! s'écria Moustier ému jusqu'au larmes, puisse ce noble dévouement soulager nos misères et ne pas vous coûter la vie!...

— Vos médecins sont donc partis? demanda le chancelier.

— Ils ont pris la fuite.

— Ainsi vous restez sans secours?

— Non, grâce au ciel! Aux quelques hommes intrépides que n'a pas effrayés la mort, est venu se joindre un jeune médecin, ou plutôt un ange de dévouement et de courage, de votre Faculté.

— Un médecin de Montpellier! Comment le nommez-vous?

— Georges de Durfort.

— Mon meilleur élève, mon fils d'adoption et de science! Ah! je le crois, que vous êtes contents de lui!

— Nos docteurs à cheveux blancs le regardent comme un oracle!

— Ils ne se trompent pas, monsieur! et il me sera doux de lui rendre ce témoignage. Mais parlons du fléau : avez-vous beaucoup de malades?

— Venez, dit Moustier en les conduisant à la première maison qu'il aperçut ; si quelqu'un respire encore sous ce toit, c'est un pestiféré. Vous jugerez, par un exemple, de l'étendue de nos malheurs.

Les médecins le suivirent et ne purent, malgré leur expérience des douleurs, lui cacher un frémissement. Sur une poignée de paille gisait une paysanne à l'agonie. Le feu de la fièvre éclatait dans ses yeux rougeâtres. Sa face était plombée et livide, sa peau marbrée de taches blanches et noires. Par tendresse conjugale elle s'était attaché, avant de tomber dans le délire, une longue corde au pied afin que son mari pût la traîner sans danger dans sa fosse après sa mort.

La plupart des médecins, Georges excepté, redoublaient encore l'abattement des malades par les précautions extrêmes qu'ils prenaient en les visitant. Persuadés qu'en relevant leur moral ils les guériraient à moitié, les vétérans de Montpellier adoptèrent dès ce moment le système opposé. Ainsi, pour leur laisser croire que de tous les maux la peste est le plus ordinaire, le chancelier et ses deux confrères, du chevet de là paysanne, allèrent, avec M. Moustier, parcourir successivement les quartiers, s'approchant des pestiférés de sang-froid, sans répugnance et sans précaution. On les vit s'asseoir sur leurs lits, toucher leurs bubons, et rester là avec tranquillité autant de temps qu'il en fallait pour se bien informer de l'état de la maladie et assister à l'exécution, par les chirurgiens, des opérations qu'ils avaient ordonnées.

Guidés par le noble échevin, ils vont partout, abordent les malades dans les rues, sur les places, dans les maisons, refusant l'argent que leur offrent les riches, et ne recevant que les mille bénédictions qui les suivent de tous côtés.

La nuit seule interrompit ce pieux pèlerinage. M. Moustier ramena dans sa maison le vieux Deydier et Verny, et fit conduire le chancelier à l'hôpital des pestiférés, auprès de son ancien élève. Georges s'affligeait sincèrement à cette heure, car le rapport de Jaffard lui avait laissé peu d'espoir de retrouver son père ; aussi éprouva-t-il, à la vue de son ancien et vénérable maître, un de ces vifs mouvements de joie auxquels son cœur n'était plus accoutumé.

Ils soupèrent dans sa cellule, et, après ce repas abondamment et délicatement servi, car la ville était généreuse, un entretien, puisé chez tous les docteurs des écoles de l'orient et de l'occident et hérissé de mots latins, grecs et arabes, s'engagea entre le dessert et le café, et se prolongea fort avant dans la nuit. Pendant qu'il donnait la réplique au digne professeur, enchanté de cette soirée et heureux au possible, Georges ne se doutait guère des dangers que son père courait sous le même toit et à deux pas de lui.

Après le crime de la rue de la Tête-d'Or, Germain avait fait tant de recherches pour découvrir un notaire, qu'il était parvenu à ses fins. Ayant toutes les raisons du monde de n'éveiller point l'attention, il lui donna rendez-vous pour dix heures du soir, dans la sombre rue des Jardins. L'appât d'une forte récompense triompha des répugnances du notaire, qui se rendit au lieu convenu à l'heure précise, et fut introduit par une porte condamnée depuis longtemps, dont Germain s'était procuré la clef, dans les terrains laissés en friche autour de l'hôpital, et de là dans le réduit construit en gros madriers de chêne qu'il avait choisi pour habitation.

Ce trajet s'étant fait dans les ténèbres, le tabellion n'avait aucune idée du lieu où on le conduisait. Sans soupçonner encore la vérité, il en sentit comme un vague pressentiment en entrant dans la loge de l'infirmier. Il allait demander des explications ; mais Germain, lui fermant la bouche :

— Il s'agit, dit-il rudement, de dresser un contrat. Mettez-vous à cette table et grattez-moi le parchemin d'une main diligente. La future, la voici ; elle s'appelle Catherine Germain ; voilà le futur qui a nom Jean-Jacques-Auguste de Durfort. Monsieur le baron, ici présent, reconnaît à ma sœur une dot touchée par lui de 50,000 livres, et il légitime les enfants nés d'elle et de lui en dehors des lois sacrées de l'Église et du mariage.

Le notaire royal s'assit, tailla sa plume, déboucha son encrier de corne et demanda, par habitude, avant d'écrire, au baron couché et gardé à vue par la Catinelle, si telles étaient bien ses intentions.

— Oui, murmura le baron avec un profond soupir, pourvu qu'on me tienne parole !...

Cet acquiescement conditionnel toucha la corde sensible du

tabellion, celle du formalisme; il se redressa, prit du tabac, et déclara que le consentement des parties, pour être valable, ne devait comporter aucune entrave ni supposer aucune réticence.

— Écrivez! dit Germain en haussant les épaules.

— Oui, écrivez! ajouta aigrement la Catinelle, et ne l'écoutez pas!...

— Permettez! permettez, ma chère; je ne peux écrire que ce qui est clair, lucide, sans ambages!... Il y a ici une obscurité, un air de mystère, qui, à vous parler franchement, ne me plaisent guère. Et d'abord, j'aurais pour mon compte une demande à formuler. Où m'a-t-on amené?... où suis-je?...

— Cela est-il nécessaire pour la validité de l'acte? répondit Germain d'un ton railleur.

— Indispensable, mon ami!!..

— En ce cas, il faut vous l'apprendre : vous êtes dans une des loges de l'hôpital de la Charité.

— A l'hôpital des pestiférés! s'écria le notaire, devenant vert d'effroi et laissant échapper sa plume...

— Précisément! et en bonne compagnie, comme vous savez!

— Misérable! que t'ai-je fait?...

— Voici votre plume, dit Germain d'un ton menaçant, pas d'observations, pas d'injures, pas de révolte, ou je vous porte à l'instant même dans le lit tout chaud et humide encore d'un mort !

Les cheveux grisonnants du tabellion se dressèrent d'horreur sur son front ridé; ses regards, qui fuyaient Germain, rencontrèrent ceux du baron, et une entente rapide comme l'éclair, et sympathique, s'établit entre ces deux hommes. Le baron avait l'air de lui dire : Si vous ne pouvez me tirer d'ici, faites du moins un acte nul, et n'oubliez pas en sortant de me délivrer de leurs mains. A quoi l'œil du notaire semblait répondre : Comptez sur moi, je protesterai, une fois dehors, de la bonne façon.

Soupçonneuse à l'excès, la Catinelle se douta de cette intelligence. Elle avertit tout bas son frère qui sourit, la rassura par un mot dont le notaire eût frémi de la tête aux pieds, s'il l'eût ouï, et pria doucereusement celui-ci de remplir son office.

Le notaire s'y résigna ; mais les grosses gouttes de sueur amassées sur son front et le tremblement de sa main révélaient énergiquement la violence qu'il s'imposait et le trouble de son âme. La rédaction du contrat fut très-longue, parce que de temps en temps une goutte de sueur ou une larme tombait bruyamment sur le parchemin, et qu'il fallait la laisser sécher et attendre pour achever la ligne commencée. L'acte fini, Germain le prit, le lut avec attention et le porta au baron de Durfort, en l'invitant à y mettre sa signature. Le baron jeta un coup d'œil suppliant au notaire ; l'officier ramassant tout son courage, intervint alors, et fit remarquer à Germain que, selon la coutume de Provence, le contrat serait nul s'il n'était d'abord signé par deux témoins.

— Les circonstances, répondit Germain, nous dispensent de ces formalités.

— Permettez, répliqua le notaire, s'enhardissant sur son terrain, l'arrêt du parlement et l'ordonnance de notre commandant ne portent exception à la règle que pour les cas où il est impossible de se procurer des témoins. Or, cette impossibilité ne saurait exister dans l'hôpital où j'instrumente.

Germain réfléchit quelque temps, et sortit en disant qu'i allait chercher des témoins. Au bout d'un quart d'heure, il revint en effet tout joyeux, et apprit à sa sœur que le confesseur de l'hôpital, qui devait bénir son mariage, s'était chargé de les lui amener.

— Il ne faut pas qu'il tarde trop murmura celle-ci de sa voix rauque : vois comme il est changé !...

— Je m'en suis aperçu depuis mon retour ; il a pris la peste dans le tombereau, et tu seras bientôt veuve !

— Pourvu que l'ecclésiastique arrive à temps !...

— Le voici, dit Germain, reprenant subitement sa figure béate et ouvrant la porte toute grande pour laisser entrer le Père Hilaire.

Le vénérable confesseur, après lui avoir annoncé que les témoins le suivaient, s'approcha du lit du malade ; mais dès que le baron l'aperçut une révolution soudaine se fit en lui : se dressant tout à coup avec impétuosité, et étendant ses bras tremblants d'émotion et de fièvre :

— Ah ! mon père, lui cria-t-il, sauvez-moi ! sauvez-moi de ces misérables !...

— Que veut dire ? demanda le vieillard en se retournant vers Germain.

— Ne le voyez-vous pas, mon père ; il a le délire, mais venez, approchez sans crainte, je vais le contenir ! et, s'élançant sur le baron, Germain le prit à la gorge, et s'efforça d'étouffer ses cris.

XXIII

LES HORREURS DE LA PESTE

Une lutte terrible s'était engagée entre Germain et le baron de Durfort. La fièvre et la rage doublaient les forces du baron qui résistait aux efforts réunis de la concubine et de son frère, lorsque les témoins annoncés par le religieux entrèrent dans la loge : c'étaient Georges et son vieil ami le chancelier de l'école de médecine. Attirés par les cris du baron, ils avaient doublé le pas. Georges, que tourmentait un sinistre pressentiment, arrive le premier et voit son père au milieu de la chambre, renversé et râlant sous le genou de l'hypocrite qui le tenait des deux mains à la gorge et l'étranglait.

Une exclamation de fureur sortit de sa poitrine, il bondit comme le lion, et, en un clin d'œil la Catinelle, repoussée violemment, roulait au fond de la chambre, et, pris à la gorge à son tour, Germain était enlevé par un bras de fer et cloué au mur. La stupéfaction qu'éprouvait ce misérable, à la vue du fils de sa victime, de celui qu'il croyait enchaîné sur le banc des galères et qui apparaissait à l'improviste comme le châtiment, paralysait du même coup sa force et son intelligence. Comme frappé de la foudre, il restait immobile, les cheveux hérissés, l'œil hagard et les bras pendants.

La voix du baron, qui s'était relevé en chancelant et qui s'écriait dans l'égarement de la fièvre :

— Tue-le ! tue-le, mon fils ! Venge-moi ! venge-toi ! augmentait encore sa terreur.

Pour Georges. pâle et tremblant de colère, il n'entendait plus rien et eût étouffé l'hypocrite en l'étreignant de sa main crispée, sans l'intervention de son vieux maître et du digne confesseur qui, à force de prières, lui firent lâcher prise. Abandonnant ce scélérat, dont le corps inerte alla tomber et rebondir sur le carreau, il courut à son père, le prit dans ses bras, et frémit en s'apercevant qu'il ne l'avait retrouvé que pour le perdre.

L'état de surexcitation fiévreuse dans lequel il vivait depuis quelque temps et les violences qu'il venait de subir, avaient développé les germes du mal avec une telle rapidité qu'on pouvait prédire, sans être médecin, qu'il n'avait plus que peu d'instants à passer dans ce monde. Le malade le sentait du reste lui-même, et à peine eut-il regagné son lit que, prenant la parole d'une voix saccadée :

— Georges, mon fils, éloigne-toi, dit-il, j'ai la peste et je vais mourir, mais avant il faut que je répare une partie du mal que je t'ai fait. Puisse ce Dieu que j'ai si longtemps offensé, bravé et méconnu, m'en laisser à présent la force ! Messieurs, continua-t-il avec la volubilité de la fièvre, en s'adressant au Père Hilaire et au chancelier de Montpellier, écoutez la déclaration solennelle et véridique d'un mourant, et vous, tabellion du roi, couchez-la sur le parchemin, sans oublier un mot.

Alors, malgré les instances de Georges, empressé par piété filiale à lui épargner cet aveu, il dicta au notaire une déclaration claire et minutieuse des faits, révéla la part qu'il avait prise par faiblesse à la fabrication de la fausse monnaie, dont les ateliers, dirigés par Germain, étaient établis dans les grottes,

12.

et fit connaître, en exprimant les plus vifs remords, le noble dévouement de son fils qui s'était laissé accuser et condamner à sa place. Après avoir signé cet acte, il voulut rester seul avec le père Hilaire, renouvela ses aveux sous le sceau de la confession, et se prépara de son mieux au terrible passage. Pour qu'il ne laissât aucun levain de haine dans ce monde, le digne confesseur l'avait décidé à pardonner à Germain et à la concubine ; mais lorsqu'il les appela pour les amener auprès de son lit, ils ne répondirent point. Tous les deux avaient disparu. Il sortit alors pour aller chercher le viatique, suivi par le notaire qui brûlait de quitter la place, et le chancelier se rapprocha du malade avec Georges.

Bien qu'il ne se fût pas écoulé plus d'une demi-heure depuis leur arrivée, le baron était déjà méconnaissable ; il avait la face livide, éteinte, cadavéreuse, les yeux fixes, étincelants, la langue noire, la parole précipitée, bégayante, impétueuse, la respiration pénible et sifflante. De petites pustules blanches et charbonneuses diapraient déjà tout son corps. Sa vue ternie, égarée comme celle d'un homme ivre, marquait l'épouvante et le désespoir. Il tombait dans des assoupissements fréquents, d'où il ne sortait que pour exprimer son repentir du passé et demander pardon à son fils qui fondait en larmes.

La cérémonie religieuse achevée, il perdit connaissance, les symptômes mortels se manifestèrent comme à l'ordinaire par des vomissements, des tremblements convulsifs, la léthargie et, un peu avant le jour, le vénérable père Hilaire, inclinant du côté de Georges son front chauve et sa barbe blanche, murmura ces paroles :

— Mon fils, il ne vous reste plus qu'un père dans le ciel !

Georges, dont le cœur était brisé, voulait rester dans cette chambre, mais les deux vieillards s'y opposèrent avec autorité, l'un au nom du devoir sacré qu'il avait à remplir comme médecin, l'autre en faisant parler la religion, qui défend de braver par désespoir un péril inutile. Entraîné malgré lui dans sa cellule, il n'en redescendit, à l'aube, que pour voir cacher, sous une triple couche de chaux, la dépouille mortelle du baron de Durfort, à laquelle, en considération des services rendus par son fils, le commissaire de la ville accorda trois pieds de terre dans l'enclos de l'hôpital.

Cette catastrophe imprévue avait fait une telle impression sur le cœur du jeune médecin, que M. Moustier, qui l'était venu voir le matin avec le commandant de Langeron et le chevalier Roze, fut de l'avis du professeur de Montpellier et le pressa vivement de sortir de la ville et d'aller passer la journée à la campagne. Langeron lui en donnant l'ordre formel, et Roze lui offrant sa barque et ses rameurs, il céda et consentit à prendre, pour revoir Sylvine, ce congé de vingt-quatre heures.

Le voilà donc qui s'achemine vers le port ; mais à peine a-t-il traversé les deux premières rues, qu'il s'arrête saisi d'horreur. Enfermé dans l'hôpital depuis le début de la contagion, il n'avait pas revu Marseille, et ne pouvait reconnaître l'opulente et noble cité dans le théâtre de désolation et de misère qui s'offrait à ses yeux. Places et rues étaient désertes, toutes les boutiques fermées. De quelque côté qu'il portât ses pas, il trouvait la voie publique jonchée à droite et à gauche de cadavres qui s'entre-touchaient et qui, pourris à moitié, étaient hideux, effroyables à voir.

Le nombre des forçats étant devenu insuffisant pour nettoyer journellement les quartiers infestés, ces cadavres restaient sur le pavé des semaines entières, et ils y seraient restés encore plus longtemps, si la puanteur qu'ils répandaient et qui infectait les voisins, ne les eût déterminés, pour leur propre conservation et, pour éloigner ce foyer pestilentiel, à faire un effort sur eux-mêmes et à les tirer des appartements pour les traîner sur le pavé. Ils les harponnaient la nuit avec des crocs attachés à de longues cordes et les amenaient de loin jusqu'à la rue, où ces débris horribles étaient abandonnés devant la maison d'un voisin qui frémissait le lendemain à cette vue, et s'efforçait de les pousser plus loin encore.

Tout le Cours, toutes les places, tout les quais du port étaient encombrés de ces cadavres enflés et bleuâtres qui s'y élevaient par monceaux. La place de la Loge et les palissades n'en étaient pas moins jonchées par la quantité qu'on y débarquait continuellement des bâtiments et des navires sur lesquels s'était réfugiée une multitude de familles dans la fausse persuasion que la peste n'irait pas les atteindre au milieu de l'eau.

Sous chaque arbre du Cours et des places publiques, sous l'auvent des boutiques de la Cannebière et des grandes rues, on voit, à côté des monceaux de morts, un nombre prodigieux de pauvres malades, et même des familles entières étendues misérablement sur un peu de paille ou sur de méchants matelas. Les uns sont dans une langueur qui n'attend et ne désire que la mort ; les autres, l'esprit troublé par l'ardeur du venin qui les consume et les dévore, implorent le secours des passants, tantôt par des plaintes touchantes, tantôt par des gémissements que leur arrachent les douleurs ou la frénésie. Il s'exhale de leurs grabats une puanteur insupportable ; et, comme si le fléau qui les étreint n'était pas assez terrible et assez cruel, ils ont à supporter encore toutes les rigueurs de la disette et de la misère publique, qui semble s'unir à la peste pour faire souffrir à la fois plusieurs morts à ces malheureux. Aussi augmentent-ils à chaque instant le nombre des morts qui les environnent.

Le cœur se fend d'y découvrir tant de pauvres et misérables mères qui ont à leur côté les cadavres de leurs enfants, qu'elles ont vus expirer sous leurs yeux sans leur pouvoir donner aucun secours, et tant de pauvres petits enfants encore attachés au sein de leurs mères mortes et déjà froides, et suçant sur ces cadavres le virus de la peste.

Si quelque espace se trouve encore dans les places et dans les rues, il est rempli de hardes et de meubles pestiférés que l'on jette par toutes les fenêtres. Si l'on rencontre quelques personnes çà et là, ce sont des spectres languissants et livides qui errent au hasard, expirent où ils tombent, au milieu des plus horribles convulsions. Les sentiments de la nature sont morts partout : on repousse le pestiféré, ou l'on prend le parti de le jeter hors de la maison, ou bien d'en fuir et de l'y laisser seul, sans aide, sans secours, livré à la faim, à la soif et à tout ce qui peut rendre la mort plus dure et plus cruelle.

Par une douloureuse réciprocité, ceux qui avaient abandonné leurs parents malades étaient eux-mêmes bientôt abandonnés à leur tour et mis à la rue comme les autres. On n'entendait de toutes parts que plaintes, cris et gémissements qui perçaient les cœurs les plus froids et les plus insensibles. Le riche, alors, ne se distinguait plus du pauvre, ni le gentilhomme du manant. Sous son niveau terrible, la peste avait tout égalisé. Tel grand seigneur, relégué sous un auvent, périssait sur le pavé côte à côte d'un mendiant ou d'un pêcheur ; tel négociant, riche à millions la veille, ne pouvait obtenir de la charité des passants une goutte d'eau pour humecter ses lèvres, et se traînait péniblement jusqu'au ruisseau infect de la rue, heureux quand il n'expirait pas avant d'y arriver !

Navré par ce spectacle, qui eut le pouvoir du moins de faire diversion à sa douleur, Georges doublait le pas, lorsqu'il aperçut vers le milieu de la grand'rue l'évêque de Marseille, le digne Belzunce, qui n'avait plus de croix d'or, car il l'avait vendue aux juifs pour secourir ses pauvres. Retroussant sa robe violette, il venait de s'agenouiller à côté d'un homme de grande taille étendu tout habillé dans le ruisseau, et agonisant. Un de ses chanoines était de l'autre côté, et ils faisaient tous leurs efforts pour lui arracher quelque signe de douleur d'avoir offensé Dieu.

Le chanoine reconnut Georges qu'il avait vu à l'hôpital, et le pria de leur dire ce qu'il pensait de ce malade. Georges secoua la tête, montra les tombereaux qui s'avançaient dans le lointain, et passa en saluant respectueusement l'évêque. Se frayant un pénible passage à travers les corps morts, les meubles et les haillons des pestiférés entassés dans toutes les rues, il descendit ensuite vers le port. Quel changement, hélas ! depuis qu'il avait quitté la maison du chevalier Roze. Sur ce port, alors si vivant, si animé, si bruyant du matin au soir, planait un lugubre silence ; rendu à peu près impraticable, comme les places et les rues, non-seulement par les corps putréfiés qui flottaient à sa surface, mais encore par les hardes infectées et plus de dix mille chiens morts, pourris et surnageant sur l'eau, ce port, si magnifique naguère, exhalait une telle infection que Georges, malgré son courage, fut contraint de reculer. Recourant à son éponge imbibée de vinaigre, il s'enfuit et résolut de gagner Rive-Neuve par un autre chemin, et après avoir fait prévenir les rameurs d'aller attendre la chaloupe du chevalier Roze hors du port, vers le fort Saint-Nicolas ou à la Teste de More.

Dans ce dessein, il se dirigea rapidement vers l'arsenal ; mais au moment de franchir la barrière tenant à l'estacade, derrière laquelle s'étaient barricadées les galères, il s'arrête encore et tourne la tête, car il lui a semblé entendre les hurlements plaintifs d'un chien. Il ne se trompait pas. Croyant faussement que ces animaux propageaient la peste, les échevins avaient ordonné de les tuer ; or, un de ceux qu'on venait de précipiter dans le port, nageant faiblement vers le quai, paraissait, par ses gémissements, implorer le secours de Georges. Ému de pitié, il s'approche, et n'a pas plus tôt jeté les yeux de ce côté, qu'il reconnaît Pastour, faible, exténué et pouvant tenir à peine sa tête hors de l'eau.

Un filet de pêcheur, dont le propriétaire était mort sans doute, pendait aux palissades ; Georges se hâta de le plonger dans la mer et fut assez heureux pour en coiffer Pastour, qui accrocha si bien ses griffes dans les mailles, qu'il put être enlevé par le bras vigoureux de son sauveur et posé sur le quai. Débarrassé des plis du filet, le fidèle animal se traîna en gémissant à ses pieds ; ses yeux caves, sa langue pendante et ses flancs creux et palpitants n'indiquaient que trop bien son plus grand besoin : il se mourait d'inanition. Georges portait en sautoir deux calebasses pleines, l'une de bouillon, l'autre de liqueur des Iles. La crainte de rencontrer en chemin quelque pauvre malade lui

avait fait prendre cette précaution dont il s'applaudit double-
ment plus tard.

Emplissant son écuelle jusqu'aux bords, il la présenta au
chien, qui but avidement et se releva. Une seconde ration de
cet excellent bouillon des convalescents parut lui avoir rendu
ses forces : car fixant son œil intelligent sur Georges, il se tourna
pour lui montrer les blessures qu'il avait au flanc et se mit à
marcher devant lui en gémissant d'une façon particulière. Un
vague soupçon de la vérité s'offrit alors à l'esprit de Georges.

— Pastour, s'écria-t-il, le regardant attentivement, où est
ton maître? Où est Michel?...

A ce nom, Pastour fit entendre un hurlement lugubre.

— Plus de doute! murmura Georges, il est arrivé quelque
malheur. Atteint peut-être de la peste, ce brave ami souffre et
gémit abandonné dans quelque coin. « Allons, Pastour! En
avant, fidèle! Michel, il faut trouver Michel!...

Le chien bondit et s'élança du côté de la ville où Georges
rentra pour le suivre. Guidé par lui, il se plongea de nouveau
dans ce dédale des îles marseillaises d'où il avait déjà eu tant
de peine à se tirer une heure avant : Pastour marchait sans
hésiter, la tête haute, sautant par-dessus les cadavres quand
ils barraient la rue, et trouvant d'instinct le chemin le plus
court. C'est ainsi qu'il gagna la rue de la Tête-d'Or, et qu'il
courut à la maison abandonnée, devant laquelle les chèvres,
après avoir passé la nuit à brouter le long des remparts, étaient
revenues s'accroupir.

Toujours guidé par le chien qui remuait la queue et gémis-
sait à chaque marche, Georges gravit l'escalier et arrive au
quatrième étage. Là Pastour s'arrêtant, le regarda d'un œil
humide et se mit à gratter la porte. Georges appela le chevrier
plusieurs fois; ne recevant aucune réponse, il se précipite contre la porte avec tant de vigueur qu'il la jette en dedans du
choc. Quel douloureux spectacle frappe ses yeux aux premiers
pas qu'il fait dans cette chambre!... A côté d'une mare de sang
dont le carreau était rougi, un enfant près d'expirer dans son

berceau et râlant à peine, puis le malheureux Michel étendu sans mouvement sur un grabat, la face appliquée au mur.

Le déliant à la hâte, il prend son bras pour voir s'il restait à son pouls quelque signe de vie; mais qu'on juge de son émotion et de sa douleur, lorsqu'il s'aperçut que le pauvre chevrier avait le front collé au mur par le sang qu'il avait perdu et qui s'était séché depuis l'assassinat. Croyant sentir de faibles pulsations, il trempe son éponge dans une cruche pleine d'eau et, mouillant doucement la plaie, parvient à lui détacher le visage. Quelques gouttes de la liqueur des Iles, versées sur ses lèvres, rendirent un peu plus de mouvement au pouls qui semblait éteint. Georges continua ses soins avec la patience du médecin et l'affection d'un frère; et, grâce au renouvellement de l'air, à des frictions où le fort vinaigre des infirmeries fit merveille, et à l'efficacité des cordiaux habilement et progressivement employés, il eut le bonheur, sans prix à ses yeux, de ranimer le mourant. Au bout de quelque temps un faible et pénible soupir exhalé de sa poitrine annonça le triomphe de la science et de l'amitié.

L'abandonnant une minute, pendant que Pastour lui léchait les mains en gémissant, il courut au berceau et fit prendre une écuelle de bouillon à l'enfant, qui revint sur-le-champ et se mit à pleurer; à ses cris, Michel ouvrit les yeux. Peindre la joie de Pastour à ce moment serait essayer l'impossible. Couché devant son maître, il pleurait de bonheur et remplissait la chambre d'aboiements éperdus.

En faisant un effort pour se soulever, le chevrier vit Georges, et l'ombre d'un sourire passa sur ses lèvres pâlies.

—Buvez, disait Durfort en lui tendant sa calebasse, buvez ceci, Michel, afin de reprendre des forces, et ne me parlez pas!...

Le blessé obéit, puis ses yeux se fermèrent, et il dormit une heure au moins. A son réveil, ce n'était plus le même homme, la parole lui était revenue avec la vitalité de la jeunesse, et bien que très-faible encore, il put se dresser sur son séant et murmurer :

— Où suis-je?...

— En sûreté, grâce à Dieu, et avec deux amis! répondit à son chevet une voix joyeuse.

— Ah! monsieur Georges! Je ne me trompais donc pas, c'est vous!...

— Plus bas! plus bas, Michel, et ne réponds qu'en peu de mots à mes questions!... Qui t'a frappé et enfermé dans cette chambre?...

— Je n'en sais rien ! Je donnais du lait à ce pauvre petit innocent... Il m'a semblé que la maison s'écrasait sur ma tête. Tout était noir et tournoyait autour de moi. J'ai cru entendre quelque temps les aboiements de mon chien, puis je n'ai plus rien entendu ni senti.

— Un misérable a voulu t'assassiner et te faire périr ici d'une mort affreuse : car tes mains étaient liées et tes pieds aussi avec cette ceinture.

— Cette ceinture... dites-vous? Je la reconnais... C'est une ceinture de Sorèze!...

— Et, qui peut en porter à Marseille?...

— Le ménétrier Vert...

— Ce n'est pas lui!...

— Et le gouvernant du comte d'Aigues-Vives...

— Germain! C'est lui! s'écria Georges, dépliant la ceinture rouge, voilà bien un G à la marque. Ah! le scélérat, cette fois il ne nous échappera pas!...

— Un pauvre homme comme moi, en effet, n'a pas d'ennemis. Mais quel hasard miraculeux vous a conduit de ce côté?...

Georges lui apprit alors où et comment il avait rencontré le chien son véritable sauveur. Puis, après ce récit, il posa avec les linges dont il avait toujours ample provision un premier appareil sur ses blessures et résolut de l'emporter à la bastide dans la barque du chevalier Roze. La seule difficulté était de se procurer des bras. L'obligeance de M. Peyssonel qui se trouva tout à propos sur ses pas, lorsqu'il allait essayer de découvrir

quelque garde de l'hôtel de ville, le tira de peine. Le vieux
médecin, ravi de pouvoir être agréable à son jeune et savant
confrère, s'empressa de lui céder sa chaise, dans laquelle Michel fut transporté à la Teste de More, et il se chargea, en
outre, d'envoyer l'enfant abandonné à l'hospice des orphelins.
Pastour, pendant ce temps, sur l'ordre de son maître, dont il
comprenait à merveille les signes, prenait les devants avec les
chèvres, et Georges, avant de s'embarquer, allait apprendre
au vieil Estelle les faits et gestes de Germain et demander
justice.

XXIV

LES GRANDS DANGERS

Depuis longtemps, journée plus belle n'avait lui sur le golfe
des Iles. Éblouissante aux rayons du soleil d'août comme un
miroir d'argent, la Méditerranée roulait paisiblement ses vagues, et, aussi rapide que l'alcyon, la chaloupe du chevalier
Roze volait, la voile déployée, vers les roches de Tiboulen. A
mesure qu'elle avançait et que la côte, s'évasant peu à peu,
découpait sur le fond d'azur de la mer ses flancs calcinés par
la canicule, de la ligne de bateaux amarrés à la grève, où s'é-
taient réfugiés les pêcheurs avec leurs familles, s'élevaient des
voix suppliantes implorant du secours, ou des voix effrayées
demandant des nouvelles de Marseille.

Le fléau poursuivait, en effet, avec rage les infortunés que la
nécessité ou la crainte avait chassés sur les vaisseaux et sur
les barques. Il pénétrait dans leur prison flottante avec les provisions qu'ils venaient prendre à terre, et y fit d'autant plus
de ravages que, ne pouvant s'éviter, ils s'infectaient les uns
les autres. Éloignés de tous ceux que leur situation aurait pu
toucher, ils n'excitaient la commisération de personne, et mouraient sans secours, comme dans un désert. On en vit se pré-

cipiter de désespoir dans les flots ; d'autres s'y jetaient à chaque instant dans les transports d'un délire frénétique, et leurs cadavres, mêlés à ceux des autres pestiférés, flottaient sur les eaux et couvraient la moitié de la rade, à moitié rongés par les poissons. Georges, ému de pitié, fit arrêter plus d'une fois la barque pour visiter ces malheureux que la misère décimait plus cruellement encore que la peste. Ces stations furent si nombreuses, qu'il ne toucha que vers midi à la plage de Veaune.

Là, excités par la promesse d'une bonne récompense, les deux rameurs, après avoir solidement amarré la chaloupe vis-à-vis de la chapelle de Notre-Dame, consentirent à porter le chevrier sur un brancard jusqu'à la bastide du frère de leur maître. La distance n'était pas grande, et quoiqu'ils eussent pris le chemin le plus long en suivant, pour éviter la chaleur, la rive droite et ombragée de peupliers de l'Huveaune, ils arrivèrent assez promptement.

Cette bastide, appelée la Favorite, se composait d'une maison à deux étages donnant sur un vaste jardin dont l'Huveaune baignait les murs. A côté du bâtiment principal s'élevait un pavillon habité par le jardinier. Une grille assez élégante le séparait d'un saut-de-loup au bout duquel commençait le mur du jardin. Georges sonna, non sans un vif battement de cœur, à cette grille ; mais personne ne répondit ; il redoubla sans plus de succès : les tintements de la cloche retentirent au milieu d'un morne silence, et rien ne bougea dans la maison ni dans le parc.

Vivement alarmé, il franchit d'un bond le saut-de-loup et courut vers la bastide. Il fallait passer devant la serre ; Georges, voyant la porte ouverte, y entra, et qu'on se figure son trouble en y trouvant le jardinier dans l'attitude d'un homme attaqué de la peste. Ce malheureux ne l'eut pas plus tôt aperçu que, le prenant pour un des commissionnaires du terroir, il vint tomber à ses pieds en joignant les mains et en criant grâce !

— Que s'est-il donc passé? demanda Georges, dont les genoux tremblaient si fort qu'il fut obligé de s'asseoir.

— Hélas! monsieur, dit le paysan d'une voix dolente, hier dans l'après-midi, une femme de Sainte-Marguerite vint me prier de la retirer pour la nuit. Elle avait fui sa maison, à l'en croire, parce que son mari voulait la battre; mais, sur le soir, elle tomba malade et nous avoua qu'elle avait la peste, et s'était réfugiée jusqu'ici pour ne pas aller aux infirmeries.

— Misérable! s'écria Georges furieux, qu'as-tu fait?...

— Une faute irréparable, et que je vais payer le premier, murmura le Provençal.

— Où est cette femme?

— Au fond du jardin, sous les lauriers; elle est morte dans la nuit, et deux de mes garçons et moi l'avons enterrée avec ses habits, et couverte de chaux.

— Il fallait parfumer tout de suite le pavillon!

— Nous y avons brûlé deux brassées d'herbes fortes; mais rien n'y a fait, monsieur, la mort était entrée! Quand nous avons voulu nous mettre ce matin au travail, mes deux ouvriers sont tombés dans un grand abattement; ensuite sont venus les frissons, et à présent ils ont payé!...

— Il fallait te hâter au moins d'enterrer les cadavres!

— Ils sont près de l'autre, là-bas! J'y ai creusé une fosse à côté, qui va servir pour moi, car depuis ce matin, je suis dans cet accablement, mes forces m'abandonnent, et je sens que la mort ne tardera pas à me punir de mon imprudence...

Quittant ce condamné que nul secours humain ne pouvait guérir, Georges se précipita vers la maison, et un froid mortel le saisit au cœur en n'entendant aucun bruit et n'apercevant personne; rappelant tout son sang-froid et toute son énergie, il entre, et, ayant rencontré au milieu de l'escalier un minime qui descendait en achevant son rosaire, il demande en tremblant s'il y a des malades dans la maison.

— Oui, des malades et des morts, répondit le religieux d'une voix sépulcrale.

— Ah! mon père, au nom de Dieu, et sur votre salut! dites-moi, je vous en conjure, qui la mort a frappé.

— Ceux qui ont déjà comparu au tribunal suprême, et celles qui sans doute les suivront promptement sont là, fit le minime en élevant la main.

Georges ne l'écoutait plus; volant à l'appartement du premier étage, il trouva deux hommes ressemblant à des mendiants étendus morts sur le plancher. Une table, où restaient encore quelques bouteilles entamées, attestait que l'ivresse avait aidé la peste. A l'étage supérieur, où il ne se traîna qu'en tremblant d'émotion, madame de Saint-Cyr était seule avec la femme du jardinier, qui, glacée par la terreur, n'osait approcher de son lit.

D'un coup d'œil rapide et qui embrassait tout, Georges parcourut la chambre; puis, courant au lit de sa tante:

— Où est-elle? demanda-t-il d'une voix éteinte.

— Ah! Georges, mon ami, c'est le ciel qui t'envoie pour me sauver s'il en est temps encore, répondit madame de Saint-Cyr en lui tendant les bras.

— Sylvine! dites-moi où est Sylvine.

— Hélas! je l'ignore : ma fille elle-même m'abandonne, depuis hier je ne l'ai pas vue, Nore non plus, mon cher enfant!

Georges se tourna vers la paysanne et l'interrogea du regard, ses lèvres n'ayant pu balbutier un seul mot.

— Monsieur, dit cette femme, mademoiselle n'est pas ici; et voyant Georges sur le point de perdre connaissance, elle se hâta d'ajouter : elle est partie ce matin avec la montagnarde pour la ville!

— Partie! murmura Georges.

— Mademoiselle s'inquiéta beaucoup hier toute la journée de ce que le chevrier ne venait pas. Ce matin elle n'a pu y tenir, et, malgré mes conseils et mes représentations, elle a mis mes habits du dimanche et s'est acheminée avant le jour avec la jeune fille au chapeau de castor.

Des larmes abondantes mouillèrent les yeux de Georges, qui devinait bien la cause de ses alarmes et frémissait à l'idée du péril qu'elle allait braver pour lui. Respirant pourtant plus à l'aise lorsque son cœur fut délivré du poids qui l'accablait une minute auparavant, où il croyait presque à sa mort, il reprit avec promptitude la présence d'esprit et le sang-froid qu'exigeaient la gravité et l'urgence de cette nouvelle situation. Décidé à agir avec la vivacité et l'énergie de son caractère, il commença par s'approcher de madame de Saint-Cyr, prit son bras, à la grande surprise de la paysanne, et, après un examen minutieux du pouls, de la face et de la peau, déclara, d'un ton ferme, que son mal ne serait rien.

— Dieu vous entende, mon neveu, s'écria la bonne dame, oubliant complétement sa fille dans sa joie égoïste, comme elle oubliait le monde entier.

Grâce aux habitudes de prudence qu'elle exagérait toujours, on était dans sa chambre comme dans une étuve. Or, cette précaution fut son salut; elle amena la précieuse sueur qui arrêtait court les progrès du mal et souvent l'emportait tout à fait. Georges n'eut donc à lui prescrire que des tisanes acidulées, et, pour mieux attacher la Provençale à son chevet, il persuada à cette femme déjà remplie d'effroi par la mort des deux ouvriers de son mari, qu'elle serait à l'abri de la peste tant qu'elle resterait dans la maison.

Sûr dès lors qu'elle n'en bougerait plus, il y fit transporter Michel, qui s'établit sur un matelas au rez-de-chaussée, força les rameurs, par sa fermeté et en leur donnant l'exemple, à enlever et mettre en terre le jardinier, qu'il retrouva mort, et les deux vagabonds tués par l'orgie dans la bastide, puis il redescendit en grande hâte à la plage de Veaune, et se dirigea sur-le-champ à toutes rames vers Marseille.

Tandis que sa chaloupe vole sur l'eau comme une plume, revenons un peu en arrière pour suivre dans leur périlleuse expédition mademoiselle de Saint-Cyr et sa fidèle Nore.

En ne voyant pas venir Michel la veille à l'heure accoutumée, les deux jeunes filles, chacune pour une cause différente, s'alarmèrent vivement. La nuit se passa dans l'attente et l'angoisse. Enfin, au point du jour, Sylvine, dont l'ardente imagination s'exagérait toujours le danger et mettait les choses au pis, se figurant Georges malade et mort peut-être, résolut de profiter de la séquestration volontaire de sa mère pour aller chercher elle-même à Marseille la réponse qui n'arrivait pas. Après avoir combattu son projet faiblement, Nore finit par l'adopter. Sylvine se fit prêter les habits de la jardinière, afin d'exciter moins l'attention, et, un panier de fruit au bras, elles partirent au lever du soleil escortées par le brave Bontemps, qui avait fait, mais bien en vain, tous les efforts imaginables pour empêcher ce que, dans son respect, il n'osait appeler un acte de folie.

Le projet de mademoiselle de Saint-Cyr était de se rendre tout droit au logis du chevalier Roze, et d'envoyer prévenir Georges de son arrivée, par le père Bontemps. En conséquence, dès que, au sortir du chemin d'Endoume, elle aperçut les arbres de l'immense jardin de l'abbaye de Saint-Victor, où les religieux s'étaient retranchés comme dans une citadelle, elle fit partir le ménétrier et se dirigea vers le couvent des bernardins, à côté duquel une ruelle menait au quai de Rive-Neuve.

Malheureusement, par suite des précautions prises afin d'isoler ce quartier, la ruelle était barricadée; force leur fut donc de suivre un sentier très-peu fréquenté et fort long, qui les conduisit dans la ville. Harassée de fatigue à l'entrée de l'une des ruelles étroites et sombres qui débouchaient sur le port, Sylvine s'assit sur des pièces de bois pour reprendre haleine un instant. Fatal repos, hélas! qui allait avoir pour toutes les deux de bien cruelles conséquences!...

Elle ne furent pas plus tôt assises que la lassitude, l'insomnie de la nuit précédente et la chaleur appesantirent peu à peu, et finirent bientôt par fermer leurs paupières. Malgré l'agitation fiévreuse qui l'avait amené, ce sommeil était doux, mais il ne dura pas longtemps. Saisie par le bras avec force, Sylvine tout à coup se réveille en sursaut, et pousse un cri d'effroi à la vue de Germain, dont les yeux brillaient d'une joie folle et sauvage.

Sans lui laisser le temps de se reconnaître, il la prend dans ses bras, et s'enfuit comme une bête fauve qui emporte sa proie, suivi par Nore, que les cris de sa maîtresse avaient éveillée, et qui appelait en vain au secours de toute sa voix dans ces rues désertes. Il passe sur les cadavres, arrive, sans être arrêté, ni peut-être vu par personne, jusqu'au premier moulin à vent de la Tourette. Là, il porte sa victime, évanouie heureusement, dans le haut du moulin, laisse retomber violemment la trappe, et redescendant les marches de l'escalier quatre à quatre, court vers sa sœur qu'il embrasse avec frénésie.

— Je te comprends, murmura la Catinelle, sans dérider son front sombre et méchant, c'est la revanche de l'hôpital!...

— Et une belle revanche, j'espère! une revanche pour laquelle j'aurais donné la moitié du sang de mes veines!... Ah! monsieur le médecin, vous avez empêché ma sœur d'être baronne de Durfort, mais, il n'y a ni Dieu ni diable qui tiennent maintenant; vous n'empêcherez pas mademoiselle de Saint-Cyr d'être la femme de Germain!...

— Tu as dessein de l'épouser?

— Une fois déshonorée, qui en voudrait?... Il faudra bien qu'elle me reste!...

— Allons! reprit la Catinelle, les yeux étincelants d'une joie sinistre et se mordant les lèvres jusqu'au sang, si le père me quitte, son fils, que j'abhorre, aura au moins le cœur déchiré pour la vie! c'est une consolation quand on souffre, de ne pas souffrir seule!...

— A table, sœur, s'écria Germain, et fais-moi de belles fiançailles!...

Le bruit des couteaux et des verres apprit bientôt à Nore, qui avait tout entendu avec une profonde horreur, que le frère et la sœur se préparaient par l'orgie à l'acte infâme qu'ils

venaient de comploter ensemble. Pour comble de malheur,
Sylvine n'avait repris qu'à demi ses sens. Ce choc si imprévu
et si violent semblait avoir ébranlé sa raison en brisant ses
forces. Défaillante, et pouvant se soutenir à peine, elle déses-
pérait, la jeune fille, qui voyait s'écouler le temps dans une
angoisse indescriptible, et était forcée de s'avouer, malgré son
énergie, qu'elle mourrait sans sauver sa maîtresse d'un danger
plus grand que la mort.

Le souvenir de Michel et de Georges glaçait tour à tour en
même temps et enflammait son cœur; le silence qui se fit subitement en bas lui rendit l'intrépidité qui la distinguait de son
sexe; au bruit des pas de Germain battant lourdement l'escalier, elle quitta Sylvine, releva la tête, et se prépara avec
'ardeur d'une lionne à cette lutte inégale et désespérée.

XXV

L'ENFANT D'ISRAEL

Au second coin formé à droite, en venant du port et de
l'hôtel de ville, par la place et la rue des Carmes, s'élevait un
grand bâtiment qui servait d'entrepôt aux négociants des halles
avant la peste. Le trouvant vide et abandonné, Isaac s'y établit,
et, grâce aux intelligences qu'il sut se ménager, avec la finesse
de sa race, parmi les forçats et les voleurs nocturnes, il ne
tarda pas à le remplir jusqu'au toit de hardes, de marchandises
et de meubles pestiférés.

Ces objets infectés d'un venin si subtil et si dangereux, qu'il
avait suffi pour répandre la peste à Toulon d'une seule balle de
soieries qu'y porta un contrebandier, ne causaient pas la
moindre crainte au juif. Il se contentait d'aérer, en ouvrant
toutes les fenêtres, ce foyer de putréfaction et de mort, et vivait
là aussi tranquille que dans sa maison de Sorèze.

Vers l'heure où se passait la scène du moulin à vent de la Tourette, assis devant une table de bois de rose incrustée d'argent, il achevait, dans une chambre obscure son frugal repas, aux lueurs d'un flambeau en vermeil, et calculait pour la centième fois le gain immense que lui rapporteraient un jour ces épaves de la peste, lorsque des pas précipités retentirent dans la rue, puis, au bout d'un instant, on heurta rudement à la porte.

Fidèle aux habitudes de prudence qui lui étaient commandées par son genre de commerce, et le caractère peu scrupuleux de sa clientèle, il s'empressa de cacher le flambeau doré ; et, après s'être assuré que son poignard à lame aiguë était passé dans sa ceinture, il s'avança vers la porte et demanda lentement qui frappait.

— Moi! répondit une voix haletante. ouvre! Ouvre vite, Isaac!

— Quelque corbeau de Cus ou de Tsophan! murmura le juif, en respirant fortement le vinaigre de son éponge et tirant les verroux. La porte entr'ouverte, il jeta dans la rue un coup d'œil rapide sur l'homme qui avait frappé, et laissa échapper une exclamation de surprise à la vue de Germain.

Celui-ci, nu-tête, l'œil allumé par une demi-ivresse, et les traits contractés de colère, reprit haleine, et dit ensuite à voix basse et les dents serrées :

— Isaac, as-tu une hache?...

— Une hache! répéta lentement le juif, et que veux-tu faire d'une hache, fils d'homme?...

— Que t'importe! chien d'Israël! réponds-moi, oui ou non

— Eh bien, forgeron des cavernes, je réponds oui, pour celui qui marche dans ma voie; non, pour qui me tourne visage!

— Il suffit! Si tu en as une, je la prendrai bien malgré toi!...

— Entre et viens la chercher, dit le juif d'un ton railleur, en s'effaçant pour le laisser passer.

— Dans cet effroyable fouillis où un démon seul peut vivre! Je plaisantais, s'écria Germain, reculant de terreur.

— Dis-moi ce que tu veux en faire, de l'instrument d'Hiram, et je te le procurerai.

— Tu n'as nul intérêt à le savoir, Isaac!...

— Raison de plus pour ôter le bâillon qui serre tes lèvres.

— Eh bien, approche-toi : personne ne peut-il nous entendre?...

— Personne! Les Gabaonites de cette rue sont tous tombés sous l'épée du Seigneur : et il y a trop loin pour écouter d'ici aux fosses des remparts !...

— Sache donc, Isaac, un secret que je te confie! Je l'ai retrouvée par hasard aujourd'hui...

— Qui? demanda le juif, dardant sur lui son regard interrogateur.

— Une femme que tu ne connais pas, répondit Germain, qui sentait vaguement, malgré le trouble de ses idées, la nécessité de ne pas tout dire.

— Et après? brave batteur d'argent.

— Après! J'ai voulu monter dans la chambre, mais cette infernale Nore...

A ce nom, Isaac tressaillit, son œil étincela; saisie d'un tremblement nerveux, sa main eut à peine la force de retenir ses clefs; mais, étouffant son émotion aussi vite qu'elle était née, il se tourna vers Germain, et l'écouta impassible et froid comme le marbre.

Aveuglé par la rage et le vin, l'hypocrite n'avait rien vu : il était loin de soupçonner l'intérêt mystérieux que son complice prenait à Nore. Aussi, de question en question, Isaac l'amena peu à peu à des aveux complets. Il finit par lui raconter qu'ayant voulu monter à l'étage où était Sylvine, il avait trouvé la trappe de l'escalier si fortement assujettie, que ni sa vigueur herculéenne ni ses bras de fer n'avaient pu l'ébranler.

— La misérable! ajouta-t-il en grinçant des dents de colère, aura passé quelque levier dans les anneaux du plancher, mais que j'aie en main une hache, une hache, Isaac!...

— Tu l'auras! répondit froidement le juif.

— Je la paye cent francs! Mais donne-la moi tout de suite!...

— Attends-la sur ce banc, fils de Tophet, et prépare les cores d'orge et les vases d'huile, je vais chercher l'arme d'airain!

Isaac poussa la porte, remit le verrou; mais, au lieu de fouiller dans son lazaret, il sortit par une des fenêtres du rez-de-chaussée donnant sur la place des Carmes, et, se glissant le long des murs, sans bruit, grâce à sa chaussure orientale, il courut à l'hôtel de ville. Les rayons d'un soleil torride coulaient comme du plomb fondu sur la façade aux blanches colonnes et au balcon orné de pilastres de marbre de l'édifice consulaire. De lumière éclatante, la place, qui s'étend entre la façade et le port, offrait un tableau digne des pinceaux de Salvator ou du sombre Caravage.

A droite de l'hôtel de ville, vers le fort Saint-Jean, un hangar soutenu par quatre piliers, et adossé au mur, servait de corps de garde à trente soldats du régiment de Flandre, placés là pour faire respecter l'autorité des échevins. A gauche, une voile de vaisseau, clouée par le haut sur le fronton de l'une des croisées, et tendue par deux pieux plantés en terre, abritait les pestiférés qu'on débarquait du port, avant leur translation dans les hôpitaux ou aux fosses Tout le long du quai étaient amarrées des embarcations pleines de malades et de mourants. De distance en distance, sur le lit de briques de ce quai rougi par le soleil, on voyait couchés pêle-mêle des morts et des agonisants. Deux carmes à la robe brune et au blanc manteau couraient, un crucifix en main, de l'un à l'autre de ces infortunés, et une cinquantaine de forçats la tête rase, les épaules, les jambes et les bras nus, enlevaient les morts sous la surveillance des fusiliers de Flandre, qui, le mousquet au bras, assistaient à cette effrayante opération avec autant de sang-froid qu'à la parade.

A la tête des tombereaux arrêtés au milieu de la place se tenait l'échevin Moustier, à cheval, en chaperon et en robe écarlate : de l'œil, de la main et de la voix il dirigeait et encourageait les corbeaux. Ceux-ci, ruisselants de sueur, malgré l'avertissement réitéré du sifflet des comites, remplissaient leur tâche avec la lenteur et l'insouciante apathie des hommes des galères ; les uns apportaient lentement les cadavres sur un brancard, d'autres les traînaient sur le pavé dans leur linceul, en rejetant la tête en arrière, et donnant les marques du plus violent dégoût. Les plus hardis, tels que Jaffard, qui méritait de plus en plus son surnom de Brave-la-Mort, les saisissaient à bras-le-corps, et, sans redouter le contact de ces chairs violacées, dont l'effroyable puanteur tuait parfois les forçats sur place, ils les lançaient dans les tombereaux pardessus la tête de leurs compagnons frémissants.

A quelques pas en arrière de la tente des malades, un groupe d'officiers du régiment de Flandre, à chaval, qu'on reconnaissait à leur uniforme gris blanc, aux parements bleus et à leur chapeau bordé d'argent et d'or, formaient l'escorte de M. de Langeron, qui avait voulu présider lui-même au déblayement de la place. Sachant combien il était accessible, car il parcourait les rues du matin au soir, écoutant tout le monde, Isaac s'approcha jusqu'à la bride du cheval, et là, découvrant son front chauve :

— Que l'Éternel, dit-il humblement, garde et protége celui qui est la force et le bouclier du peuple !

— Un juif ! dit Langeron après l'avoir examiné quelques minutes : n'importe ! en ce temps de calamité nous sommes tous égaux. Parlez ! que voulez-vous, l'ami ?

— Les juges de l'hôtel de ville, reprit Isaac s'inclinant le plus bas possible, n'ont-ils pas fait sonner de la trompette et promis cent pièces d'argent à l'homme qui leur montrerait les traces d'un meurtrier ?

— L'infirmier qui s'est échappé de l'hôpital de peste pour commettre un assassinat, et dont les violences ont hâté la fin du père de notre meilleur médecin? S'il s'agit de celui-là, je double la récompense promise.

Par un mouvement involontaire, le juif avança la main; puis il dit :

— C'est le même !

— Et où est-il ce misérable? s'écria le gouverneur rouge d'indignation.

— Devant la porte de la maison où je demeure, à l'angle de la place et de la rue des Carmes.

— Chevalier, dit Langeron à M. de Soissons, jeune officier des galères, et le plus actif de ses aides, vous venez d'entendre cet homme; prenez vingt soldats, qu'ils se rendent à l'instant même, par troupes de quatre et de différents côtés, dans la rue des Carmes, de manière à occuper à la fois toutes les issues ; quand vous tiendrez l'infirmier, mort ou vif, vous l'amènerez au milieu du Cours, où je me charge de lui faire bonne et prompte justice. Quant à toi, ajouta-t-il, s'adressant au juif, après le jugement, tu recevras ta récompense.

Isaac s'inclina plus bas encore devant le gouverneur, et n'en demanda pas davantage ; il vit partir les soldats de Flandre au pas accéléré, et, se frottant vivement les mains, selon sa coutume, tendit son jarret d'acier, et arriva bien avant eux place des Carmes. Une réflexion lui était venue en chemin ; rentrant chez lui à l'improviste comme il en était sorti, il alla sur la pointe du pied à la porte, ouvrit une sorte de guichet qu'il y avait pratiqué en s'emparant de la maison, et appela Germain.

— Enfin ! s'écria celui-ci dont la patience s'épuisait, où est la hache ?

— Où sont les dragmes? répondit Isaac.

— Je n'ai que peu d'argent sur moi; mais je te jure, par tous les saints du paradis! d'apporter les cent francs demain.

— L'Ecclésiaste a raison, murmura Isaac : « Ne te vante pas du lendemain, car tu ignores ce que le jour enfantera! »

— Va, tu peux me faire crédit; il y a plus de trente mille livres en or au logis que j'habite.

— Et où les aurais-tu gagnées? demanda le juif dont l'avarice s'éveillait ardente à ces mots.

— En dépouillant les malades qui portent sur eux tout leur or, et même les cadavres, car je n'ai pas toujours eu peur, moi! dit Germain à voix basse.

— Alors, je te ferai crédit, mais à une condition, Philistin des montagnes.

— Et laquelle?

— Dis-moi où tu demeures.

— Pour venir me voler peut-être, ou me trahir! Tu n'en sauras rien, Isaac, ni personne.

— Puisqu'il en est ainsi, mieux vaut, comme dit le roi Lemuel, garder le fruit de son figuier, que de croire aux paroles de l'infidèle.

— Non! dit Germain avec agitation, jamais! je te connais trop, Isaac!

— Hâte-toi! insista le juif qui entendait déjà le pas amorti des soldats de Flandre.

— Non! non! mille fois non!

— Parle vite, ou tu es perdu!

— Que veux-tu dire, vieux coquin?

— Entends-tu ces pas qui s'approchent? ce sont les soldats de l'hôtel de ville qui cherchent l'homme teint de sang...

— Ah! scélérat! s'écria Germain avec un rugissement de rage, tu m'as vendu!

— Et maintenant tu ne peux plus te racheter; il est trop tard!

Débouchant, en effet, des deux côtés de la rue, les soldats de Flandre fondaient sur lui au pas de course. Germain était résolu à vendre chèrement sa vie; mais, entouré de baïonnettes, il ne put opposer qu'une résistance inutile, et fut saisi et garrotté en un clin d'œil. Aussitôt le chevalier de Soissons le fit jeter sur des fusils placés en croix et porter au milieu du Cours, comme il en avait reçu l'ordre. Morne, désespéré de ne pas savoir où retrouver Nore, et peut-être les trente mille livres, Isaac suivit les soldats de loin, les mains croisées derrière le dos, la tête basse et la prunelle dilatée et fixe comme le limier qui cherche une piste perdue.

XXVI

LE COURS D'AIX ET LA TOURETTE

L'embarcation du chevalier Roze, vigoureusement manœuvrée par les deux marins, qui avaient hâte de sortir de ces eaux, où presque chaque fois la rame heurtait un cadavre flottant, venait d'aborder à une ou deux encâblures du fort Saint-Jean. Dans l'espoir que l'échevin de garde pourrait l'aider à retrouver Sylvine, Georges commença par monter à l'hôtel de ville. Le hasard ayant voulu qu'il y arrivât au moment où le chevalier de Soissons rendait compte de son expédition au gouverneur, celui-ci le requit de le suivre comme plaignant et comme témoin, afin d'assister au jugement sommaire de Germain, ce qu'il fut obligé de faire à son très-grand regret.

Afin de frapper les méchants d'une salutaire terreur, les échevins avaient résolu de donner à ce jugement tout l'éclat que permettaient les circonstances. Les compagnies bourgeoises des quatre quartiers avaient été convoquées par billet spécial. Celle du corps de ville comptait néanmoins peu de monde autour de son enseigne blanche : on n'en voyait guère de plus derrière l'enseigne blanche et bleue de la Blanquerie ; mais la bannière rouge de Cavaillon flottait au-dessus d'un groupe respectable, et les nombreux miliciens qui suivaient le drapeau rouge et noir de Saint-Jean témoignaient du zèle des pauvres gens du peuple, toujours les premiers au péril.

Deux compagnies du régiment de Flandre, précédées de leurs drapeaux d'ordonnance bleus et jaunes rayés avec croix blanche, venaient ensuite, baïonnette au bout du fusil ; puis on voyait le commandant Langeron, escorté à trois pas de distance par les quatre échevins en robe et en chaperon. Les officiers des galères et les gardes particuliers de l'hôtel de ville fermaient la marche.

Au son lugubre des tambours voilés et crêpés comme pour un enterrement, ce cortége longea le quai, remonta lentement la Cannebière, et alla s'arrêter devant les deux pyramides du Cours, entre lesquelles on avait dressé un gibet de trente pieds de haut. Au commandement de Langeron, les fusiliers de Flandre et les soldats des compagnies bourgeoises forment le carré, laissant au milieu un assez grand espace où se rangent en demi-cercle, auprès du gouverneur, les échevins toujours à cheval. La cour martiale ainsi constituée, Langeron ordonna d'amener le coupable, et fit signe à l'archivaire de lire son rapport.

Le vieux Capus, tirant alors un énorme cahier des profondeurs de sa robe noire, lut d'une voix sonore et avec une très-grande rapidité l'information relatant le guet-apens de la rue de la Tête-d'Or, le récit du notaire royal appuyé par le témoignage du père Hilaire et la déposition de Georges. Sa lecture achevée, le vénérable Estelle interpella Germain, et le somma de déclarer s'il tenait ces faits pour véritables.

Le temps écoulé depuis son arrestation et l'urgence du péril avaient dissipé les fumées du Lamalgue et calmé l'excitation fiévreuse de Germain. Avec son sang-froid, il s'était empressé de reprendre son masque; aussi, levant les yeux au ciel, il répondit de sa voix la plus doucereuse :

— Dieu me préserve de juger mal de mon prochain, ni d'accuser personne !...

— Point de faux-fuyants, dit Estelle, il faut répondre à la justice catégoriquement. Vous prétendez-vous innocent des faits ci-dessus énoncés ?

— Aussi innocent que vous-même, noble et digne échevin !

— S'il en est ainsi, quels motifs peuvent donc avoir les personnes qui vous acusent ?...

— Elles se trompent! Tout homme, hélas! est sujet à l'erreur!...

— Je le sais par mon expérience, grommela Estelle, furieux d'avoir été joué par l'adroit hypocrite.

Puis, changeant tout à coup de ton :

— Ne portiez-vous pas, dit-il tout naturellement, une ceinture rouge le jour où vous êtes venu me trouver à l'hôtel de ville?...

— Votre mémoire est fidèle, noble et digne échevin!

— Pourquoi ne la portez-vous plus?

— Parce que je l'ai perdue.

— Ou bien oubliée dans le premier moment de trouble, à l'hôpital, sans doute?...

— Cela doit être, répondit Germain, charmé de la tournure que prenait l'interrogatoire.

— N'est-ce pas celle-ci? demanda l'archivaire négligemment.

— Oui, c'est la mienne!

— Regardez-la bien!...

— C'est la mienne; en la dépliant vous trouverez ma marque, un G en soie noire, à l'un des coins.

— Ainsi, vous la reconnaissez? reprit sérieusement Estelle, et vous feriez serment qu'elle vous appartient?...

— Oui, monsieur l'échevin, devant Dieu et tous ses anges!

— Le procès est fini alors : voilà le témoin qui vous condamne, car c'est avec cette bande d'étoffe que vous aviez lié les pieds de la victime!

Atterré une minute, l'hypocrite se releva avec une audace incroyable, mais il eut beau discuter la valeur morale de cette preuve, et protester mielleusement et avec larmes contre l'information, ses juges étaient convaincus ; pendant qu'il invoquait les saints, Langeron recueillait les voix : cette formalité remplie, il se tourna vers l'archivaire, et lui dicta sans s'émouvoir la courte sentence qui, vu le cas de flagrant délit, condamnait Germain à être pendu sur-le-champ, et étranglé par l'exécuteur des hautes œuvres à la potence dressée à cet effet sur le Cours.

Cette fois il n'y avait plus à biaiser, le péril devenait sérieux, aussi le condamné se transforma-t-il à vue d'œil. Dépouillant sa fausse douceur et son enveloppe bénigne, il laissa éclater l'énergie de son caractère et toute la violence si habilement contenue de ses passions. D'un bond, malgré les liens qui garrottaient ses bras, il s'élança jusqu'à la bride du cheval de Langeron, et là, tête haute et l'œil enflammé :

— Je proteste, s'écria-t-il, contre cette sentence inique ! Vous n'avez le droit ni de me juger ni de me condamner.

— Vraiment ! répondit le commandeur, et la raison ?

— C'est que je suis du Languedoc, soumis à la seule juridiction du parlement de Toulouse, auquel j'en appelle, en prenant à témoin de cette violation des lois les échevins et tous ceux qui m'écoutent.

— Il paraît, dit Langeron, dont le flegme militaire ne s'altérait jamais, que nous avons affaire à un légiste : pour lever ses scrupules, apprenez-lui, chevalier, que le gouverneur de Marseille est investi d'un pouvoir supérieur à celui des robes rouges, et qui n'a de limites que sa conscience, son devoir et sa volonté.

— Je le nie ! hurla Germain ; les parlements sont souverains et plus forts que le roi lui-même !

— Nous allons, mon ami, te prouver le contraire séance tenante !

— Non ! je vous en défie ! car s'il n'y a plus de lois ici, il y en a toujours à Toulouse !

— Où est l'exécuteur ? demanda froidement Langeron.

— Ce scélérat joue de bonheur, répondit l'archivaire ; l'exécuteur des hautes œuvres vient de mourir, à ce qu'on m'apprend, et il ne reste plus un seul de ses aides : force nous est par conséquent de surseoir à demain afin d'avoir le temps de se procurer un autre bourreau.

— Bah ! reprit Langeron, faute d'un saint on ne laisse pas

de chômer la fête; je vais tâcher de lever aussi cette difficulté. — Et, poussant son cheval vers un tombereau qui traversait le Cours : — Un homme de bonne volonté, dit-il, pour
pendre un scélérat! Il y a deux écus de pourboire!

Jaffard, qui menait le chariot, s'offrit gracieusement et suivit
Langeron dans le cercle formé par les soldats. Là, le commandeur se contenta de lui montrer du doigt Germain et la potence. En homme charmé de sa bonne aubaine, Jaffard s'avance
en se dandinant, examine et manie la corde, et, s'arrêtant
devant le condamné :

— Comment, monsieur Germain, c'est vous, dit-il avec
une sorte de respect comique : je me doutais bien que vous
seriez pendu un jour, mais, par la barbe du diable! celui qui
m'eût dit : Ce sera toi qui passeras la caliorne, m'aurait bien
étonné!

— Vous connaissez le criminel? s'écria l'archivaire la plume
à la main.

— Oui, mon brave monsieur noir, et depuis quelques jours,
allez! nous faisions des écus de trois livres là-bas dans les
montagnes!

— Ainsi, il s'est rendu coupable du crime de fausse monnaie?

— C'est une peccadille pour un homme de Dieu comme
M. Germain, mais il avait de bons moments. S'il n'aimait pas
à mettre la main à la pâte, il était assez disposé à faire travailler les autres. J'ai reçu de lui ce printemps dix pistoles pour
tuer ce brave chirurgien qui est à nos côtés!

— Vous voyez, messieurs, dit Langeron, que nous avons la
main heureuse! chevalier, un coup de sifflet et dépêchons, car
il nous reste encore une rude besogne à terminer auprès de la
Tourette.

Au signal de l'officier, Jaffard qui avait confectionné son
nœud coulant avec un soin d'artiste, jeta la corde au cou de
Germain; celui-ci profita de ce moment pour glisser à l'oreille
du forçat deux mots qui le rendirent sérieux, puis il demanda

la permission de parler, avant de mourir, à M. de Durfort. Georges s'étant avancé malgré sa répugnance, le frère de la concubine ramassa toute la haine, toute la jalousie, tout le fiel qui gonflaient son cœur, et, s'efforçant de les concentrer dans son regard :

— Je vais mourir, balbutia-t-il, l'écume aux lèvres, mais ma seule consolation, c'est de te laisser sur la terre plus malheureux, plus torturé que moi ! Tu ne la reverras plus ! elle est à présent prisonnière dans les mains de ma sœur, qui, en apprenant mon supplice, me vengera !

— Misérable ! s'écria Georges.

— C'est toi qui mérites ce nom, car tu n'auras plus désormais une minute de repos !

— Parle ! scélérat ! Arrêtez ! Un moment de répit encore !

— Ni pour ma vie, ni pour ma grâce ; je ne parlerai pas ! Vengeance ! vengeance ! vengeance !

Le père Hilaire s'approchait à ces mots avec son crucifix ; mais il refusa de l'entendre, le repoussa du pied, niant l'existence de Dieu, et vomissant tant de blasphèmes, que Langeron, indigné, cria au forçat d'en finir. Jaffard imprima une violente secousse à la corde, qui roulait sur une poulie, et au même instant, on vit se balancer, à la tête du mât vacillant sous ce poids, le corps du condamné. Langeron le regarda tourner quelques minutes, puis, jetant deux écus de six livres à Jaffard, et laissant deux factionnaires au pied du gibet, il s'éloigna avec les troupes et les échevins que cette fin impie avait glacés d'horreur.

Pendant ce temps, les captives de la Tourette s'abandonnaient au désespoir. Quand elle eut repris ses sens, mademoiselle de Saint-Cyr apprit de Nore comment elle avait été sauvée par le sang-froid de la courageuse jeune fille, qui, voyant, en effet, ainsi que l'avait deviné Germain, les anneaux auxquels le meunier attachait son câble pour descendre la meule, avait eu la présence d'esprit de barrer la trappe, en passant un levier de fer dans ces deux anneaux. Échappées au premier péril, elles se mirent à trembler l'une et l'autre devant celui qui allait suivre. Comme il arrive dans les situations désespérées, où l'énergie, usée par ses efforts mêmes, se détend ensuite outre mesure, l'abattement succéda vite à leur résolution. Les horribles menaces de Germain retentissaient à l'oreille de Nore : au moindre bruit, elle croyait l'entendre rentrer avec la hache pour briser le plancher, et se serrait en tressaillant contre sa maîtresse, non moins émue et non moins effrayée.

A cette terreur de tous les instants, vint s'ajouter bientôt un nouveau supplice : parties à l'aube de la bastide, elles n'avaient rien pris depuis la veille ; toutes les deux fléchissaient de besoin et de faiblesse, et cependant la faim était encore le moindre de leurs tourments. La soif, une soif ardente, inextinguible, irritée par leurs angoisses autant que par la chaleur torride qu'il faisait sous le toit de bois de ce moulin exposé au midi et brûlant, les dévorait et desséchait leurs lèvres. Les heures s'écoulaient ainsi, Germain ne revenait pas : reprenant alors un peu de courage, et croyant trouver quelque soulagement si elles pouvaient respirer les brises de la mer, elles s'efforcèrent d'ouvrir une petite fenêtre donnant sur l'esplanade, et y parvinrent après de longs efforts.

Toutes les deux se penchent à la fois pour humer l'air rafraîchissant qui manque à leur poitrine ; mais à peine ont-elles jeté les yeux au dehors qu'elles reculent avec horreur, et se voilent le visage de leurs mains!...

Sur l'esplanade qu'on découvrait de la fenêtre, et qui s'étend, bordant la mer, du fort Saint-Jean à l'église de la Mayor, étaient entassés plus de deux mille cadavres, pourrissant là depuis un mois à l'ardeur du soleil, et qui n'avaient plus de forme humaine. Les sens et le cœur étaient saisis à l'aspect de cet amas de corruption, d'où s'exhalaient des vapeurs repoussantes et mortifères. Ces débris de cadavres étaient des monstres qui faisaient horreur. On eût dit de loin que tous leurs membres remuaient par le mouvement qu'y donnaient les vers travaillant à les dépecer. Leurs entrailles putréfiées souillaient le sable et le baignaient par places d'un liquide noirâtre et venimeux.

Tel était le terrain sur lequel se transporta le commandeur de Langeron après l'exécution de l'hypocrite. Il y trouva le chevalier Roze prêt, pour sauver la ville, à tenter un acte de dévouement digne d'être à jamais gravé sur le marbre et l'airain. Persuadé, comme les échevins et les docteurs de Montpellier, que si l'on essayait, chose d'ailleurs impossible, de traîner hors de la ville, qu'il fallait nécessairement traverser pour arriver aux fosses, ces restes mutilés et en putréfaction, la peste redoublerait de violence par l'infection de l'air, et voyant avec tout le monde qu'un plus long séjour dans ce lieu était le coup de grâce de Marseille, le chevalier Roze avait résolu de déblayer la place à quelque prix que ce fût.

Dans ce dessein, il s'était transporté la veille sur le rempart : en examinant les deux gros bastions de l'esplanade du côté de la mer, il s'aperçut qu'ils étaient voûtés et vides. L'idée lui vint alors de faire enfoncer les voûtes que recouvraient seulement deux ou trois pieds de terre et d'y précipiter tous les cadavres. Ce projet, communiqué aux échevins et au gouverneur, fut approuvé par acclamation : Estelle fit ouvrir les voûtes, et Langeron donna cent forçats au chevalier qui se chargea de diriger lui-même cette effrayante expédition.

Ramenées à la fenêtre par le son du tambour et le bruit aigu du sifflet des comites, Sylvine et Nore virent le brave chevalier, dont la croix verte brillait sur son justaucorps de drap blanc, s'avancer à cheval à la tête des cent forçats et d'une compagnie de soldats des galères. Arrivé à quelques pas de l'esplanade, il fait arrêter sa troupe, lui donne du vin, en boit lui-même sur son chapeau, et marche courageusement vers le charnier funèbre.

A la vue de cet amas hideux et grouillant de putréfaction, les forçats reculent, les soldats hésitent, le comite même se tait : Roze descend de cheval, saisit par une jambe le premier cadavre qu'il trouve et fraye la route. Son exemple, et ce sang-froid électrisent soldats et galériens. Il leur fait alors envelopper la tête avec des mouchoirs imbibés de vinaigre impérial qui leur bouchent le nez, et, les rangeant autour de ces débris affreux, les encourage si bien par ses paroles énergiques, et s'expose à leur tête avec tant d'intrépidité qu'en une demi-heure, ces corps, qui venaient tous par lambeaux, furent enlevés et jetés dans les cavités des bastions qu'on remplit aussitôt de chaux vive jusqu'au niveau de l'esplanade.

Une longue acclamation poussée par les malheureux qui devaient tous mourir, à l'exception de trois, pour avoir respiré ces vapeurs empestées, parvint jusqu'à Sylvine : elle allait y mêler sa faible voix, car le spectacle de cet héroïsme lui avait fait pour un moment oublier ses souffrances et sa cruelle situation. Le bruit d'un pas hâtif criant sur l'escalier, après une sorte de conférence tenue rapidement au-dessous entre deux personnes, lui rendit toutes ses terreurs, et glaça les mots sur ses lèvres. On ne tardera pas à voir si ses craintes étaient fondées; mais revenons avant sur le Cours d'Aix auprès du gibet de Germain.

XXVII

LE PACTE DU GIBET

Depuis que le condamné lui avait glissé un mot à la dérobée, Jaffard, contre son habitude, était devenu sombre et pensif. Il semblait attendre avec une impatience mal dissimulée le départ du gouverneur et des troupes. Dès que tout le monde se fut éloigné et que les drapeaux diversicolores des compagnies flottèrent dans la Cannebière, tirant de son gousset les écus de six livres de Langeron, il les donna aux deux fusiliers; envoya, selon l'expression familière du temps, l'un au fruit et l'autre au vin, et lorsqu'il se vit et se crut bien seul, car les malades et les pestiférés du Cours ne comptaient pas au nombre des vivants, il lâcha la corde et fit retomber rapidement à terre le corps du pendu.

Quoique peu de minutes se fussent écoulées depuis l'exécution, le collier de chanvre, qui venait de tracer un double sillon bleuâtre autour de son cou, avait si bien serré Germain, qu'il était déjà sans connaissance. Il ne fallut rien moins que le parfum âcre et violent du vinaigre des infirmeries, pour lui rendre le sentiment de l'existence. Ranimé par les soins du forçat qui ne cessait de mouiller ses tempes de vinaigre et ses lèvres de rhum, il ouvrit les yeux, et son pouls, arrêté par l'asphyxie, recommença doucement à battre.

Le mettant aussitôt sur son séant et l'adossant au bois même de la potence :

— Monsieur Germain, dit Jaffard avec empressement, me reconnaissez-vous ?...

Le supplicié répondit du regard affirmativement.

— Entendrez-vous ce que je vais vous dire ?...

Même signe d'affirmation.

— Vous avez parlé de trente mille livres en or, tout à l'heure, auriez-vous bien cette somme en votre possession ?...

Germain revenant peu à peu à lui, parvint à incliner la tête.

— Et, si je vous ai bien compris, vous les donneriez ces trente milles livres à celui qui vous sauverait ?...

L'œil de Germain étincela, ses lèvres murmurèrent un son rauque, inarticulé, mais qui valait, par l'expression de ses traits, le oui le plus énergique.

— A la bonne heure, fourche du diable ! Voilà un honnête homme, au moins !... Cet harpagon de gouverneur baille deux écus pour le pendre, et lui m'offre trente mille livres pour le dépendre. Marché faisable ! ou Lucifer n'est qu'un marguillier, de par Dieu ! Il n'y a plus qu'une petite difficulté, où sont-ils les roitelets d'or, hein ?...

Germain leva la tête avec effort dans la direction de la Tourette.

— Je comprends : dans votre maison ; mais il faut l'indiquer, mordieu ! ou il n'y a rien de fait : voyons, monsieur Germain, buvez un peu de ce vieux rhum, tâchez de dénouer la langue, et ne perdons pas trop de temps : car si les Flamands revenaient, il faudrait vous laisser là-haut, et, une fois sur l'arbre du maître, bonsoir la compagnie !...

Aussi efficaces que le tafia, ces paroles délièrent la langue du pendu ; il se leva sans aide, et appuyant sa tête encore engourdie sur l'épaule de Jaffard :

— Jure-moi, dit-il d'une voix creuse, que tu me sauveras la vie, si je t'indique mon trésor.

— J'en fais serment, foi de forçat ! mais parlez plus haut si vous pouvez, car ils m'ont tant fait passer de nuits à la belle étoile, que le serein, chaînes du diable ! m'a gelé une oreille !...

— Comment me sauveras-tu ?

— C'est mon affaire ! où est le magot, et alerte ! il me semble entrevoir là-bas le chapeau bordé d'un des gardes.

— Non, dit Germain, tu te trompais ; c'est un cadavre dont le vent remue le linceul.

— Il le remue drôlement, tison de Lucifer ! Je jurerais que cette charogne était à dix pas tout à l'heure ; mais ces coquins de morts ne veulent pas se tenir tranquilles : ils bougent et crient dans le fond de la fosse même.

Tout en riant de sa plaisanterie, qui n'était, hélas ! que trop vraie, les corbeaux enterrant parfois les malades avant leur mort, Jaffard avait détourné la tête : pendant ce mouvement, le corps enveloppé dans le suaire roula si brusquement qu'il se trouvait à cinq où six pas du gibet, lorsque Germain dit au forçat :

— L'or est caché dans le moulin à vent de la Tourette.

— Lequel ?... il y en a quatre !...

— Dans le premier du côté de l'esplanade et de la mer.

— Où l'avez-vous mis ?... parlez vite ! car cette fois, je ne me trompe pas !...

— Il est dans une peau de bouc, au fond d'un sac de grain. Maintenant j'ai tenu parole, et toi ?...

— Vous seriez le premier, ou Satan m'extermine! qu'un galérien aurait trompé. Mais, comme je travaille au comptant, et que je me méfie un peu de tout le monde, même de mes amis, vous me permettrez bien de prendre mes sûretés. Vous tirer d'ici en plein jour et à la barbe des Flamands ne serait d'ailleurs pas possible.

— Que prétends-tu alors?...

— Vous allez voir : en passant cette corde sous vos aisselles, et l'attachant au premier nœud de la caliorne qui vous tient, je vais vous pendre sans danger ; un peu de mal de tête, les fourmis aux pieds, voilà tout. Après avoir bu avec les gardes, j'irai ressusciter l'enfant ; si vous ne m'avez pas trompé, je le jure par le grand diable et les dents de fer de sa fourche ! à minuit je reviendrai, qu'ils y soient ou qu'ils n'y soient pas, vous dépendre tout gentiment.

— Détache du moins cette corde qui me brise les mains!...

— Pas si bête, monsieur Germain ; car vous seriez capable de rompre le contrat une fois le dos tourné, et ensuite, feu de l'enfer ! c'est ma petite sûreté.

Germain, bien malgré lui, se résigna en soupirant ; expert en fait de nœuds et de cordes, le forçat l'arrangea comme il voulut, le hissa de nouveau au bout du mât, et tout cela si prestement, que les braves soldats de Flandre, arrivés sur ces entrefaites, n'y virent que du feu. L'un d'eux ne put s'empêcher cependant de fixer ses gros yeux bleus sur la potence, et de dire naïvement :

— Tarteiffle ! che aurais barié, ite la bas, dout mon zolde t'un moi, que le bendu afait parti afec armes et pagages !...

— Et vous auriez perdu, monsieur le soldat, répondit respectueusement Jaffard qui, tout en buvant de loin à leur santé et leur versant de copieuses rasades, les mit bien vite dans l'impossibilité de lui donner un démenti.

C'était un quart d'heure après cet incident que les captives de la Tourette avaient entendu crier l'escalier sous les pas d'un homme. Croyant au retour de Germain, elles reculèrent l'une et l'autre, saisies de terreur. Les anxiétés et les souffrances de cette cruelle journée avaient, en épuisant leurs forces, abattu leur énergie au point qu'elles ne songeaient plus même à la résistance. L'œil fixe, la pâleur au front, vous les auriez vues écouter en tremblant, mais sans bouger de place, aussi passives que les brebis qui attendent, tête baissée, que le loup ait brisé ou arraché avec les dents les claies du parc.

Une main vigoureuse ébranla la trappe, puis on frappa fort à coups précipités. Serrées l'une contre l'autre, les deux jeunes filles ne respiraient plus. Au bout d'une minute ou deux, une voix s'éleva de l'escalier, les pressant d'ouvrir ; d'abord, dans leur terreur, elles prirent cette voix pour celle de Germain. En écoutant plus attentivement, Nore reconnut la première leur erreur, et, allant se pencher au-dessus de la trappe :

— Qui appelle ? demanda-t-elle d'une voix éteinte.

— Moi ! colombe de Bath-Rabbim ! chèvre blanche de Galaad !...

— Mademoiselle, s'écria Nore ! c'est le juif...

Sylvine s'approcha, et, pendant qu'elles se consultaient avec anxiété, Isaac reprit plus haut et d'un accent ému :

— Ouvre, Rachel ! ouvre-moi vite, fille du lis flétri de Dan ! ouvre, car je viens délivrer la biche de Scémir des piéges du chasseur !

— Mademoiselle, dit Nore assez résolûment, moi je lui ouvrirais !

— Fais ce que tu voudras, murmura Sylvine aussi tremblante que la feuille.

Nore se hâta de profiter de ce consentement : la trappe levée, le juif s'élança dans la chambre, courut tout droit au sac de grain dont Germain avait parlé, le vida y trouva la poche de

cuir, et, jetant un regard plein de douceur et de tendresse
inexprimable à Nore :

— Viens, ma grenade, mon muguet des vallées! dit-il, et
hâtons-nous, car le lion rugissant et terrible descend déjà de la
montagne!

Secouant tristement la tête, Nore lui avoua leur faiblesse
qui les rendait incapables, l'une et l'autre, de se traîner sur ses
pas. Le juif descendit sans rien dire et reparut bientôt après,
portant de l'eau dont elles burent avidement et qui les ranima, et le café préparé par la concubine, qui leur redonna
quelque force. Leur prêtant alors l'appui de son bras élastique
et sûr comme un ressort d'acier, il les aida tour à tour à descendre l'escalier, et après les avoir exhortées à s'armer de courage pour s'éloigner le plus vite possible, et passer, disait-il
dans son langage parabolique, le torrent de Cédron, il franchissait le seuil de la porte, lorsque la Catinelle, accourant hors
d'haleine, lui barra le passage.

Rarement les traits durs de la concubine avaient respiré une
énergie plus mâle et plus violente. La colère flamboyait dans
ses yeux sans cils; le feu était à ses joues, et ses cheveux,
détachés à moitié, se tordaient sur son sein comme un tison
ardent.

— Ah! s'écria-t-elle le bras tendu vers la porte, ah! misérable
juif! c'est ainsi que tu me trompais! que, sous le prétexte de
m'envoyer voir si les soldats de Flandre ne venaient pas de ce
côté, tu m'éloignais pour m'enlever ces belles demoiselles!
Rentrez! ajouta-t-elle d'une voix tonnante et l'écume aux
lèvres, rentrez dans votre chambre, ou je vous y traîne par les
cheveux.

— Ote-toi de mon chemin! dit le juif à voix basse.

La Catinelle leva la main avec rage, mais cette main tomba
dans celle d'Isaac qui, se refermant aussitôt comme un gan-
telet, lui arracha un cri de douleur. La repoussant avec une
vigueur telle qu'elle alla rouler à dix pas de la porte, il passa
avec les deux jeunes filles et disparut en courant, et les portant

pour ainsi dire, dans les ruelles abandonnées de la paroisse Saint-Laurent.

Quand elle se releva, échevelée et folle de fureur, Jaffard était là, en extase devant cette beauté sauvage et satanique. Un moment même, ce qui révélait chez lui une vive émotion, il oublia l'objet de sa visite pour écouter la Catinelle balbutiant avec rage :

— Il a fui !... il a fui, le lâche ! mais je me vengerai !

— On vous a insultée ? fit Jaffard, l'œil dilaté comme celui du tigre ; dites-moi qui, triple sabbat du diable !...

— Un chien de fils d'Israël !...

— Qui s'appelle ?... feux et charbons !

— Isaac !...

— Ah ! démons et diables cornus ! Isaac est venu ici ? le misérable scélérat ! Je comprends, à présent, pourquoi ce cadavre était si curieux !...

— Vous avez dû le rencontrer fuyant avec deux femmes !

— Pourvu qu'il n'ait pris que cela, soupira Jaffard en s'élançant sur l'escalier.

Il ne tarda pas à descendre, et, au milieu d'un torrent de blasphèmes et de menaces appuyées de serments exécrables qu'il vomissait contre le juif, il apprit à la Catinelle le but de sa venue et ne lui cacha, nous saurons bientôt à quel dessein, une partie de la vérité qu'en ce qui touchait personnellement Germain.

Mais le vague même de ses explications sur ce sujet alarma fortement la concubine. N'ignorant pas qu'on avait offert une récompense à qui dénoncerait son frère, elle s'efforça d'obtenir des éclaircissements en accablant Jaffard de questions ; mais, en dépit de ses efforts et de son insistance, elle n'en put jamais tirer que ces mots équivoques :

— Sans être prisonnier, M. Germain n'est pas à son aise.

— Mais où est-il ? Je veux le voir ! s'écriait la Catinelle, dévouée de cœur à son frère qui n'aimait rien.

— Eh bien, fourches du diable! puisque vous le voulez, vous le verrez ce soir!

— Pourquoi pas tout de suite?

— A cause de l'hôtel de ville.

— Oui, je comprends! Mais à quelle heure et en quel lieu pourrai-je le rejoindre?

— Écoutez-moi bien, fit Jaffard d'un air de grand mystère; quand le marteau de la grande horloge aura piqué deux coups, prenez votre mante et allez à la Canebière. Arrivée en face de la rue Royale, frappez à la grande maison qui fait le coin de la Canebière et de cette rue à gauche. Vous ne pouvez pas vous tromper: cette maison a des volets verts et un double balcon.

— Bien! bien, dit la Catinelle impatiente, et après?...

— On viendra vous ouvrir et on vous demandera qui vous cherchez; répondez tout bas: « Le capitaine! »

— Et alors?

— Alors, triple nerf de bœuf! le laquais vous introduira et vous reverrez votre frère!

— J'irai!... répondit-elle, car je me fie à vous; n'étiez-vous pas avec lui dans les grottes, là-bas?...

— Toujours! triple marteau d'enfer!...

— Et vous ne voudriez pas me tromper?...

— Qui... moi!... j'aimerais mieux manger ce soir le cœur d'un argousin!...

Au même instant où Jaffard proférait ce serment, auquel tout le monde peut-être n'eût pas ajouté foi, Sylvine et Nore, conduites par le juif, arrivaient par des ruelles et des rues pavées de cadavres chez le chevalier Roze.

XXVIII

L'ORGIE

A moins d'avoir aimé d'amour sincère, car alors on a tout souffert, il est impossible de se représenter les tortures de Georges durant cette journée. Livré aux plus vives alarmes depuis qu'il savait Sylvine à Marseille, il avait été frappé au cœur par les révélations menaçantes et le dernier cri de haine de Germain. Mis en campagne à sa prière, tous les gardes de l'hôtel de ville épargnés par la peste, tous les officiers de Langeron, les invalides de la Coursie [1] même conduits par leurs comites, étaient revenus sans avoir pu retrouver la trace des deux jeunes filles. Le découragement le plus cruel et cette défaillance glaciale qui brise l'âme quand l'espérance s'en retire, l'accablaient donc à la fois, et, assis la tête dans ses mains au chevet du brave Roze que les vapeurs pestilentielles de la Tourette avaient tué à demi, il se disait avec amertume que les morts dans leur tombe sont plus heureux parfois que les vivants.

Comme ce blasphème contre la Providence, que bien des hommes murmurent dans leur vie, s'achevait désespérément au fond de sa pensée, un bruit étrange dans ces circonstances fit retentir la voûte et les corridors de l'hôtel. Georges prête un instant l'oreille, et, reconnaissant les sons rustiques du violon de son ami le ménétrier Vert, il sort sur la pointe du pied de la chambre du malade et court au-devant du père Bontemps pour interrompre sa mélodie.

Mais malgré l'ascendant tout-puissant qu'il exerçait sur le vieillard, il n'y réussit pas d'emblée. Pendant une dizaine de

[1] Espace libre entre les deux rangs de bancs où étaient attachés les forçats.

minutes, l'excellent homme parut avoir perdu l'esprit : il râ-
clait de toutes ses forces en fermant les yeux, dansant dans le
vestibule et faisant des bonds prodigieux. Il fallut que Georges
entendît tout l'air comique :

> Je crois, je crois, Louison,
> Que j'ai perdu la raison....

et ce n'est qu'à la ritournelle, qu'il put enfin arrêter le père
Bontemps et lui arracher son violon en lui demandant d'un air
fâché s'il était fou.

— Ce soir, je le croirais bien, monsieur Georges ! répondit-il sautant encore et montrant ses dents blanches.

— Qui vous met donc ainsi en belle humeur ?

— Deux choses, monsieur Georges ! que j'aurais payées,
voyez-vous, des dix ans de vie qui me restent, s'il plaît à Dieu
et à mon saint ! La première, vous la connaissez : en descendant le Cours d'Aix, j'ai vu le coquin de M. d'Aigues-Vives
pendu, haut et court, à un pin, et alors, ma foi ! nous avons
tous nos petites faiblesses, je n'ai pu quitter le gueux sans
lui jouer la contre-danse des bandits.

— C'est mal, père Bontemps : il faut laisser la vengeance à
Dieu !

— Je ne dis pas, monsieur ; mais comme il la fait bien attendre quand il s'agit des scélérats, ce n'est pas un péché, je
pense, que de se réjouir un peu le jour où elle arrive.

— Et ensuite, père Bontemps, quelle est cette autre chose
que vous auriez payée de dix ans de votre vie ?...

— Vous ne vous en doutez donc pas, monsieur Georges ?...

— Tu m'apportes de ses nouvelles ?...

— Et de certaines, cette fois !...

— Où est-elle ?... s'écria Georges impétueusement.

— Ici !... répondit Sylvine elle-même en tombant dans ses
bras.

Il faut renoncer à décrire la scène qui suivit ; ni la plume ni
le pinceau ne rendraient leur bonheur, et le cœur seul peut en

concevoir l'idée. Après une longue conversation, dont ils oubliaient à mesure toutes les paroles, il fut décidé, le chevalier Roze allant mieux, que Georges les ramènerait au tomber de la nuit à la Favorite. Ce projet reçut, en effet, son exécution à l'heure convenue. Grâce à l'obligeance du gouverneur, Georges partit à cheval dès que la première étoile brilla, avec Sylvine et Nore.

Pour un motif peu généreux et qu'il faut pardonner à la faiblesse humaine, le ménétrier, qui aurait dû les suivre, aima mieux rester à Marseille. On avait parlé de porter le corps de Germain aux Fourches situées hors de la ville, vers la plage d'Arènc, et, par un dernier sentiment de vengeance, le digne père Bontemps, excellent homme au fond, voulait assister, si elle avait lieu, à cette translation. Dans cette pensée, il s'acheminait doucement du côté du gibet et allait quitter la Canebière, quand il fut abordé à l'improviste par une de ses anciennes connaissances.

Le quidam n'était autre que Valette, couvert d'une livrée trop ample pour sa taille, mais d'une très-grande richesse, bien qu'elle jurât par sa splendeur avec le reste de son costume. La veste qu'il portait, effectivement, tombait en lambeaux; sa culotte de velours était criblée de pièces et de taches, et il marchait, à la lettre, un pied chaussé et l'autre nu.

En le reconnaissant, le ménétrier vert poussa une exclamation de surprise :

— Sarpejeu ! compère, comme te voilà brave !... Tout n'est pas ruine dans la peste ! dit-il de son ton goguenard.

— Bonjour, père Bontemps, fit Valette la larme à l'œil, en hochant tristement la tête.

— Bonjour, compère ! mais qu'as-tu donc? je te trouve la mine d'un corbeau, et il me semble, si je n'ai pas la berlue, que tu es devenu bien maigre.

— Ce n'est pas étonnant, dit lamentablement Valette.

— On te nourrit mal, peut-être?

Valette cligna l'œil d'un air significatif.

— Alors, tu ne dois pas être content; car, sarpejeu! on peut bien le dire sans t'offenser, s'il existe un gourmand sous la cape du ciel et un gaillard aimant ses aises, c'est toi, ou qu'on me pende comme l'autre coquin!...

— Dieu m'a cruellement puni, soupira Valette à voix basse.

— Pas possible! Ah! je brûlerais un beau cierge à Notre-Dame de Sorèze, s'il t'avait donné sur les doigts.

— Si vous saviez ce que j'endure, vous me plaindriez!

— Oh! pour cela non, mon garçon, tu étais trop porté pour toi et pour ton ventre, révérence parler!...

— Dieu m'a puni, vous dis-je, et à tel point....

— Tant mieux, Valette! tant mieux, sarpejeu! tu méritais à mon avis le fouet depuis longtemps. Il paraît donc qu'à force de changer tu as fini par tomber sur un mauvais maître....

Valette se rapprochait à ce mot de Bontemps pour lui murmurer quelque confidence, lorsqu'un hem vigoureux et menaçant, parti de la maison voisine, le fit tressaillir et bondir à la fois; reculant de deux pas, il dit précipitamment au ménétrier :

— En causant avec vous, j'oubliais ma commission.... Mon maître, et il frémit à ce mot, mon maître m'envoie vous chercher pour faire de la musique après souper, vous serez bien payé.... venez-vous?...

— Oui, sarpejeu! quoique ce ne soit pas trop le moment de jouer du violon, je ne suis pas fâché de voir le bâton que Dieu a pris pour te rosser.

— Suivez-moi! balbutia Valette, et, marchant devant lui plus mort que vif, il le conduisit dans la maison formant l'angle de gauche de la rue Royale, à son débouché sur la Canebière.

Dépeuplée par la mort, cette maison avait dû appartenir à quelque riche et nombreuse famille; car elle portait jusque dans le vestibule les traces d'un grand luxe. L'escalier, en bois des Iles, offrait une rampe dorée, vrai chef-d'œuvre d'art et de ciselure. Des lambris peints couvraient les murs, et le plafond était sculpté avec autant de magnificence que dans les maisons princières. Intimidé, malgré son assurance, et cédant à cette influence mystérieuse qu'exerce sur nous l'image de la fortune, le ménétrier fit un mouvement pour ôter ses sabots; mais Valette l'en détourna en levant les épaules, et le conduisit au salon à travers trois pièces pleines de meubles du plus grand prix, où régnait le plus grand désordre.

Le salon lui-même avait été bouleversé. Rien n'y paraissait à sa place. Tous les tiroirs des tables sculptées, aux pieds de cuivre, ou étaient complétement ouverts et vides, ou gisaient à terre. Le parquet, les fauteuils, et jusqu'à la tapisserie en laine à personnages bleus ou rouges, tout portait les traces de la débauche et d'une brutale dévastation. Ce qui frappa surtout le ménétrier en entrant, ce fut une grande table, couverte de nappes de Flandre et de linge damasquiné, à laquelle, à en juger par les siéges de formes diverses placés tout autour, devaient s'asseoir probablement une cinquantaine de personnes.

Un beau lustre en cristal de roche, suspendu au plafond vers le milieu de cette table, éclairait brillamment le salon, et les feux de ses nombreuses bougies étaient réflétés de tous côtés par les trumeaux et les grandes glaces de Venise.

Le père Bontemps, dans l'extase, avait ôté son chapeau et ne l'eût pas remis pour un écu devant les personnages de la tapisserie, qu'il regardait comme les portraits des maîtres de ce Louvre :

— Mettez-vous là, lui dit Valette, indiquant la table de l'œil.

— Qui? moi! Y penses-tu? ou veux-tu plaisanter, compère?

— Non, reprit le frontin de plus en plus mélancolique, on ne plaisante pas ici !

— Et, tu me dis de m'asseoir là ?...

— J'en ai l'ordre !...

— C'est bien facile, sarpejeu ! mais où faut-il que je me mette ?...

— Où vous voudrez !

— Tu me serviras donc ce soir ?...

— Je sers tout le monde à présent, dit aigrement Valette.

Le père Bontemps, trop joyeux pour relever cette insolence, le laissa sortir sans répondre. Dès qu'il se vit seul, sa première idée fut de faire honneur à ses hôtes ; il posa son violon et son chapeau clabaud sur un clavecin à moitié brisé, se peigna, essuya tant bien que mal avec son mouchoir la poussière dont ses habits étaient chargés, et, après avoir tiré ses gomaches et renoué les jarretières rouges avec lesquelles ses gros bas de laine du pays étaient roulés sur le genou, se trouvant présentable et assez bien mis à son gré, il alla s'asseoir humblement au bas bout de la table.

Il était à peine placé, se tenant, par discrétion, tout au bord de sa chaise, que la grande porte du fond s'ouvrit avec fracas et livra passage aux convives. Qu'on se figure alors l'étonnement du brave ménétrier. Il attendait la fleur de la société de Marseille, et ne voyait entrer pêle-mêle que les corbeaux les plus repoussants et les plus déterminés forçats des infirmeries. Tous ces vétérans de la chaîne, la tête rase, demi-nus, brûlés par le soleil, portant encore sur les épaules et les bras les marques de leur dégoûtante et horrible besogne, se jetèrent nonchalamment sur les fauteuils ou les meubles renversés servant de siéges, et attendirent en bâillant le signal de Jaffard.

Celui-ci, assis dans un fauteuil de velours rouge, à la place d'honneur, était en réalité le roi de la fête. Devenu, par la mort de tous ceux qui l'habitaient, maître temporaire de cette maison, il se considérait comme l'héritier de tous les propriétaires, qu'il avait successivement portés aux infirmeries et aux fosses ; ayant trouvé le lieu bien approvisionné, il y établit deux vagabonds qui avaient été cuisiniers, parvint à se procurer par le moyen de ses camarades des galères, du poisson et des vivres frais, et tous les soirs se mit, en dépit du fléau, à tenir table ouverte. L'influence que lui donnaient sa force supérieure et son audace maintenait un ordre charmant dans cette aimable société, à laquelle d'ailleurs tout était permis, pourvu qu'elle obéît au chef, quand il lui plaisait d'ordonner.

Sûr de ne pas trouver de rebelles, Jaffard promena du haut de son trône de velours un regard autour de la table ; il salua gracieusement le ménétrier, qui frémit en reconnaissant cette figure criblée de petite vérole, qu'il n'avait jamais aperçue sans terreur à travers les broussailles de la montagne Noire, et, son inspection faite, dit en grimaçant un sourire :

— Qu'on appelle les rats.

Valette prit aussitôt une crécelle et fit retentir la maison de son grincement aigre et criard. Quelques minutes après, une véritable irruption de mendiants des deux sexes eut lieu dans la salle. Les gueux, qu'on cherchait avec soin pour les forcer à enterrer les morts, se cachaient partout avec leurs femmes ou leurs compagnes d'oisiveté et de misère, et mouraient souvent de faim dans leurs réduits plutôt que d'obéir à l'injonction des échevins. En prenant possession du logis, Jaffard en avait découvert une bande dans les caves, et il la gardait et lui donnait une généreuse hospitalité, parce que ces malheureux, esclaves de tous ses caprices, égayaient les festins de ce nouveau Sardanapale.

Ils prirent place à sa droite et à sa gauche, sous une grêle de coups de fouet qu'il leur distribua comme bienvenue, afin de se mettre en belle humeur ; puis, riant de leurs gémissements et de leurs cris, il donna l'ordre de servir, d'une voix tonnante, triple Lucifer ! et fut obéi à l'instant.

A voir la profusion de mets qui apparut sur cette table, on ne se serait pas cru, certes, dans une ville pestiférée et déserte aux deux tiers. Tout ce que le terroir pouvait fournir de plus délicat en gibier était là. Il y avait les poissons les plus fins et les plus chers, et M. de Langeron eût assisté au festin qu'il n'aurait pu qu'approuver et louer sans mesure l'art et le bon goût du Vatel de messieurs des galères.

Quant aux vins, ils étaient dignes de la chère, et, par l'ordre du maître, Valette, l'un des échansons, ne les épargnait pas. On peut juger si, au bout d'une heure de libations, les ce veaux furent échauffés! gueux et forçats, séparés jusque-là par une ligne de démarcation, car ceux-ci, après tout, étaient les rois de la maison et traitaient les autres, se confondirent peu à peu dans une bruyante et rude familiarité. Les haillons et les casaques rouges ne firent plus qu'un, et l'égalité bachique les courba tous sous son niveau.

Alors, chants avinés hurlés par des voix rauques, rires grossiers, propos obscènes, cris de tout genre et juremenents éclatèrent comme un orage autour de cette table. Pour dominer cet infernal tumulte, il ne fallait rien moins que les poumons de bronze de Jaffard. Aux éclats de sa voix les vitres qui restaient encore aux croisées tremblèrent :

— Silence, feux de Lucifer! taisez-vous tous! avait-il dit.

Et le calme s'était rétabli à l'instant comme par miracle.

— Je vous réserve une surprise, cornes de Belzébut! continua-t-il en allumant sa pipe. Comme on ne sait, pardieu! qui vit et qui meurt aujourd'hui, et que nous pourrions bien demain aller où nous portons les autres, il faut s'amuser cette nuit et danser comme des perdus! Aussi je vous donne le bal au nez de la Camarde! Hein! qu'en dites-vous, mes garçons?

— Oui! oui, hurlèrent les forçats presque tous ivres. Vive Jaffard!

— Allons, père Roger-Bontemps, en avant la musique! Il nous faut du vif et du gai ; qui sait qui dansera demain?

— M. le Prévôt des Marchands! crièrent plusieurs voix.

— Oui, râcleur de Saint-Ferréol, cet air-là me plaît, par le diable!

Bien contre son gré cette fois, le père Bontemps, dont le cœur n'était pas à la joie, prit tout penaud son instrument et se mit à jouer la contredanse populaire. Voilà soudain tous les coquins en l'air; ils sautaient comme des démons, fort peu soucieux des lois de la mesure, battaient le parquet avec un entrain qui finit par gagner le ménétrier lui-même, et ne se reposaient que pour boire, et recommencer avec plus de furie.

A la première halte, un groupe se forma au milieu du salon, et il s'éleva quelques rumeurs.

— Qu'est-ce? demanda Jaffard dont Valette emplissait le verre.

— Mon camarade ! balbutia un forçat la pâleur au front.

— Il se sent malade, peut-être?

— Il est mort !

— Oh ! la peste fait bien les choses, voyons !…

Jaffard ralluma sa pipe, se versa un grand verre de rhum, et, s'approchant du cadavre déjà marbré de taches blanches et violacées :

— Tiens ! tiens ! dit-il ; mais, en effet, en voici un qui ne dansera plus !

— Que faut-il en faire, Jaffard ?…

— Il faut le jeter par la fenêtre ! et, désignant du doigt Valette, frémissant de la tête aux pieds, et un des vagabonds, il les força de lancer le cadavre à la rue, puis, se rasseyant tranquillement :

— Allons, dit-il avec gaieté, comme un oiseau ne fait pas le printemps, à la seconde contre-danse !

Gueux et forçats vidèrent leurs verres deux fois pour se donner du cœur, tandis que le père Bontemps convaincu, par ce dernier trait, qu'il était au sabbat, se signait à la dérobée, et le bal reprit de plus belle. Entraînés par le vertige de la danse et de l'ivresse, ces insensés ébranlaient la maison au on de plus en plus étrange du violon de Bontemps; un coup de marteau appliqué avec vigueur au portail et qui, répercuté par les voûtes sonores du vestibule et de l'escalier, arriva jusqu'au salon, interrompit leur ronde véritablement infernale.

Seul, Jaffard souriait, se caressait le menton et, par un mouvement de coquetterie involontaire, essayait de prendre un air agréable. Ses convives eurent bientôt l'explication de cette énigme en voyant revenir Valette aussi effaré que Sganarelle quand il a trouvé au seuil de son maître la statue du commandeur.

Roulant les yeux et ne sachant comment sa communication serait accueillie :

— Une dame, une femme, balbutia-t-il à grand'peine, elle demande...

— Le capitaine ! Je le sais, mille millions de diables ! qu'elle entre, s'écria Jaffard, elle est la bienvenue.

Valette sortit et reparut au bout d'un instant avec la Catinelle, qui allait reculer, au seuil de la porte, de dégoût. Mais apercevant Jaffard, elle courut à lui et lui demanda où était son frère.

— Il va venir, répondit galamment le forçat, et vous prie de l'attendre ici, ou que Lucifer m'extermine !

Après une longue résistance, la sœur de Germain consentit à rester jusqu'à l'arrivée de son frère. Pour se créer un protecteur au milieu de cette cohue déguenillée dont elle reconnaissait avec effroi les éléments hideux, à mesure que son regard perçait l'atmosphère de poussière et de fumée qui remplissait le salon, elle consentit également à prendre place à côté de Jaffard.

Malheureuse faiblesse ! le forçat ne la vit pas plus tôt à table, qu'il l'effraya par le cynisme et l'audace de ses propos. Comprenant enfin dans quel piége elle était tombée, elle voulut se lever et s'enfuir, mais Jaffard la retint brutalement, et de sa voix rauque et dure :

— Restez, dit-il, madame la baronne ! vous êtes veuve, je le sais, de ce vieux coquin de Durfort ! Il vous faut un autre mari qui vous épouse sans notaire, et je vous l'ai trouvé, chaudière de l'enfer ! c'est moi, Jaffard dit le Noir et Brave-la-Mort !...

— Misérable ! s'écria la Catinelle emportée par l'indignation, oserais-tu me dire ces choses si mon frère était ici ?...

— Peut-être bien que non, la belle ; mais il n'y est pas !...

— Il y sera bientôt, et alors....

— Non ! Il n'y a pas d'alors, car il n'y sera jamais !

— Grand Dieu ! dit la Catinelle toute tremblante, m'aurait-il trompée ?... Par pitié, que quelqu'un me dise où est mon frère ?...

— Es-tu passée, répondit brusquement Jaffard, sur le Cours d'Aix ?...

— Oui, eh bien ? murmura-t-elle plus pâle qu'une morte.

— N'as-tu pas vu une potence ?...

La Catinelle jeta un cri terrible et tomba évanouie sur le parquet.

— Ce ne sera rien, dit Jaffard tendant son verre au pauvre Valette, dont la main tremblait tellement qu'il répandit tout le vin sur la nappe et s'attira une correction héroïque. Les femmes pleurent et s'évanouissent pour rien ! Avec ceci et cela (il montrait son fouet et son verre) je veux la rendre dans trois jours plus douce qu'un mouton. Ne me regardez donc pas tous comme des effarés, et en avant ! triple argousin ! pour la troisième contre-danse !...

Ses camarades obéirent, mais mollement ; le père Bontemps, de son côté, ne tenait l'archet que d'un doigt, tout à coup même il s'arrêta au bruit du marteau du portail. Non moins surpris d'entendre frapper à cette heure, mais ne s'effrayant de rien, Jaffard ordonna d'ouvrir et fut le seul qui ne s'émut pas à la vue du père Hilaire. Le vénérable vieillard avait peine à contenir son indignation.

— Malheureux ! dit-il à demi voix, est-ce ainsi que vous prenez part à la calamité publique ? Des jeux, des danses, des plaisirs sous la main de la mort qui vous suit et va peut-être vous frapper au milieu de vos bacchanales !...

La plupart de ces misérables, déjà saisis d'une terreur secrète, frémirent aux paroles du moine. Jaffard s'en aperçut, et voulant relever leur moral fortement ébranlé :

— Père ! s'écria-t-il en ricanant, à votre santé !... Peut-on savoir ce que vous venez faire au bal ?...

— Je viens, répondit le vieillard de sa voix sépulcrale, assister ceux qui vont paraître devant Dieu !...

— Eh bien, cordieu ! vous arrivez trop tard. Un moment plus tôt, par Satan ! vous auriez eu de la besogne !...

— Partout où je vais, c'est que la mort m'appelle ; elle est ici, reprit le vieillard d'un ton solennel, elle frappe à ton côté même, et tel est l'endurcissement de ton cœur et ton aveuglement, que tu ne la vois pas!

— Montrez-la-moi, dit Jaffard se levant, et je juge, foi de forçat! de lui faire les cornes!...

— Tu veux voir la mort en face?...

— Oui, triple Lucifer!...

— Regarde!... dit le père Hilaire, la main étendue vers la Catinelle.

Tous les yeux se portèrent de ce côté, et un cri sourd d'angoisse et de terreur sortit des lèvres de ces misérables. Jaffard lui-même tressaillit, malgré ses nerfs d'airain. Sous le coup de l'émotion violente qu'elle venait d'éprouver, la sœur de Germain avait été comme foudroyée par la peste. La terrible maladie s'était développée si rapidement qu'elle était déjà verte ; au tremblement nerveux qui agitait convulsivement ses membres, il était facile de voir qu'elle avait peu d'instants à vivre.

Pendant que le père Hilaire, à genoux devant l'infortunée, s'efforçait de la ranimer pour lui parler de Dieu et accorder à son repentir le pardon suprême, tous les convives de Jaffard avaient fui précipitamment. Le forçat, haussant les épaules, bourra sa pipe, l'alluma au-dessus de la tête de la pestiférée, et arrêtant le ménétrier au moment où il s'esquivait comme les autres, il l'emmena sur le balcon et lui demanda s'il croyait que Germain fût riche.

—Comme la mer, répondit le père Bontemps pressé de partir. On prétend qu'il a un magot de plus de quarante mille livres caché dans sa maison de la montagne Noire!

— Diable! diable! dit le forçat se parlant à lui-même, j'allais faire, en l'abandonnant, une belle sottise!...

Et sans s'occuper de Bontemps qui descendait les degrés quatre à quatre, il sortit en sifflant et se dirigea vers le gibet.

Une heure plus tard, si les fusiliers de Flandre n'avaient, à la nuit, rejoint leurs camarades au poste des Pénitents-Bleus, ils auraient vu le pendu se traîner péniblement le long des murs, soutenu par Jaffard. En traversant la Cannebière, Germain et le forçat rencontrèrent un religieux qui, tenant un crucifix d'une main et de l'autre un cierge, portait sur ses épaules un cadavre aux bras pendants et dont la longue chevelure balayait le pavé. C'était le père Hilaire qui, pour remplir le dernier vœu de cette malheureuse, emportait la concubine à l'hôpital de la Charité, et allait faire jeter ses restes dans la chaux à côté du baron.

XXIX

LES BATONS DE SAINT-ROCH

Trois mois avaient passé sur les événements rapportés au précédent chapitre. Grâce à la science et aux soins dévoués de Georges, Michel était à peu près guéri de ses blessures ; madame de Saint-Cyr convalescente, et le chevalier Roze enfin hors de danger. Amorti par l'hiver, le feu de la peste s'éteignait peu à peu, il n'y avait plus qu'une dizaine de malades dans les hôpitaux ; aussi le commandeur de Langeron, voyant le secours des médecins devenu heureusement inutile, se souvint de la promesse faite à Georges, et le manda le 10 décembre à l'hôtel de ville pour la tenir.

Bien qu'il ne fût absent que depuis quelques jours, le jeune Durfort trouva l'aspect de la ville bien changé. Par un travail incessant et en quelque sorte herculéen, les échevins étaient parvenus à déblayer les rues et à traîner au large, à l'aide de madragues, tous les corps morts et les charognes putréfiées qui flottaient dans le port. Il n'y avait plus ni cadavres sur le pavé, ni malades au seuil des portes ou sous les arbres. Les cloches, muettes depuis cinq mois, sonnaient de nouveau, les églises et les boutiques, à la vérité, étaient closes encore ;

mais, à mesure que les hôpitaux se fermaient, on voyait cà et là se rouvrir les cafés et les cabarets.

Rassurée à demi par le calme, la partie de la population échappée au fléau sortait insensiblement des retraites où elle s'était claquemurée. Pâles, hâves, comme étonnés de se trouver debout après ce grand désastre, les survivants commençaient à se montrer dans les rues, mais avec cette circonspection timide et ombrageuse qui trahit la terreur et le trouble de l'âme. On ne se parlait que de loin; pas une bonne pensée ne sortait de ces cœurs flétris par l'égoïsme, pas un mot sympathique ne tombait de ces lèvres blêmes. Les amis d'autrefois, les parents mêmes ne s'abordaient qu'en étrangers, et pour se féliciter d'avoir échappé au naufrage, sans donner un regret ni un souvenir aux victimes.

Les convalescents portaient des bâtons de huit à dix pieds de long, qu'on appelait communément les « bâtons de saint Roch, » et ils s'en servaient avec furie pour écarter les passants, de peur d'en être touchés, et les chiens surtout, dont on croyait le contact dangereux.

On eût pris tous ces revenants pour des naufragés jetés par la tempête sur une plage inconnue, et succombant aux fatigues d'une longue route. Le désordre de leur mise, la simplicité de leurs vêtements, une longue barbe, la pâleur et la tristesse empreintes sur leurs traits, rendaient l'analogie frappante.

Le spectacle offert par ceux qui s'étaient retirés à la campagne, n'inspirait pas moins de pitié. Rentrant à Marseille après une absence de plus de cinq mois, ces malheureux, hâlés, brûlés par le soleil, appuyés sur de gros bâtons et traînant à peine leurs pieds poudreux, regardaient, avec un étonnement mêlé de frayeur, cette patrie jadis si florissante, et que la mort avait changée en un affreux désert. Ils demandaient, avec une curiosité inquiète, ce qu'étaient devenus leurs amis? combien de personnes il restait encore d'une famille qu'ils avaient vue si nombreuse? quel était le sort de cette autre, dont on vantait l'opulence? Ils ne rencontraient presque que des inconnus.

15.

Les maisons les plus fréquentées naguère, ils les trouvaient vides et mornes. Celles où régnaient l'opulence et les plaisirs étaient remplies de deuil, et ils regagnaient leurs bastides, glacés d'effroi de n'avoir trouvé à Marseille que la tristesse et le silence des tombeaux.

En allant à l'hôtel de ville, Georges avait le cœur serré; la plupart des maisons devant lesquelles il passait étaient désertes. De grandes croix rouges signalaient lugubrement le passage de la peste. Des chiffres tracés à la craie indiquaient le nombre de personnes qu'elle avait enlevées. A chaque pas il rencontrait des groupes d'où sortaient des gémissements, ou de pauvres enfants orphelins, errant du matin au soir pour chercher leurs mères, les redemandant inutilement à tout le monde et remplissant l'air de leurs cris.

Les quatre échevins, présidés par Langeron, étaient assis devant la même table où il les avait vus au début de la contagion. Par une sorte de miracle, aucun n'était tombé victime de son zèle, et les jeunes comme les vieux, pourtant, avaient fait héroïquement leur devoir. Le vieil Estelle montra du doigt à Georges un fauteuil vide à côté du chancelier de l'École de médecine de Montpellier; et, quand il eut pris place auprès de son maître, il donna la parole à celui-ci, qui s'exprima en ces termes d'une voix grave et lente:

— Puisque vous faites appel, messieurs, à mes faibles lumières, touchant les mesures à prendre pour la désinfection de la ville, voici celles qu'après réflexion et délibération commune avec mes collègues, j'ai l'honneur de vous proposer.

» Chaque paroisse sera divisée en plusieurs quartiers, que l'on confiera à tout autant de commissaires, sous l'inspection d'un commissaire général.

» Chacun d'eux aura sous ses ordres des ouvriers, qu'il enverra successivement, avec un homme de confiance, dans chaque maison, pour enlever tous les objets des pestiférés.

» On jettera par les fenêtres le linge et les hardes qui peuvent se laver; quant aux meubles, on les brûlera.

» Il sera fait ensuite trois fumigations dans chaque appartement ; la première, avec des herbes aromatiques ; la seconde, avec de la poudre à canon ; la troisième avec de l'arsenic et autres drogues en usage au Lazaret depuis un temps immémorial.

» Vous emploierez le même procédé pour purifier les maisons de la campagne. Pour ce qui est des marchandises dont sont chargés les vaisseaux de la rade et du port, on les transportera dans les îles de Marseille, afin d'y être éventées et désinfectées.

» Une exception sera faite toutefois pour celles que renferme le *Saint-Antoine* vaisseau du capitaine Chataud, d'où vous viennent tous vos malheurs. Nous sommes d'avis de livrer aux flammes le navire et la cargaison. »

Ce règlement adopté avec enthousiasme, Langeron fit signe à l'archivaire, qui, mettant ses bésicles, lut de son ton monotone et nasillard l'ordonnance suivante :

« De par le roi :

» Les fripiers de cette ville étant ceux que l'on doit soupçonner le plus d'avoir des marchandises suspectes de contagion, par les achats qu'ils font indistinctement de toutes celles qu'on leur présente, nous ordonnons à M. Moustier, commissaire général, d'aller dans toutes les boutiques et arrière-boutiques, dans tous les appartements, coins et recoins, caves et greniers, et même sur les toits des maisons desdits fripiers et fripières, pour faire porter au Lazaret tout ce qui ne lui semblera point infecté, et brûler le reste.

» Pour que ledit échevin soit mieux obéi dans l'exécution de la présente ordonnance, il prendra dix soldats au poste des pénitents gris, proche les prêcheurs, où M. de Potière, capitaine au régiment de Flandre, et notre aide de camp, les lui distribuera, et, à la tête de cette force, il commencera sa visite par les magasins d'un juif appelé Isaac, lesquels sont situés partie dans la rue, partie sur la place des Carmes. »

Moustier, dont le dévouement et le sang-froid ne reculaient

devant aucune tâche, se leva aussitôt ; mais avant de sortir :

— Monsieur de Durfort, dit-il à Georges, la ville vous remercie par ma voix du secours que vous lui avez prêté dans le péril. Elle vous prie, avec l'expression de la reconnaissance publique, de vouloir bien agréer la présente somme de dix mille livres qui vous est loyalement et bien légitimement due.

— A quel titre ? demanda Georges avec simplicité.

— Comme récompense de vos services. Le 30 septembre, il a été décidé qu'on offrirait deux mille livres par mois aux maîtres en médecine ou en chirurgie des villes principales. Vous possédez cette qualité ; vous avez servi cinq mois nos malades, donc la somme, bien que peu digne du travail, vous revient de droit.

— Merci, messieurs, pour vous et pour la ville ; le véritable médecin se doit à ceux qui souffrent, et quand il expose sa vie, ce n'est point pour l'amour de l'or, mais afin de remplir le plus sacré de ses devoirs envers l'humanité !

— Eh quoi ! monsieur, reprit Moustier ému, vous ne voulez donc pas que la ville acquitte une petite part d'une si grande dette ?

— Elle la payera tout entière et au delà en donnant l'or que vous m'offrez à ses pauvres et à ses orphelins !

— Monsieur le comte, dit l'échevin avec chaleur, le visage tourné vers Langeron, il n'y a que vous qui puissiez empêcher Marseille de rester insolvable.

— Et, par ma croix de commandeur ! je le ferai, mordieu ! autant qu'il est en moi. Mon jeune ami, continua le gouverneur prenant la main de Georges et la serrant avec cordialité, à partir de ce moment, vous êtes libre ! J'use des pleins pouvoirs que m'accorde Sa Majesté en vous délivrant provisoirement ce passe-port. Un navire, frété par mes ordres, vous attend à l'île de Pomégue, et vous déposera sur les côtes du Languedoc. Partez avec ceux qui vous aiment ! J'ai moi-même écrit au régent en lui adressant toutes les preuves de votre innocence et le récit de votre noble dévouement pour votre père et nos pestiférés. Ou je connais mal Son Altesse, ou nous obtiendrons mieux que votre réhabilitation. Partez donc, et comptez sur moi! Dès que les parchemins de Paris arriveront, je vous les adresserai par messager exprès, et je me flatte qu'ils vous trouveront à la quarantaine.

Après ce discours, le plus long qu'il eût prononcé de sa vie, Langeron embrassa Georges comme un père. Tous les échevins, à l'exception de Moustier, déjà parti pour la place des Carmes, voulurent le serrer aussi dans leurs bras; le chancelier, son vieux maître, faillit l'y étouffer dans l'excès de sa joie. Quant au chevalier Roze, il ne parlait pas; mais les larmes qui roulaient furtivement sur sa joue bronzée attestaient que, malgré son silence, il n'était pas le moins ému.

C'est avec lui qu'après les adieux les plus chaleureux, Georges quitta l'hôtel de ville. Le hasard, ou peut-être le désir de rejoindre Moustier, ayant dirigé leurs pas vers la rue des Carmes, ils furent témoins des malheurs et du désespoir d'Isaac, qu'on entendait crier de l'Observance, quand il vit ces monceaux de meubles et de hardes infectés, qu'il couvait avec tant de bonheur, entassés par ordre de Moustier au milieu de la place, et livrés aux flammes. Touché de ses gémissements et de ses supplications déchirantes, Georges essaya de le consoler, mais ce fut en vain. Sourd à sa voix et à celle de l'échevin, il courait comme un insensé, agitant les bras et s'arrachant la barbe autour du feu; et, tant qu'il resta une loque de cet amas immonde, il la disputa avec rage aux baïonnettes des fusiliers de Flandre.

Voilà la dernière catastrophe dont Georges fut témoin à Marseille. Le soir même il quitta la ville, non sans s'être agenouillé une dernière fois sur la fosse où dormait son père, à côté de la concubine; et, remerciant Dieu tout bas de l'avoir tiré de ce gouffre, il revint à la Favorite, fermement résolu à s'embarquer le lendemain pour le Languedoc.

XXX

LA QUARANTAINE

Quel beau jour que ce lendemain pour les habitants de la bastide, et surtout pour madame de Saint-Cyr! Elle n'en avait pas fermé l'œil de la nuit, et, bien contre ses habitudes, vous l'auriez vue levée à l'aube et pressant tout le monde. Dans la naïveté de son égoïsme, elle tremblait encore du péril passé, et il lui semblait qu'elle ne serait vraiment en sûreté que loin des côtes de Provence. Il est superflu de dire que, pendant sa maladie, Georges avait été tout pour elle; mais sa reconnaissance s'évapora peu à peu avec le danger, et nous ne répondrions pas qu'au jour du départ l'idée qu'elle lui devait la vie fût imprimée distinctement dans son esprit.

Sylvine, par bonheur, avait meilleure mémoire; et comme elle se montrait reconnaissante pour deux, Georges ne s'était pas aperçu du refroidissement graduel de sa tante.

Quand le chevalier Roze, qui les eût gardées plus longtemps s'il eût été le maître, vint annoncer à ces dames que le carrosse était prêt, madame de Saint-Cyr retrouva pour quelques minutes ses jambes de vingt ans; c'était merveille de la voir courir, malgré le poids des objets de toilette dont elle ne se séparait jamais. Moins empressés, Sylvine et Georges avaient au contraire ralenti le pas, et tous deux, émus par ce sentiment indéfinissable qui porte les amants à regretter même les lieux qui leur furent les plus cruels, mais où ils vivaient ensemble, ils se retournèrent tristement pour jeter un regard d'adieu à cette maison déjà silencieuse qu'ils ne reverraient plus.

Escorté par Michel, tout à fait remis de ses blessures, et par le fidèle Pastour, qui activait et dirigeait la marche capricieuse des chèvres, l'antique carrosse à larges roues et à rideaux de cuir descendit vers la mer par le chemin de Saint-Marguerite. Arrivé à la plage, la petite caravane aperçut deux embarcations qui s'approchèrent à toutes rames au signal du chevalier Roze, et, embarquent successivement les passagers et le troupeau, les transbordèrent sur le bâtiment frété par le commandeur de Langeron. Madame de Saint-Cyr prit à peine le temps de remercier Roze de ses bons soins et alla s'installer dans la cabine. Dociles à la voix du berger, les chèvres se couchèrent à l'arrière, parmi les bagages ; on hissa promptement les malles, et le capitaine du *Saint-Jean-Baptiste*, ôtant son chapeau goudronné, ce qu'il ne faisait que dans les grandes occasions, s'approcha respectueusement de Roze, et dit à demi voix qu'on n'attendait plus que ses ordres.

Le chevalier baisa la main de Sylvine avec précipitation, serra énergiquement celle de Georges, et sauta dans sa chaloupe en remerciant de la main, car il n'aurait pu parler, ses amis qui pleuraient. Obéissant à l'impulsion du gouvernail, le navire partit aussitôt en déployant ses voiles blanches et palpitante comme l'aile de la mouette. Tant que la plage de Montredon fut en vue, Sylvine agita son mouchoir, répondant du plus profond de son cœur aux signaux de Roze. La brume du matin enveloppa trop tôt la côte à son gré, et ses yeux plongeaient encore dans la vapeur bleuâtre que la brise roulait par masses sur la plage de Montredon, quand les îles du golfe apparurent tout à coup à l'avant du navire, dans un cercle de feu.

Sylvine demanda la cause de ce phénomène au maître, qui, se découvrant pour la seconde fois, répondit avec émotion :

— C'est le grand *Saint-Antoine* qu'on brûle à son mouillage, mademoiselle ! Si on avait eu cette idée le soir où il vint dans nos eaux, ce malheureux navire n'aurait pas infecté Marseille, et nous ne laisserions pas derrière nous cinquante mille morts.

Sylvine ne répondit rien ; mais, pour chasser ces souvenirs lugubres, elle prit le bras de Georges et, le conduisant à l'avant, se mit à contempler la mer. Le soleil commençait à dorer les lames ; la verte Méditerranée se déroulait comme un vaste miroir, entre la côte vaporeuse et l'infini. Poussé par une bonne brise, le navire glissait sur les eaux bouillonnantes, laissant derrière lui un long sillage que festonnaient des flots d'écume. De loin en loin apparaissaient comme des points blancs les voiles fugitives. Un bateau pêcheur, dont le vent courbait le foc, passait lentement à côté d'eux, à moitié enseveli dans les vagues ; plus loin ils voyaient onduler la mâture d'une tartane qui paraissait à chaque instant s'engloutir dans les eaux, et à mesure qu'ils avançaient, la mer devenait plus limpide et plus majestueuse dans sa beauté et son silence, et le ciel plus vaste et plus pur.

Sous l'influence de cette douce traversée, le calme et l'espérance, qu'ils ne connaissaient plus, rentrèrent dans leurs cœurs ; ils avaient oublié la moitié de leurs longues et poignantes angoisses, lorsque les cris des matelots annoncèrent la terre. La plage sablonneuse de Cette blanchissait devant eux, la mer se brisait violemment contre les blocs de la jetée ; ils étaient arrivés. Le capitaine prit le gouvernail, vint mouiller à une encâblure du Lazaret, et descendit seul en canot. Averti par les signaux d'usage en temps de peste, le capitaine du port, suivi par quelques fusiliers, l'attendait sur la plage. Il reçut de loin sa déclaration, et le conduisit, laissant, toujours entre eux une distance respectueuse, au bureau de la santé.

Là, le nouveau venu se présenta chapeau bas à la grille de fer placée devant la fenêtre de la chambre du conseil, et jura sur l'Évangile de dire la vérité ; puis il jeta sa patente dans un bassin rempli de vinaigre. Les valets du bureau la plongèrent immédiatement, avec des pinces, dans la liqueur corrossive, la retirèrent lorsqu'elle fut imbibée, et, l'étendant sur une planche, la présentèrent à l'intendant de la Santé.

Ce magistrat, que les précautions prises ne semblaient avoir rassuré qu'à demi, feignit d'y jeter un coup d'œil, puis il dit au capitaine du *Saint-Jean-Baptiste :*

— D'où venez-vous ?

— De Marseille, répondit celui-ci.

— Quel jour êtes-vous parti?

— Hier.

— Que porte votre bâtiment?

— Les cinq personnes désignées dans ma patente.

— Où avez-vous relâché pendant la route?

— En vue d'Aigues-Mortes.

— Voulez-vous garder les passagers à votre bord ?

— Non ; je viens les remettre au bureau de santé.

L'intendant poussa un profond soupir, et, après avoir fait transcrire exactement les demandes et les réponses par le commis des archives, il envoya un garde sur le bâtiment, et ordonna au capitaine d'y retourner sans communiquer avec personne, sous peine de la vie et d'aller débarquer ses passagers dans l'île de Maguelonne, qui leur était assignée pour leur quarantaine. Le *Saint-Jean-Baptiste* vira donc de bord, et alla mouiller à Maguelonne. Sur la rive étaient déjà les intendants de la santé de Montpellier, munis des ordres de la cour et de ceux de M. de Roquelaure, commandant du Languedoc, et accompagnés d'un détachement de soldats avec un officier.

A l'aide du porte-voix, ils ordonnèrent au capitaine de débarquer ses passagers et de reprendre aussitôt le large. Telle était la rigueur des règlements sanitaires, qu'ils furent obéis ponctuellement. A peine nos voyageurs eurent-ils touché le sable, qu'on leur cria d'entrer dans une baraque en planches, où ils essuyèrent un parfum si violent que les femmes auraient péri suffoquées si Georges n'en eût enfoncé la porte que des soldats étaient venus pousser. Après cette première « purge » prescrite par les ordonnances, et quelques compliments qui furent adressés par le moyen du porte-voix, à cent pas de distance, on leur indiqua cinq cabanes en chaume élevées sur divers points, et la maison du fermier, comme étant les lieux destinés à leur quarantaine, et les intendants s'enfuirent, laissant une dizaine de sentinelles pour intercepter toute communication entre l'île et la terre ferme.

L'île de Maguelonne, où fut jadis une ville, siége d'un évêché, n'était alors, comme aujourd'hui, qu'un vaste champ bien nu, en dos d'âne, dont l'église et la maison du fermier occupaient la partie supérieure. L'église existait depuis mille ans ; son architecture, mélange de goût italien et de goût arabe, attestait encore, malgré de nombreuses dégradations, la magnificence et la foi de nos pères ; l'intérieur, qui dut être d'une grande beauté, servait alors de grange et d'écurie ; le temps et la main de l'homme, encore plus cruelle, avaient mutilé les statues des tombeaux et effacé la plupart des inscriptions. Il ne restait de passablement conservé qu'un portail en marbre, au centre duquel on voyait l'image du Seigneur et les statues de saint Pierre et de saint Paul, debout dans leurs niches, aux côtés de la porte.

Ces deux apôtres furent les seuls qui reçurent les séquestrés, et qui assistèrent à la prise de possession de la ferme. Un passage étroit conduisait à cette maison, et débouchait sur une petite cour contenant une citerne, un hangar et un creux à fumier. Deux marches, de deux pieds de haut chacune, au-dessus desquelles s'ouvrait une fenêtre en demi-cercle, indiquaient la cuve en pierre où l'on fait fermenter le vin ; l'escalier, comme dans presque toutes les maisons du bas Languedoc, était bâti en dehors et menait à une étroite terrasse, sorte d'antichambre découverte ; la porte d'entrée, assez basse, soutenait, de ses deux jambages de pierre, l'ouverture du grenier à foin.

Dans la première pièce se trouvait la cuisine, salon de compagnie de l'agriculteur et du pauvre. Deux peaux de lièvre et de lapin, accrochées à la porte, et une gibecière tachée de sang, témoignaient que le fermier était un fidèle de saint Hubert. La cheminée au manteau antique, abritant sous son vaste cintre deux bancs où pouvaient s'asseoir six personnes, était ornée de lourds chenets de fer, et surmontée, à l'une de ses extrémités, d'un large tournebroche.

Dans un coin brillait l'évier avec ses quatre cruches de grès vernies. Au-dessus, un dressoir rustique, à trois étagères, portait la vaisselle de faïence et de terre vernie et peinte en vert; vis-à-vis se trouvait la huche; près de la cheminée, le petit fourneau garni de ses casseroles de cuivre; au milieu de la chambre, la table en noyer dont les pieds plongeaient dans le sol; une imposte, la lampe à queue, appelée « calel, » et quelques chaises de paille, complétaient l'ameublement de cette pièce principale.

Deux portes, s'ouvrant dans le fond, conduisaient aux chambres à coucher; ces deux pièces, blanchies à la chaux, étaient presque entièrement remplies par un vaste lit à ciel et à rideaux de serge verte, une commode en bois de noyer, une table et quelques chaises; à côté du lit pendait un petit bénitier de faïence sous un christ en bois noir; une glace, noyée dans une énorme bordure gothique, ornait la commode.

Sans être somptueux, ce logement formait pourtant un lazaret passable; mais tel ne fut pas l'avis de madame de Saint-Cyr. Accoutumée à rechercher ses aises avant tout, elle se répandit en plaintes sur l'incurie des intendants, qui n'avaient pas pu trouver mieux pour une personne de son nom et de sa qualité. Sylvine et Nore la laissèrent dire, et se hâtèrent de s'établir dans celle des deux chambres dont elle ne voulut pas. Georges avait dressé son lit de camp dans le grenier; quant à Michel, il était déjà installé, avec Pastour, dans la plus grande des cabanes.

Les provisions ne manquaient pas; Nore se mit à l'œuvre, et, secondée par le chevrier, elle improvisa un souper qui parut délicieux à tout le monde, excepté, bien entendu, à madame de Saint-Cyr. La digne veuve, après avoir amèrement exhalé ses chagrins, se retira dans sa chambre afin de lire, avant de s'endormir, un chapitre de l'*Astrée*, son livre favori. Les jeunes gens qui n'étaient, comme elle, ni fatigués du voyage ni désireux de lire, profitèrent de son départ pour aller faire le tour de leur prison.

Située à l'extrémité méridionale de l'étang de ce nom, l'île de Maguelonne a deux milles pas de circuit. Georges et Sylvine, que Nore et le chevrier suivaient à quelque distance, la parcoururent assez vite, quoique marchant très-lentement. A leur retour, jugeant avec raison que la soirée ne devait pas finir sitôt, ils montèrent au faîte de l'église, sur laquelle se trouve une admirable plate-forme. De cette place, on domine une immense étendue de mer et le vaste étang, long de soixante mille mètres, qui porte successivement le nom de Thau, de Frontignan, de Maguelonne, de Pérols et de Mauguis. Le coup d'œil n'est borné, à l'est, que par les murs blanchâtres d'Aigues-Mortes, et, à l'ouest, par Cette et sa montagne.

Il faisait une de ces nuits qui ne brillent que sous nos cieux; une lumière douce, bleuâtre et veloutée, enveloppait l'île; des millions d'étoiles, aussi lumineuses que la lune, scintillaient au firmament; d'un côté, l'étang, poli comme une glace, réfléchissait tous ses rayons étincelants du ciel; de l'autre, la mer déployait, dans l'infini, sa plaine éblouissante; magnifiquement éclairée par les diamants sans nombre de la voûte d'azur, elle roulait avec un sourd murmure dans son immense lit, et bordait la plage d'une large nappe d'écume.

Le plus grand calme, le silence le plus profond régnaient partout. Assis au plus haut de la plate-forme, non loin de ces bancs de pierre jadis occupés par les moines, nos deux amants furent longtemps muets : ils se tenaient la main, jouissaient délicieusement du bonheur d'être ensemble et songeaient à l'avenir qui allait s'ouvrir enfin devant eux, aussi pur et aussi tranquille que cette heureuse nuit; un frémissement de Sylvine interrompit la douce rêverie.

— A quoi penses-tu donc? murmura Georges si ému qu'il pouvait s'exprimer à peine.

— Au moment présent, répondit-elle en se tournant pour voir où était Nore ; nous sommes si heureux, qu'il me semble toujours que je fais un rêve !

— Et bien, j'ai eu tout à l'heure la même impression, Sylvine ; sais-tu où cette délicieuse nuit me reportait ?

— A la Maison-Blanche !

— Et sur le banc vert, quand l'ombre nous enveloppait de toutes parts ; que les acacias laissaient pendre au-dessus de nous leurs grappes odorantes, et semaient les fleurs à tes pieds ; que la lune argentait parfois les bois et le gazon, et que le chat-huant nous troublait seul de son cri sourd.

— Douces soirées, hélas ! et dont le souvenir m'a rempli bien souvent le cœur d'amertume et de tristesse ! Quand ils furent trop beaux, les jours passés gâtent tous ceux qui suivent.

C'est ainsi que s'écoulaient leurs soirées. Le jour, Michel gardait ses chèvres ou péchait ; Georges allait à la chasse aux macreuses, sur les bords de l'étang, et à la nuit close, après le repas du soir, madame de Saint-Cyr regagnait invariablement sa chambre, pendant que sa fille et le jeune médecin montaient sur la plate-forme. Un soir, Sylvine demanda, en souriant, à son cousin s'il se rappelait la légende de cette princesse fabuleuse qui, d'après nos vieux romanciers, aurait laissé son nom à l'île.

— Parfaitement, dit Georges ; la tradition populaire de Montpellier me l'a, Dieu merci, gravée assez souvent dans la mémoire.

— Eh bien, qu'était-ce donc que cette belle Maguelonne ?

— La propre fille, ni plus ni moins, du roi de Naples ; je ne sais lequel, par exemple ! Nos conteurs d'autrefois se contentaient d'être amusants, et ne se piquaient point d'une très-grande exactitude sur les noms et les dates qui importent peu au récit. D'après la tradition, et la légende que j'ai trouvée dans un manuscrit tout poudreux, c'est à la cour de son père que l'héroïne de notre île vit Pierre de Provence, fils du comte de ce pays.

— Elle en devint amoureuse, je le sais, et il l'enleva.

— Pour la conduire dans une île déserte, où ce cher époux la perdit d'une façon assez bizarre. Un oiseau lui avait volé, pendant son sommeil, un sachet de sandal ; en poursuivant ce maraudeur, Pierre de Provence s'égara, et ne sut plus retrouver sa belle Napolitaine.

— Je me souviens encore de cela ; mais que devint-elle ensuite ?

— A force d'errer par le pays, en cherchant toujours Pierre, elle aborda dans cet îlot, et y bâtit un hôpital pour recueillir les étrangers. Dieu sait s'il en vint, qu'elle soigna de ses mains blanches ; on la voyait toujours aller de son hospice au port, dans l'espoir d'apprendre des nouvelles de Pierre ; enfin, un pèlerin lui fut apporté un jour presque mourant : c'était celui qu'elle attendait, et que Dieu, touché de ses larmes, rendit à sa tendresse ; inutile d'ajouter que les parents de Pierre ratifièrent le mariage, et que les deux époux vécurent complétement heureux.

— Sais-tu, dit Sylvine gaiement, pourquoi mes souvenirs d'enfance m'ont rapporté cette vieille légende ?...

— Non ! à moins que son île t'ait rappelé l'héroïne !...

— Ce n'est pas cela, Georges ; mais, en y pensant, il m'a semblé que cette histoire offrait avec la nôtre une étonnante ressemblance. Comme Maguelonne, je t'ai perdu et retrouvé pour toujours, je l'espère !...

— C'est ce que le chevalier Roze t'affirmera demain !...

— Quoi, c'est demain que finit la quarantaine ?...

— Tu ne t'en doutais pas, j'en étais bien certain.

— Comme ces jours ont passé vite !

— C'est bien ce qu'il me semble aussi ! J'étais comme toi ce matin, je craignais de me tromper ; mais les gardes de la santé m'ont parlé au bord de l'étang, et m'ont remis ce pli imbibé de vinaigre, où le brave chevalier m'annonce qu'il vient pour assister à notre délivrance et me remettre la réponse que le commandeur de Laugeron a reçue de S. A. R. le Régent.

— Ainsi demain sera un jour bien heureux pour tous, et bien glorieux pour toi ! Je devrais désirer de le voir déjà, et cependant, cher Georges, le regret du temps que nous venons de passer ensemble, te l'avouerai-je, diminue et trouble ma joie. Puisse le reste de notre vie s'écouler dans la même solitude, le même calme et la même félicité !...

XXXI

LE RETOUR.

Fidèle à sa promesse, à l'aube du quarante et unième jour de leur captivité sanitaire, le chevalier Roze passait le pont de bois qui unit l'île à la côte, et rejoignait ses amis. Du plus loin qu'elle l'aperçut, Sylvine lui cria :

— Et le Régent, a-t-il répondu ?...

Le chevalier montra une lettre d'un air de triomphe et doubla le pas. Madame de Saint-Cyr s'apprêtait à l'accabler de questions, dès qu'il eut mis le pied sur le seuil de la ferme ; mais sa fille insista chaleureusement pour connaître les nouvelles dont il était porteur, que la bonne dame dut mettre un frein à sa curiosité, et sacrifier l'agréable à l'utile.

— Mon ami, dit Roze en serrant la main de Georges et jetant un coup d'œil d'encouragement à Sylvine, je commence par vous apprendre que Son Altesse a bien répondu, et pourtant je crois qu'à sa place j'aurais mieux fait encore !...

— L'homme d'honneur comme l'innocent, exclama Georges, ne demande aux princes que son droit. A-t-il été juste ?...

— Oui, pour un prince qui voit les choses de deux ou trois cents lieues, et à travers les yeux des autres ! non ! non ! morbleu ! s'il vous connaissait comme moi !...

— Parlez, dit Sylvine, tremblante ; je meurs d'impatience et d'effroi !...

— Eh bien, monseigneur le Régent, sur les témoignages

rendus par les échevins et notre brave gouverneur, met à néant la procédure criminelle de Toulouse.

— Que pouvions-nous espérer de plus favorable ?...

— L'oubli de cette clause, murmura le chevalier en lui donnant la lettre.

Georges la lut, et sans s'émouvoir :

— Il a raison, dit-il ; les juges qui m'avaient condamné injustement examineront de nouveau et pourront prononcer un arrêt équitable. Je regrette cette révision pour la mémoire de mon père, mais elle ne m'alarme pas ; car on ne peut y voir qu'une simple formalité.

— Et un reste d'égards pour le parlement de Toulouse ; aussi, ajouta Roze, il n'y a qu'un avis là-dessus. Et la preuve que personne ne se trompe, c'est que Son Altesse vous laisse la faculté de vous présenter au parlement quand bon vous semblera.

— Partons donc tout de suite, dit vivement Sylvine, et finissons-en avec le monde, pour qu'il nous oublie et nous laisse enfin vivre heureux !...

Cet avis adopté, on remplit les dernières prescriptions des intendants et des officiers du Lazaret en brûlant les vêtements qui avaient servi pendant la quarantaine, puis la liberté leur fut rendue à tous. Michel prit les devants avec son troupeau et son chien, et Roze porta dans sa chaloupe les femmes et Georges à Agde. Madame de Saint-Cyr avait eu deux motifs pour se rendre dans cette ville, surnommée à très-juste titre « la noire », car elle est sortie tout entière du volcan de Saint-Loup ; le premier, qu'elle ne disait pas, c'était l'espoir de rencontrer le comte d'Aigues-Vives qui avait des biens de ce côté ; le second, le désir de revoir une ancienne amie.

L'un et l'autre se trouvant absents, par bonheur, on put repartir après une journée employée à visiter les magasins, les quais, les chantiers et le port de cette ville faite de lave. Heureuse d'être libre et de recommencer ses promenades d'autrefois, Sylvine avait voulu monter à l'ermitage de Saint-Loup, situé au sommet de la montagne volcanique. Elle y était encore avec Georges et le chevalier au coucher du soleil, admirant le point de vue, qui est superbe. Les feux du couchant enflammaient, vers le cap, l'étang de Luno. Au nord apparaissaient les masses éblouissantes de blancheur des salines de Bagnas, et à l'ouest, l'œil embrassait à la fois, dans un cercle immense, les maisons rouges de Serignan, le grau verdâtre de l'Orbe et l'étang de Thau, limpide comme une glace.

En admirant ce magnifique panorama, la même idée leur était venue spontanément : aussi, une heure après, madame de Saint-Cyr était à bord, et la petite colonie traversait l'étang de Thau sur une barque de pêcheur, dont la voile blanche et rasant l'eau ressemblait à l'aile d'un cygne. Un merveilleux clair de lune resplendissait sur l'étang ; le sourd balancement des vagues, leurs reflets lumineux et ces millions d'étoiles allumées sur leurs têtes qui semblaient briser leurs lueurs dans les eaux, formaient un tableau ravissant. Ils errèrent sur l'étang une partie de la nuit, traversèrent Cette endormie au pied de sa montagne et de sa citadelle, et, comme il n'y a rien là de curieux à voir, que l'amas des pierres de la jetée entre lesquelles vient se rouler en gémissant et y laissant une longue ligne d'écume la verte Méditerranée, ils partirent au point du jour pour Montpellier.

Qui n'a regretté dans sa vie l'absence de la femme aimée, en parcourant un beau pays ? Plus les sites sont charmants, plus les monuments nous frappent par leur caractère d'antiquité et de grandeur, plus on souhaiterait que celle qui nous est tout, soit à nos côtés et prenne sa part de notre plaisir, de nos admirations et de nos enthousiasmes. Voulant du moins, par le lien du souvenir, rapprocher les deux parties séparées du passé de leur jeunesse, Sylvine et Georges avaient décidé de visiter avant de gagner Toulouse, Montpellier et Nîmes, deux villes dont il avait été question à chaque ligne dans leurs lettres pendant cinq années.

Soit pour quelque motif secret se rattachant à une correspondance mystérieuse qu'elle tâchait de dérober même aux yeux de sa fille, soit par déférence pour le chevalier, madame de Saint-Cyr consentit à cette excursion avec une facilité surprenante et leur laissa encore plus de liberté qu'ils n'en demandaient, en déclarant que, fatiguée de tous ces voyages, elle les attendrait au *Cheval-Blanc*, l'hôtel le mieux tenu et le plus aristocratique de la province.

Prenant alors leur volée comme des écoliers joyeux loin de l'œil du mentor, Georges, le chevalier et les deux jeunes filles se mirent à courir la ville. Montpellier, selon la remarque très-juste d'un voyageur anglais, a plutôt l'air d'une grande capitale que d'une ville de province. Il couvre une vaste colline, dont le renflement trompe la vue ; mais à mesure qu'on s'enfonce dans l'intérieur de la cité, l'illusion s'affaiblit. Les rues y sont étroites, tortueuses, escarpées, pavées par le diable ; les maisons mal bâties, mais pleines de monde en revanche, et grouillant comme des fourmilières.

La première chose que voulut voir Sylvine fut la chambre occupée par son cousin quand il était étudiant. Il lui en avait fait cent fois la description, elle la savait par cœur, et en arrivant au troisième étage d'une maison assez modeste, située vers le milieu de la rue du Saint-Sacrement, elle s'arrêta d'elle-même, et dit :

— C'est ici !

Rien n'était changé, en effet, dans cette cellule destinée à perpétuité aux pauvres adeptes de la science médicale. La petite table boiteuse en bois noir sur laquelle il lui écrivait ; le grabat enfoncé dans l'alcôve qui, grâce au doux sommeil de la jeunesse, lui servait de char magique pour retourner toutes les nuits dans la montagne Noire ; les trois planches d'inégale longueur que faisaient oublier, comme alors, sous leur poids quelques livres de médecine, Sylvine reconnut tout, et ne vit pas sans émotion les S gravés sur le mur.

Quittant à regret cette chambre que son image avait remplie, elle prit le bras de Georges, et le serrant avec tendresse :

— Au Peyrou ! dit-elle, je veux m'asseoir sur le banc où tu allais lire mes lettres.

On traversa la place de la Canourgue, place très-solitaire, malgré l'hôtel de ville qui en constitue la face principale et qui n'a de beau que sa fontaine et de curieux que la maison à la Coquille, ainsi nommée parce que l'un de ses angles est supporté par une échancrure profonde en forme de bivalve ; et l'on monta, non sans peine, au Peyrou.

Qu'on se figure une magnifique plate-forme qu'entoure une balustrade murale ; deux rangées d'arbres, qui l'ombragent dans toute sa longueur, vont aboutir vers l'ouest à un arc de triomphe érigé à Louis XIV, et du côté de l'est à une rampe très-haute et très-escarpée où devait s'élever bientôt l'élégant château d'eau de l'aqueduc. Tandis que Nore regardait les montagnes à l'horizon et le chevalier Roze la mer, Georges conduisit sa cousine au dernier banc couvert par le dernier tilleul de la promenade, du côté du midi.

De cette place, où ils s'assirent, on découvre une des plus belles vues de l'univers. Au sud, l'œil erre avec délice dans une riche vallée que terminent mélancoliquement les ruines de Maguelonne et la mer ; au nord se hérissent la chaîne verdoyante des Cévennes et le pic de Saint-Loup qui semble s'en détacher comme une sentinelle perdue ; puis on voit briller, d'un côté, dans le lointain, les masses neigeuses du Canigou, et, de l'autre, le mont Vantou à la cime aérienne et noyée dans des flots d'azur.

De là, par une rampe que soutiennent des murs en pierre de taille, ils descendirent, après une longue station, au jardin botanique, où les végétaux des tropiques en pleine floraison, les bananiers, les goyaviers et le solandra grandiflora des Antilles, l'orgueil des Tournefort méridionaux, n'intéressèrent point Sylvine autant qu'une certaine allée poudreuse et à demi couverte de cyprès rabougris dans laquelle Georges avait mille fois caché ses larmes de regret et d'amour.

Puis il fallut qu'on lui montrât l'école de médecine ; mais

elle ne fit que passer dans la salle du Conclave et celle des Arts, tant elle avait hâte de se rendre sur les bords du Lez, lieu de promenade favori de l'étudiant au temps de ses épreuves.

Le temps était doux et frais, et le vent, roulant les senteurs printanières des chênes verts, des oliviers et des platanes, rendait les rives délicieuses. Par une attention délicate qui la charma, Georges avait fait préparer sous les arbres le goûter dans un endroit où il venait étudier presque tous les jours et puis penser à elle. On s'assit donc sur l'herbe, et quoique le festin se composât d'une simple pérolade ou ambigu tout au poisson et de quelques fruits secs, le chevalier Roze protesta que de sa vie il n'en avait fait un meilleur. Un sentier très-imparfaitement tracé dans les prairies les conduisit ensuite à la route poudreuse de Lunel où les attendait la chaise de poste qui allait les porter à Nîmes.

Ainsi que l'avait voulu Georges, il était nuit depuis longtemps quand ils arrivèrent dans l'antique cité. Un clair de lune magnifique illuminait la ville à moitié endormie. Ils coururent aux Arènes, et à la vue de ces cent vingt portiques, élevés sur deux rangs en forme d'ellipse, qui se découpaient majestueusement sur le bleu du ciel et rayonnaient de reflets argentés à la lumière nocturne, Sylvine jeta des cris d'admiration et demanda s'il était possible de voir quelque chose de plus grand et de plus beau.

— Oui, répondit Georges à demi voix.

— Et quoi donc ?...

— Le pont du Gard !

— J'en doute ! murmura Roze.

— Eh bien, demain vous serez convaincu !

Georges, en effet, prit si bien ses mesures que le lendemain on était sur les lieux au point du jour. Il leur fit mettre pied à terre au dernier coude de ces montagnes entre lesquelles le Gardon se traîne, les deux tiers de l'année, sur d'affreux blocs de rochers ; mais à peine avait-il fait cent pas, que chacun s'arrêtait, muet d'admiration. Et pourtant, ce qui frappe si fortement, ce qui imprime tout à coup dans l'âme une si large idée de la grandeur romaine, ce n'est pas la difficulté vaincue, ni la hardiesse de l'architecte, ni le dessein intrépide de ces trois rangs d'arcades : non, les modernes ont fait plus et mieux ! C'est cet ensemble, si simple et si noblement monumental ! On approche, et l'on reste confondu en voyant ces énormes blocs, d'un calcaire si grossier qu'il écrasait sous les doigts, lancés dans les airs à peine équarris et n'offrant aucune trace de ciment. Sans l'éloquent témoignage de tant de siècles, on ne se croirait pas en sûreté sous ses arches immenses, tant il semble qu'il ne faut qu'un souffle pour que cette masse s'écroule.

Vu du côté opposé à Remoulin, d'où ils venaient à cette heure, le pont s'offrait comme une de ces œuvres fantastiques des géants, dont parlent les vieux romanciers. Le soleil rendait la teinte orange mêlée de rose de ses vieilles pierres encore plus fraîche et plus vive. Une des arcades du premier rang était voilée par les chênes verts ; la rivière et les points grisâtres des rochers apparaissaient à travers les onze du second, et les trente-cinq qui portent l'aqueduc se détachaient, avec leurs corniches brisées d'espace en espace, sur une éclatante bande d'azur.

Le chevalier Roze monta courageusement à la rigole en gravissant une rampe en ruine, tandis que Georges montrait à sa cousine une troupe de bohémiens campés entre les rocs et le Gardon, sous l'arche principale. Deux énormes chiens, qui paraissaient jouer le rôle de sentinelles, les laissèrent cependant approcher jusqu'à une petite charrette couverte. Il en sortit aussitôt une main noire et ridée où Sylvine jeta deux pièces d'argent. A l'instant ils furent entourés. Quelques jeunes femmes qui lavaient leur linge, des vieilles dignes de poser pour Holbein, des enfants criards et basanés, et, derrière, l'effrayante tribu des hommes, bronzés comme des Mores, et à moitié drapés dans des haillons qui ne cachaient pas même le

16.

long couteau catalan, arme ordinaire des Gitanos ; voilà la société au milieu de laquelle Georges et ses deux compagnes se trouvèrent tout à coup.

Bien que d'un caractère ferme, mademoiselle de Saint-Cyr pâlit et se hâta de saisir le bras de son cousin, mais celui-ci, écartant les bohémiens d'un geste :

— Quel est celui de vous, dit-il, qui sait le mieux prédire l'avenir ?

La bande s'ouvrit à ces mots, et une affreuse vieille, courbée sur son bâton noueux, sale, ridée et jaune comme le parchemin, se traîna auprès d'eux et, s'asseyant sur un bloc de rocher, demanda d'une voix creuse et gutturale qui voulait connaître son sort ?

— D'abord ma femme, dit Georges en clignant de l'œil ; prédis-nous tout le bonheur que nous espérons, et tu gagneras deux pistoles.

Sur un signe de la vieille tous les bohémiens s'écartèrent ; elle traça un cercle dans le sable avec le bout de son bâton, invita Sylvine à y entrer, et, après avoir promené quelque temps un œil d'aigle, caché par de longs sourcils blancs, sur les lignes de son visage et de sa main :

— Celle que tu nommes ta femme, dit-elle sourdement, est vierge encore, et n'a pas brisé la cruche du mariage.

— Pas trop mal pour une sorcière ! Devinerais-tu aussi bien quand elle changera de nom ?

— Avant que la lune nouvelle brille sur ce pont.

Georges serra la main de Sylvine ; mais, apercevant ce mouvement :

— Ce n'est pas le tien qu'elle doit prendre, murmura faiblement la vieille.

Tous les deux pâlirent, et Sylvine, sortant du cercle tracé sur le sable, s'écria toute troublée :

— Allons-nous-en ! Georges ! ne l'interroge pas davantage, cette femme me fait peur !

— J'ai eu tort, en effet, reprit celui-ci. s'efforçant de sourire, et mon vieux professeur aurait beau jeu à me gronder, s'il voyait la science aux genoux de la nécromancie. Tiens, ajouta-t-il en faisant un pas, voilà pour ta vieillesse et non pour tes mensonges !

Deux pistoles tombèrent aux pieds de la vieille qui, ne paraissant pas les voir, se redressa lentement , et, d'un ton inspiré :

— Celle qui portera ton nom, la voilà, dit-elle en montrant Nore. Pour la demoiselle aux yeux bleus, le destin, plus fort que les hommes, lui a choisi un autre époux !

Un des effets les plus mauvais des sciences occultes, c'est de troubler, à un moment donné, ceux mêmes qui n'y ajoutent aucune foi. Du pont du Gard à Montpellier, les paroles de la bohémienne pesèrent d'un poids insupportable sur le cœur de tous ceux qui les avaient entendues. S'ils s'étaient doutés d'une circonstance qu'ils ignoraient, à savoir que le juif, qui suivait Nore pas à pas, avait probablement, en prévision de leur curiosité, inspiré d'avance la pythonisse, ils seraient partis plus tranquilles. Mais, à mille lieues de la vérité, ils ne pouvaient se défendre d'une crainte vague qui fut encore augmentée le jour du départ pour Toulouse, par les manières mystérieuses de madame de Saint-Cyr. Heureusement, dans la jeunesse l'inquiétude est comme la pluie du printemps, elle ne dure pas. A mesure que la barque de poste avançait entre les deux lignes de peupliers ou d'arbres verts qui bordent les rives du canal, l'esprit ému de nos amants reprenait sa sécurité : en arrivant en vue des crêtes de la montagne Noire, l'influence du pays avait triomphé, et superstition et terreurs s'étaient évanouies comme les nuées au souffle des brises natales.

Lorsque la barque toucha l'écluse du Médecin qui fait face à Saint-Ferréol, madame de Saint-Cyr essaya de persuader à sa fille qu'il serait mieux et plus convenable de descendre sur ce point et d'aller attendre à la Maison-Blanche l'issue de la

nouvelle instruction du parlement ; mais Sylvine fut inébranlable.

— On m'a trop cruellement trompée l'autre fois, dit-elle ;
je ne le quitte plus, et ce ne sera qu'après l'avoir vu proclamer
innocent que je retournerai à la Maison-Blanche.

XXXII

LE RAPPORTEUR DU PARLEMENT

Le surlendemain de son arrivée à Toulouse, et dès qu'il vit
madame de Saint-Cyr et sa fille bien établies dans leur ancien
appartement de la rue des Nobles, Georges se présenta chez le
premier président du parlement. L'excellent M. de Bertier lui
avait montré tant d'intérêt naguère, qu'il comptait sur une
bonne et cordiale réception. Son désappointement fut donc
extrême en trouvant un accueil contraint et assez froid. La
surprise qu'il en éprouvait ne put échapper au président qui,
lui faisant signe de prendre un siége :

— Vous êtes tout étonné, dit-il, non sans une certaine hésitation, de ma réserve et peut-être de ma froideur. Il faut
donc, M. de Durfort, que je vous en explique la cause. Les
grands corps de l'État n'aiment point à se déjuger. S'il est si
difficile d'amener un simple particulier à convenir qu'il a eu
tort, figurez-vous quelle montagne d'impossibilités on doit
franchir pour obliger au même aveu des magistrats qui ont
besoin, pour être obéis, de paraître au moins infaillibles. Je
veux que le parlement se soit fourvoyé à votre égard, croira-
t-il pouvoir en convenir? C'est douteux et contraire même à la
bonne administration de la justice.

— Il me semble, monseigneur, répondit modestement Georges, que l'aveu d'une erreur d'ailleurs involontaire n'a rien
qui puisse nuire à la considération de ceux qui l'ont commise.
N'est-il pas plus noble et plus beau de reconnaître qu'on a été

trompé, que de fermer les yeux à la lumière pour maintenir une injustice ?

— Oui, monsieur de Durfort, en théorie et même en morale cela peut être vrai, mais le vrai lui-même perd quelquefois sa force dans certaines situations. Attaquer la chose jugée, c'est affaiblir l'autorité du juge et abaisser la justice. Or, le parlement de Toulouse ne doit une grande partie de son grand crédit et de sa majesté qu'à l'opiniâtreté inflexible avec laquelle il maintient ses arrêts.

— Faut-il conclure de vos paroles, monseigneur, que je fais mal de lui demander la révision de mon procès ?

— Oui, mon jeune ami, très-mal ! et si vous vouliez me permettre de vous donner un conseil...

— Tout vous est permis, monseigneur !

— Aussi vrai que je porte l'hermine depuis un demi-siècle, je profiterais à votre place de la latitude que vous accorde Son Altesse Royale et ne me présenterais point devant le parlement.

— Mais, monseigneur, c'est rester sous le coup du jugement qui me flétrit ?

— Les sentences des chambres assemblées sont secrètes : qui le saura ?...

— Moi ! et ma fiancée qui ne pourrait mettre sa main dans la main d'un homme condamné aux galères !

— Un tel scrupule vous honore ! mais réfléchissez bien : je vous parle en ami, M. de Durfort ; une fois constitué prisonnier, votre sort dépend de votre rapporteur. Or, l'esprit de corps est si puissant et si impérieux parmi nous, que, fussé-je, malgré mes sympathies et mes préventions favorables, chargé de votre affaire, entre votre honneur et celui du parlement, je n'hésiterais pas !..,

— Je n'hésiterais pas non plus, reprit fermement Georges après quelques minutes de silence.

— Vous allez suivre mon conseil ?...

— Je vais me rendre sur-le-champ à la conciergerie !

— Songez-y bien une dernière fois, si le parti est courageux, il est plus dangereux encore !

— N'importe ! la première ligne qu'épelèrent mes lèvres fut la devise des Durfort que je n'ai jamais oubliée.

— Quelle est-elle, mon jeune ami ?

— Fais ton devoir et laisse Dieu faire le reste !

Le premier président se leva et salua Georges en silence. Celui-ci s'inclina respectueusement et, sortant sans ajouter une parole, il alla se constituer prisonnier à la conciergerie.

Transportons-nous maintenant dans l'appartement de la rue des Nobles. Six heures viennent de sonner à Saint-Étienne. Une table mise avec le plus grand luxe dans une antichambre voûtée et si obscure, à cause de l'épaisseur des murs et des petits vitraux, qu'il a fallu l'éclairer avant la nuit, indique les projets de madame de Saint-Cyr. Des domestiques de louage à grande livrée vont et viennent dans l'appartement, complétant les préparatifs d'un dîner d'apparat. La digne douairière a tiré ses paniers de leur étui pour cette occasion solennelle, et fait une toilette qui émerveille Nore. Parée comme une Montbazon à la mode de la vieille cour, et portant au front sa plus éclatante fontange, elle gourmande sa fille avec douceur, parce que celle-ci n'a pas cru devoir suivre son exemple.

Sylvine ne portait, en effet, que sa basquine noire ornée d'un rang modeste de dentelles et serrant gracieusement, à la taille, sa robe bouffante de couleur feuille morte. Ses cheveux blonds ondulaient jusque sur son sein en boucles naturelles, et, tordus au-dessus de son cou, aussi blanc que l'ivoire, ressemblaient à un écheveau de fil d'or. Sa mère la contempla quelque temps avec amour, puis, la baisant au front :

— C'est égal, murmura-t-elle d'une voix orgueilleuse, tu es charmante ainsi, et deux fois assez belle pour tourner les têtes de mes convives !

— Qui attendez-vous donc ma mère ?

Avant que madame de Saint-Cyr eût pu répondre, un laquais,

ouvrant les deux battants du salon, annonça monsieur le premier président.

— Ah ! maman, que je te remercie ! dit rapidement Sylvine en pressant sa main. C'est pour Georges ! et moi qui t'accusais tout bas de l'oublier !...

M. de Bertier achevait à peine ses compliments qu'un autre laquais fit retentir le nom du comte d'Aigues-Vives. Sylvine, qui souriait déjà avec coquetterie aux cheveux blancs du premier président, redevint tout à coup sérieuse ; elle ne répondit que par une révérence glaciale aux fadeurs du vieillard amoureux, qu'on aurait pris pour une châsse, tant il était richement et ridiculement paré, et lui tourna le dos pour tendre la main au chevalier Roze entré sans bruit derrière lui. Le héros de Marseille prit cette main en tremblant, la porta timidement à ses lèvres, et il allait, selon son usage, se mettre dans un coin, mais Sylvine le retint en lui disant à l'oreille :

— Restez ! et débarrassez-moi, je vous en prie, de cet homme odieux !

— Il n'a donc point cessé ses poursuites ?

— Dites ses persécutions ! J'en suis excédée, et ma mère est si faible que je crains toujours quelque orage.

Placée à table entre les deux vieillards, elle fut charmante pour le président, et, malgré l'humeur et les signes de sa mère, ne tourna pas une seule fois la tête du côté du comte, et laissa sans réponse ses ridicules mièvreries. Tout autre que M. d'Aigues-Vives en eût été déconcerté. Mais le vieux courtisan ne se troublait pas pour si peu. En sa triple qualité d'homme comme il faut, de Gascon et d'homme de robe, il avait en lui-même une confiance illimitée, une foi imperturbable. Invulnérable en apparence, il continua la conversation le sourire aux lèvres, et, le chevalier lui ayant demandé tout bas où il en était de ses espérances :

— A deux pas du but, mon cher, répondit-il d'un air ravi : mes affaires vont à merveille et vous en aurez des nouvelles d'ici à peu.

— Cependant il me semble...

— Erreur, mon digne chevalier ! que vous ai-je dit dans le jardin de la Maison-Blanche.

— Qu'elle serait comtesse d'Aigues-Vives ! Mais à parler franc, il me semble que les événements ne prennent guère ce chemin.

— Mon cher, reprit tout haut, de son ton le plus dégagé, le vieux fat de Toulouse, faites état d'une chose, c'est que lorsque M. d'Aigues-Vives a dit oui, la fortune ne dit pas non !

Ces paroles, dont chacun devinait l'intention, furent suivies d'un instant de silence. Madame de Saint-Cyr le rompit la première pour demander à M. de Bertier, de l'air du monde le plus naturel, si l'affaire de son neveu serait longue.

— Je crains que non, madame, répondit le bon président en hochant la tête.

Un nuage passa sur les yeux de Sylvine. Frappée au cœur par une idée qui ne lui était jamais venue, elle écouta en frissonnant et respirant à peine.

— Je croyais, dit Roze alarmé de l'air grave du président, que cette révision n'était qu'une question de forme.

— Tant s'en faut, murmura M. de Bertier, et, s'il m'avait écouté, il serait libre maintenant. Le parlement, en principe, ne se déjuge pas. Pour qu'il fît une exception, il faudrait un miracle qui ne dépend, du reste, que de son rapporteur.

— Et quel est ce bon ange, s'écria chaleureusement Roze, que j'aille embrasser ses genoux ?

— Vous l'avez à votre côté !

— M. le comte d'Aigues-Vives !

Sylvine n'en entendit pas davantage. Chacune de leurs paroles l'avait frappée comme un coup de stylet ; à ce nom elle s'évanouit. Quand elle reprit ses sens, elle était dans le salon avec sa mère, M. de Bertier et le vieux comte d'Aigues-Vives.

Son premier mouvement fut un mouvement d'horreur ; elle se cacha le visage avec ses mains pour ne pas le voir. Mais lui, que rien ne troublait :

— Mademoiselle, dit-il avec calme et une parfaite politesse, vous avez entendu le premier président, le sort de votre cousin est dans mes mains ou plutôt dans les vôtres ; le temps presse, car c'est demain à neuf heures qu'il comparaît devant les chambres...

— Et le comte, mon digne ami, reprit madame de Saint-Cyr, s'engage à sauver son honneur et à procurer sa mise hors de cour à l'unanimité, si tu le veux ...

— A la simple condition, ajouta M. d'Aigues-Vives, de pouvoir mettre à vos pieds mon cœur et cent mille livres de rente.

— Peux-tu donc hésiter si tu l'aimes ? murmurait madame de Saint-Cyr.

Sylvine gardait le silence ; de grosses larmes coulant à travers ses doigts tremblants, et quelques soupirs étouffés trahissaient seuls sa douloureuse angoisse. Anéantie et glacée de terreur tout à la fois, elle voyait enfin l'abîme où la traînaient l'ambition de sa mère et l'amour insensé de ce vieillard, et il fallait qu'elle cédât, qu'elle y courût tête baissée, car un refus déshonorait Georges à jamais et le rejetait, horrible alternative ! sur le banc des galères ! Toute la soirée se passa dans ces rudes combats. Tantôt elle voulait, tantôt elle ne voulait plus. L'idée d'un consentement lui arrachait des cris de désespoir, puis elle semblait courber la tête, mais pour se relever avec plus d'énergie. Ce ne fut qu'après une résistance désespérée, après que le vénérable M. de Bertier lui eut juré vingt fois sur l'honneur qu'il ne restait que ce moyen de sauver Georges qu'elle se résigna, au milieu des sanglots et des crises les plus violentes, à ce pacte funeste.

Que l'ignorance des faits accomplis loin de nous est chose heureuse quelquefois ! Pendant que cette lutte déchirante brisait le cœur de Sylvine, fort de sa conscience et de son droit, Georges dormait paisiblement sur le grabat de la Conciergerie. Les doutes de M. de Bertier n'avaient pu ébranler sa confiance. Il s'éveilla sans crainte et comparut devant ses juges

17

sans la moindre inquiétude. Le premier coup d'œil avait de quoi l'effrayer cependant. Les magistrats de la grand'chambre, où les vieillards se trouvaient en majorité, conservaient tous une gravité menaçante. A la sévérité impassible et dure qu'exprimaient leurs traits, Georges fut contraint de s'avouer que le premier président connaissait bien sa compagnie. Son courage ne faillit point à cette découverte, mais il sentit son cœur battre malgré lui plus vivement quand, sur l'invitation de M. de Bertier, le vieux d'Aigues-Vives se leva pour lire son rapport.

Il n'espérait rien de bon de ce rival sexagénaire, dont Nore lui avait révélé les prétentions. Jugez donc de sa surprise et de celle des conseillers en entendant M. d'Aigues-Vives présenter une apologie des plus élogieuses en sa faveur, et conclure à ce que l'arrêt, rendu par erreur, fût cassé, biffé sur les registres du parlement, et annulé à toujours. Tandis que les magistrats se regardaient comme pour se demander l'un à l'autre le mot de cette énigme, le procureur général, un genou sur la barre, appuyait les conclusions du rapport dans un discours chaleureux, et, sur un signe du premier président, l'avocat de l'accusé renonçait à la parole.

On fit sortir Georges pour passer aux opinions. En son absence, M. de Bertier se hâta de recueillir les voix, en commençant par les présidents et les doyens, puis il donna l'ordre de ramener le prévenu sur la sellette.

En dépit de son stoïcisme, Georges ne put s'empêcher d'interroger du regard ces fronts sévères ; mais ils étaient aussi sérieux et aussi impénétrables qu'avant, et ce ne fut que de la bouche du greffier, à la robe distinguée par des bandes d'écarlate et d'hermine, qu'il apprit son sort et la cassation de l'arrêt infamant.

Après la lecture de la nouvelle sentence, rédigée dans les termes les plus honorables, le premier président se leva, et ôtant son mortier de soie orné d'un double galon d'or :

— Monsieur de Durfort, dit-il d'une voix grave, votre innocence reconnue, il reste à honorer encore le grand courage dont vous avez fait preuve à Marseille, et votre rare et noble dévouement. Nous vivons sous un gouvernement qui sait rendre au mérite la justice qui est due, et je m'estime heureux d'être en ce moment son organe. Par ordonnance contre-signée de la propre main de Son Altesse, considérant vos campagnes sur mer, vos services dans les colonies et ceux dont Marseille vient de vous être redevable dans la dernière peste, Sa Majesté a bien voulu vous nommer et vous nomme chevalier de Saint-Louis.

Un murmure approbateur se fit entendre sur tous les bancs, et Georges, en s'approchant pour recevoir les insignes de l'ordre et l'accolade du premier président, ne vit plus que des visages bienveillants et des sourires favorables. La séance levée, il sortit ivre de bonheur et vola rue des Nobles. Il lui semblait que jamais Sylvine n'apprendrait assez vite cette nouvelle inattendue. Arrivé hors d'haleine à l'hôtel, il apprend que ces dames sont absentes, et se met à parcourir la ville à pied et à grands pas, car l'air manquait à sa poitrine, et il avait besoin de respirer à pleins poumons.

Sans s'en apercevoir, il erra ainsi trois ou quatre heures, les plus heureuses de sa vie, dans les vieilles rues de Toulouse et le long du canal, ne voyant personne et ne songeant qu'à 'immense joie qu'il rapportait à Sylvine. Fou d'avance de son bonheur, il court de nouveau rue des Nobles, rencontre sur la porte le chevalier Roze, se jette dans ses bras avec frénésie, et puis veut se précipiter dans la maison ; mais son ami l'arrête, essaye de calmer son impatience, et, n'y pouvant parvenir :

— Monsieur de Durfort, dit-il tout à coup, par des motifs que vous apprendrez de leur propre bouche, ces dames ont quitté Toulouse.

— Parties avant de connaître mon sort ! s'écria Georges en tressaillant.

— Nous savions tout, dit Roze non sans hésitation.

Georges le regarda fixement, et s'apercevant qu'il rougissait et détournait les yeux :

— Monsieur le chevalier, dit-il d'une voix altérée, veuillez m'expliquer sur-le-champ, je vous en conjure, la cause de ce départ !

Roze ne répondit rien ; incapable de trahir la vérité, il ne se sentait pas, lui si intrépide, le courage de la faire connaître à Georges. Celui-ci, de plus en plus alarmé, insista si vivement qu'il ne put retenir ses larmes.

— Il y a donc, dit sourdement Georges, quelque chose que vous me cachez ! Parlez, monsieur, parlez, au nom de votre honneur !

Roze secoua la tête et lui tendit une lettre de Sylvine, dont les caractères étaient à demi effacés par les pleurs. Il la lut jusqu'au bout avec une impassibilité apparente et un calme qui effrayaient, puis, se tournant pâle comme un cadavre vers le chevalier :

— Êtes-vous mon ami? murmura-t-il d'une voix éteinte.

Roze lui prit la main et la serra énergiquement en se détournant pour cacher ses larmes.

— Suivez-moi dès lors, et partons à franc étrier pour la Maison-Blanche.

— Soit ; mais que voulez-vous y faire?

— Déjouer ce complot infâme ou mourir à ses pieds !

— Partons donc, dit Roze, et Dieu veuille que nous n'arrivions pas trop tard !

XXXIII

LE COMPLOT

M. d'Aigues-Vives n'avait pas perdu une minute. Expert des choses de la vie, et connaissant parfaitement le cœur humain en sa triple qualité de magistrat, de vieillard et d'homme du monde, il savait parfaitement que la promesse de Sylvine ne tiendrait point en présence de Georges. Il fallait à toute force, pour que cet engagement surpris avec tant d'habileté durât jusqu'à l'autel, empêcher les amants de se revoir, et précipiter le dénoûment de façon à ne laisser place ni à la réflexion ni au remords. Une chaise de poste était venue, en conséquence, s'arrêter devant l'hôtel de la rue des Nobles, à neuf heures précises. L'arrêt prononcé, M. d'Aigues-Vives courut chez madame de Saint-Cyr, armé d'un billet de M. de Bertier attestant qu'il avait tenu parole, et, secondé le plus chaleureusement du monde par la veuve, il réclama la foi donnée, enleva Sylvine éperdue, et partit, au galop des quatre meilleurs chevaux de Toulouse, pour la montagne Noire.

Les relais étaient préparés d'avance ; les postillons royalement payés, car le vieux comte jetait l'or ; aussi, malgré le mauvais état des routes, le trajet se fit avec une célérité surprenante ; à quatre heures la chaise de poste arrivait au bas de la grande côte de Revel à Saint-Ferréol. Sur l'ordre de M. d'Aigues-Vives, désormais rassuré, et sachant bien, quelle que fût sa diligence, que Georges n'arriverait plus à temps, le postillon mit ses chevaux au pas. Après avoir jeté un coup d'œil sur Sylvine qui, livrée au plus violent désespoir, ne voyait et n'entendait rien, le conseiller fit un signe à madame de Saint-Cyr, et descendit avec elle sous prétexte de monter une partie de la côte à pied ; mais, en réalité, afin de prendre les derniers arrangements au sujet de ce fatal mariage.

En marchant au pas, à trois ou quatre longueurs de fouet de la voiture, ils aperçurent deux hommes assis sous un noyer qui, donnant tout à coup les marques de la plus vive surprise, accoururent à leur rencontre. L'un était le ménétrier Vert dont l'archet se mettant aussitôt en mouvement, joua vivement le vieil air : « Tu croyais, en aimant Colette ; » l'autre, l'ancien valet de chambre. Le père Bontemps, toujours gai, vif et joufflu, semblait rajeuni par l'air de ses montagnes. La pièce d'or, que lui jeta le comte pour payer sa musique, redoubla son hilarité, et il bondissait en cadence lorsque, tournant sur lui-même, il entrevit Sylvine dans la chaise, et s'arrêta frappé de stupeur. Elle l'avait reconnu, et, se couvrant le visage de ses mains, éclatait en sanglots en pensant à Georges. Il s'approcha tout effaré de la portière, et entama un colloque rapide et vif avec Nore, tandis que son compagnon détournait l'attention du comte.

Ce dernier n'était autre que notre ancien ami Valette, mais bien déchu, hélas! et cruellement maltraité par l'ingrate fortune. Des haillons sordides remplaçaient ces livrées au galon d'or, qu'il portait naguère avec tant de fierté. Un chapeau, volé dans les champs, abritait à demi sa tête, et deux loques de cuir, retenues par des ficelles, traînaient inégalement sous ses pieds poudreux.

Il vint en cet équipage aborder M. d'Aigues-Vives qui, se hâtant de porter le flacon de nonpareille à son nez, lui lança un demi-écu le plus loin possible. Valette le ramassa prestement, et courut se présenter devant son ancien maître; mais celui-ci, impatienté, le repoussant avec rudesse :

— Quoi ! s'écria Valette d'une voix larmoyante, monsieur le comte ne reconnaît pas son plus fidèle serviteur?

— Plus loin, plus loin, mon ami !

— Moi qui étais si dévoué à monsieur le comte, lorsque j'avais l'honneur de lui appartenir !

— Vous avez été à mon service?

— Et je ne l'oublierai de ma vie, monseigneur !

— Vous avez alors meilleure mémoire que moi; du diantre si je me souviens d'avoir jamais vu ce quidam !

— Et c'est Valette, interrompit madame de Saint-Cyr ; je le reconnais parfaitement ; il est vrai qu'il est bien changé!

— Que trop, hélas! madame ; si vous saviez tout ce que j'ai souffert!

— Je me le remémore, en effet, à présent, dit M. d'Aigues-Vives; de tous les drôles portant livrée, c'est bien le plus insupportable et le plus insolent. Il me prévint en me quittant, car je l'aurais chassé tant il m'était désagréable !

— Monsieur le comte, à l'avenir, murmura humblement Valette, n'aura plus de reproche à me faire.

— Je l'espère bien, vertudieu !

— Et il verra quel trésor est un bon et vieux domestique!

— Plaît-il?... je ne comprends pas bien ; que veux-tu dire, mon ami ?...

— Que monsieur le comte s'applaudira soir et matin de m'avoir repris à son service.

— Halte-là, mon drôle! et bride en main s'il vous plaît! Jamais tu ne rentreras de mon gré à l'hôtel d'Aigues-Vives.

— Ah! monseigneur, dit lamentablement Valette, ne m'abandonnez pas dans l'infortune, et, soyez-moi bon maître, je vous serai bon serviteur!

— Il suffit; au large, faquin!

— Ainsi, s'écria Valette se redressant subitement d'un air de menace, vous ne voulez ni me reprendre ni me secourir?...

— Non! va-t'en au diable !

— Prenez garde, monsieur le comte ; je suis possesseur d'un secret qui vaut pour vous, tout l'or empilé dans vos coffres !

— Peu m'importe ! je m'en soucie comme d'une hirondelle!

— Je vous le livre pour cent louis !...,

— Postillon ! cria M. d'Aigues-Vives, arrête la voiture et débarrasse-nous de ce drôle!

Aux sifflements du fouet qui l'atteignit en plein visage, la chaise de pose repartit laissant sur la route le ménétrier vert et Valette violemment exaspérés, mais par des motifs diffé-rents. Le père Bontemps, à qui Nore avait tout appris, jetait feu et flammes contre la folie du vieux comte et s'arrachait les cheveux de douleur en songeant au désespoir de Georges. Quant à Valette, pâle, les dents serrées, il essuyait avec un lam-beau de mouchoir le sang que les mèches du fouet venaient de faire couler sur son visage, et murmurait d'une voix sourde :

— Il le payera!...

Ils passèrent quelques minutes à se raconter leurs griefs, puis chacun d'eux tira de son côté. Le père Bontemps descendit vers la plaine, dans la persuasion que Georges arriverait bientôt, et Valette gagna les bois qui ombragent la rive gauche du lac de Saint-Ferréol. Au delà des premiers taillis se trouvait une clairière couverte presque entièrement par un châtaignier gigantesque. On n'arrivait à ce lieu reculé qu'après avoir franchi un profond ravin et une haie naturelle de ronces et d'épines. Valette, vociférant toujours des menaces entre ses dents, parvint par des sentiers ardus jusqu'à cette clairière ; il remonta la pente du ravin avec des peines infinies, et, s'étant enfoncé, malgré la douleur, au milieu des buissons, il avança la tête de façon à pouvoir tout embrasser d'un regard et tout entendre.

Deux hommes étaient assis sur l'herbe au pied du châtaignier : l'un fumait tranquillement, l'autre tressait une corde avec une sorte d'empressement et de rage fébriles. Accroupi derrière une touffe de bruyère, Valette ne perdit pas un mot de leur conversation.

— Par les cornes de Lucifer! disait entre deux bouffées de tabac le premier de ces hommes dont le pauvre Valette ne pouvait entendre, sans frémir, la voix dure et rauque, plus j'y pense, monsieur Germain, et plus je trouve que j'ai fait un mauvais marché avec vous.

— Pourquoi cela? grommela l'ancien intendant.

— Pourquoi? tisons d'enfer! je vais vous le dire, cordieu! et si vous n'êtes pas content, allez à tous les diables!

— Ne blasphème pas, malheureux! à quoi bon commettre un péché?...

— A m'amuser, feux du démon! malgré vos simagrées et votre chapelet, tonnerre!

— Le pécheur est incorrigible!... parle comme tu voudras.

— Je disais donc qu'avec votre col tors et vos paroles emmiellées, vous me jouez par-dessous jambe. Que m'aviez-vous promis, caliorne de Satan? quand je fis crier la poulie de cet arbre de maître où vous pendiez comme un renard à une fourche?...

— De te donner trente mille livres pour ta peine, Jaffard !

— Et où sont-elles, capucin du gibet, ces trente mille livres?...

— Dans l'escacelle du juif dont tu les tireras ce soir !

— C'est une autre besogne, carcasse des damnés! et, double travail, double paye !

— Tu prendras ce que tu voudras... es-tu content, enfin?...

— Vous le saurez après l'affaire ! Mais, nom d'un argousin ! alerte... j'ai entendu du bruit !...

— Qui va là?... demanda Germain tirant un pistolet de sa ceinture et l'armant précipitamment.

— Ami, monsieur Germain ! répondit une voix pitoyable; ne me faites pas de mal!...

— Qui êtes-vous?...

— Par Belzébuth ! cria Jaffard en éclatant de rire, c'est mon ancien laquais !...

Valette parut à ces mots, et les balafres qui ensanglantaient son visage ainsi que ses haillons et sa mine piteuse portèrent à son comble la gaieté de Jaffard. Seul, Germain, gardant son sérieux, s'informa rudement du motif qui l'amenait dans la clairière.

— C'est pour vous parler à tous deux, dit Valette avec une audace qui les pétrifia.

— Comment savais-tu que nous y étions?...

— Depuis que je couche dans les fossés, je vois passer tous ceux qui voyagent la nuit.

Germain et le forçat se regardèrent, et le premier continuant ses interpellations :

— Parle, dit-il, que nous veux-tu?...

— Je veux vous dire que si vous promettez de m'en donner part, je vais vous indiquer un magot de cent mille livres.

17.

— Soufre et bitume des enfers! parle, coquin, ou je t'étrangle!

— Ce ne serait pas le moyen de savoir où est le trésor, dit Germain d'un ton équivoque.

— Parle, Valette, nous acceptons tes conditions!

— Nous partagerons tous les trois! vous me le promettez?..

— Oui, par le pied fourchu du diable! et tu peux te fier à moi!...

— Où est cette somme, Valette? reprit Germain les yeux étincelants.

— A une lieue d'ici, dans la cassette du comte d'Aigues-Vives!

— Le comte serait en ce pays?...

— Depuis une heure : il vient d'arriver avec sa fiancée et porte la dot en or dans sa chaise; les postillons de Revel l'ont dit à Bontemps!

— Ah! il se marie donc?...

— Oui, ce soir, à la Maison-Blanche, avec mademoiselle de Saint-Cyr!...

La foudre eût éclaté sur Germain qu'il n'aurait pas été saisi d'une stupeur plus grande. Médusé par cette nouvelle, il resta une minute immobile, l'œil fixe et la bouche béante; une animation terrible remplaça ce moment d'atonie. Frappant du pied avec rage et serrant les poings :

— Enfin! dit-il d'une voix convulsive, Dieu est juste! et il m'envoie tout à la fois la fortune, le bonheur et la vengeance. Puis, s'élançant hors de la clairière pour examiner le soleil : Encore trois heures de jour, fit-il en se mordant les lèvres; à Sorèze, Jaffard! courons rendre visite à notre ami, quand le soleil sera couché nous irons à la Maison-Blanche.

— Et moi? dit Valette.

— Tu nous attendras sous les arbres de l'avenue.

Ils disparurent l'un et l'autre dans le taillis à ces paroles, et Valette regagna la route en murmurant d'un air joyeux :

— M. le comte d'Aigues-Vives, vous me payerez vos

coups de fouet ! vous pensiez n'avoir qu'à lever le pied pour m'écraser, mais l'humble ver de terre vous piquera aussi jusqu'au sang à travers votre talon rouge ! Voilà une dette soldée !... Tâchons maintenant de faire d'une pierre deux coups, et lorsque ces coquins m'auront vengé du comte et donné ma part de son or, arrangeons-nous de manière à ce que la maréchaussée me venge du forçat.

Dans cette louable pensée, Valette huma les derniers grains de tabac épars dans sa tabatière de corne, et, se redressant avec son ancienne importance, il redescendit à Revel. Son dessein bien arrêté était de n'envoyer la maréchaussée à la Maison-Blanche qu'après l'exécution du plan formé dans le bois, mais l'impatience du commandant de la brigade dérangea ses calculs. Au seul nom de Jaffard, le bon officier, en effet, fit seller les chevaux, et comprenant de quelle conséquence serait pour lui un semblable service, il vola au secours du comte d'Aigues-Vives.

XXXIV

OEIL POUR OEIL, DENT POUR DENT

Comme les cavaliers au plumet bleu passaient au galop de l'autre côté du lac, et moins d'une heure après que les trois complices l'eurent quittée, Michel, tenant Pastour en laisse, entra dans la clairière. Le nez caché dans l'herbe et battant les broussailles de sa large queue, le chien suivait la voie avec ardeur. Arrivé sous le châtaignier il s'arrêta, et l'œil étincelant, le poil hérissé, regarda son maître. Celui-ci lui parlant à voix basse selon la coutume des pâtres et des chasseurs :

— Il s'est assis là, n'est-ce pas? Tu le reconnais bien, Pastour, notre assassin ?

Le chien gémit et gronda sourdement comme s'il eût entendu ces paroles.

— Va ! nous le retrouverons, et nous ne sommes plus des Pyrénées toi ni moi s'il ne paye le guet-apens de la rue de la Tête-d'Or.

Pastour jeta un regard ardent à son maître et le conduisit hors du bois sur les traces de Germain et de son compagnon. Une fois en plaine, Michel rendit la liberté au chien, visita soigneusement l'amorce et la pierre de son fusil, et continua sa poursuite avec les mêmes précautions que lorsqu'il chassait l'ours sur les roches du lac de Gaube. Jusqu'à la côte qui descend vers le Sor et le pont du Cruzet, Pastour marcha sans hésiter. Arrivé au point où la roche friable et ocreuse revêt une teinte vermeille, il se tourna et leva la tête vers son maître.

— Oui, dit Michel, je te comprends : ce maudit vent marin qui décharne toute la route, vient d'emporter la voie avec le sable, et le chien sent, dans son instinct, qu'il a besoin de la raison de l'homme. Voyons, Pastour, si l'homme trouvera : et, après un examen rapide des localités :

— Sais-tu, ajouta-t-il en le flattant de la main, où sont passés ces misérables ? Car ils sont trois aujourd'hui, je l'ai vu sous le châtaignier à leurs traces, et hier ils n'étaient que deux. Ils sont passés, j'en jurerais, par le rameau de Betharram qui ne nous serait pas inutile, Pastour, ils sont passés dans ce ravin pour éviter la route trop découverte en cet endroit. Viens voir si j'ai raison, l'ami !

Le chien, sautant dans le ravin sur un signe, éventa de nouveau la piste et le fit connaître par la vivacité de ses mouvements.

— Tu vois, dit Michel à voix basse, que j'avais bien jugé ; maintenant, doucement, Pastour ; nous voulons les surprendre et il faut bon pied et bon œil pour n'être pas surpris !

On eût dit que le chien avait compris ; car à partir de ce moment il n'avança plus que pas à pas et à couvert. Ce retard, que la prudence rendait indispensable, donna une avance très-grande à Germain et à son farouche acolyte. Le chemin qu'ils avaient tenu était en effet celui que venait de retrouver l'instinct de Pastour. A la première descente de la route, moins bien frayée à cette époque qu'aujourd'hui, sur l'observation de Germain, qu'ils restaient trop en vue, ils avaient pris le ravin pour se rendre à Sorèze. Cet itinéraire nouveau les forçait à contourner la montagne de Berniquaut, derrière laquelle se cache la petite ville.

Suivant cette espèce de haie sauvage qu'on nomme, dans le pays, randal, ils se dirigeaient d'un bon pas vers la montagne, lorsque Germain, qui ouvrait la marche, s'arrêta tout à coup, et, après avoir tenu quelque temps l'œil fixé sur Berniquaut :

— Jaffard, demanda-t-il tout bas, as-tu la vue bonne ?...

— Si bonne, trident de l'enfer ! que c'était toujours moi que le patron faisait monter pour explorer la mer au bout du mât de la galère !

— Regarde donc là-bas, sur le sommet de Berniquaut : n'y vois-tu rien ?

— Si fait, pardieu ! il faudrait avoir la berlue !

— Il me semble reconnaître l'homme debout auprès du chêne !

— Par les souliers de fer rouge du diable ! nous jouons de bonheur, monsieur !

— C'est Isaac, n'est-il pas vrai ?...

— C'est lui, pardieu ! ou que Satan m'étrangle ! le chien de juif fait l'usure sur tout et il nous a épargné la moitié du chemin.

— Il s'agit de grimper là-haut sans qu'il nous aperçoive !

— C'est facile, monsieur Germain ; suivez-moi seulement.

Durant ce colloque qui avait lieu sous les buissons, Isaac, perché comme un faucon au faîte de la montagne, ne détachait pas ses regards de la Maison-Blanche, qu'on découvrait en plein dans la réverbération du couchant. Il était si absorbé dans cette contemplation muette, que le forçat et son complice, gravissant le col du côté opposé, finirent par arriver jusqu'à lui sans que le bruit des pierres se détachant de temps

à autre sous leurs pas éveillât sa vigilance. Surpris cependant
par le craquement d'une branche qu'avait saisie Jaffard, il
tournait à demi la tête, quand il se sentit étreint dans deux
bras de fer qui se refermèrent sur lui comme les branches d'un
étau. Au même instant Germain, s'élançant du haut du rocher, vint tomber à deux pas de lui et se mit à le regarder en
silence.

Mesurant en une seconde toute l'urgence du péril, Isaac
pâlit et, malgré sa vigueur morale, laissa échapper un frémissement. Germain s'en aperçut, et, riant du rire convulsif des
démons :

— Ah! dit-il d'une voix rauque, tu trembles, fils de Judas!
et tu as raison, car je défierais Dieu lui-même de te retirer de
mes mains ! Il n'y a qu'une chose qui pourrait te sauver à cette
heure, et tu sais laquelle, Judas?...

Isaac ferma les yeux et ne répondit pas.

— Tu vas dire, poursuivit Germain, où tu caches ton or,
sans quoi ton séjour sera court en ce monde.

Un sourire de mépris, d'ironie et de défi même effleur les
lèvres du juif!

— Oh ! tu as beau faire le brave, je sais comment on arrache
les mots des dents, reprit Germain plus pâle et plus ému que
sa victime. Vois-tu cette corde? il y a trois jours que je la
tresse pour te payer ma dette de Marseille; et tu dois comprendre à présent, mon ami Isaac?

Le vieillard ouvrit les yeux et lui lança un regard si froid
et si ferme que, blasphémant comme au pied du gibet, Germain atteignit d'un bond la même branche de chêne le long
de laquelle s'était glissé Jaffard; il la courba de force jusqu'à
hauteur d'homme, y fixa l'un des bouts de sa corde, passa
l'autre où était un nœud coulant, au cou d'Isaac, et lui adressa
une dernière sommation. Le juif, demeurant impassible, il fit
signe à Jaffard d'ouvrir les bras, et la branche, en se redressant, emporta le vieillard qui resta suspendu dans l'air, entre
le sommet et la base de la montagne.

Cette exécution, chose surprenante! ne fut pas du goût de Jaffard. Il murmurait tout haut, prétendant que Germain s'était vengé trop vite, et qu'il aurait, lui, en le torturant, bien trouvé le moyen de lui arracher son secret. L'ancien intendant, haussant les épaules, montra au forçat la grosse clef de la maison de Sorèze, dont il s'était emparé, et un trousseau de clefs plus petites, qui apparurent à Jaffard comme les portes d'une mine d'or. Se frottant les mains, et jurant avec un redoublement d'énergie, il ouvrit l'avis de profiter du crépuscule pour descendre à Sorèze et mettre la maison à sac ; mais Germain, reprenant son air de componction et de béatitude :

— Et ce malheureux? dit-il la main étendue vers le juif, qui tournoyait et s'affaissait malgré ses vains efforts pour saisir la corde.

— Il mourra bien tout seul, pardieu! cria Jaffard en ricanant.

— Non, il souffrirait trop avant! Un chrétien doit pardonner à son ennemi, et se montrer humain même en le punissant. N'oublions pas, d'ailleurs, qu'il a une âme, et prions pour elle comme je voudrais qu'on priât pour la mienne.

Découvrant alors son front chauve, Germain se mit à genoux, marmotta, les yeux fermés, une courte prière. Puis, se relevant tranquillement, il arma son pistolet, visa le juif et lui envoya une balle qui parut l'avoir rendu pour toujours immobile.

Les hurlements de Pastour répondirent au coup de feu ; échangeant un rapide regard, les meurtriers d'Isaac prirent la fuite, et descendirent à Sorèze le long du versant opposé, et déjà noirci par le crépuscule.

Tandis que ce crime se commettait sur la montagne, Sylvine accomplissait son douloureux et navrant sacrifice. En arrivant à la Maison-Blanche, le comte d'Aigues-Vives, fidèle à son système, ne lui avait pas laissé le temps de respirer. Au sortir de la chaise de poste on avait trouvé le tabellion dans le salon avec le contrat tout rédigé. A peine l'eut-elle signé au milieu des sanglots et des larmes, qu'ils la remirent en voiture et la portèrent à une chapelle voisine où le prêtre les attendait. Dans le trajet elle s'était évanouie; pendant que, sous le porche même, madame de Saint-Cyr s'efforçait de lui faire reprendre ses sens, Nore, qui frémissait d'indignation et de colère, pria M. d'Aigues-Vives de la suivre, et le menant dans l'ancien cimetière de la chapelle, où çà et là blanchissaient entre les grandes herbes les angles des pierres funèbres :

— Monsieur le comte, lui dit-elle, pardonnez-moi ma hardiesse; mais, avant que mademoiselle ait repris connaissance, il faut que je vous parle à cœur ouvert.

— Soit, mon enfant; mais dépêchons, car je n'ai pas de temps à perdre.

— Selon toutes les apparences il vous en reste peu, monsieur, à passer en ce monde, et néanmoins vous l'employez fort mal !

— Hein ! reprit le comte surpris; que signifient ces mots, ma mie?...

— La vérité, monsieur le comte, personne n'ose vous la dire; mais moi qui ne crains rien, et qui adore ma maîtresse, je ne vous la cacherai pas ! Qu'espérez-vous d'un mariage semblable, qui est deux fois contre nature? car vous pourriez être son grand-père, et, vous le savez bien, elle en aime un autre; ou vous la tuerez, ou, si elle survit à cette violence, elle vous exécrera et vous maudira chaque jour de sa vie, comme toute femme de cœur ferait à sa place.

— Vous aviez raison, ma mie, de demander pardon d'avance pour votre hardiesse. Je l'accorde, mais à la charge que vous m'épargnerez dorénavant vos conseils et vos réflexions.

— Vous pouvez être tranquille là-dessus, reprit fièrement Nore; si ce sacrifice s'achève, mon cœur sera déchiré, car je l'aime comme une sœur; mais je ne resterai pas longtemps sous le toit de la Maison-Blanche, et n'irai jamais sous le vôtre !

— Ah ! oui-da; est-ce là tout ce que vous aviez à me dire?...

— N'est-ce point assez, monsieur le comte, pour un homme d'honneur?...

— Il suffit, dit avec hauteur M. d'Aigues-Vives; brisons là, s'il vous plaît!

— Non, poursuivit hardiment la jeune fille, non pas avant que vous sachiez ma pensée tout entière. Si vous profitez du consentement arraché à mademoiselle, et de la faiblesse de sa mère, vous commettez une lâcheté!

— Une lâcheté! s'écria le bouillant vieillard pourpre de colère.

— Oui, monsieur, une lâcheté dont celui qu'elle aime ne peut vous punir, parce que vous êtes trop vieux, mais dont Dieu vous punira parce qu'il est trop juste pour tolérer la trahison!

M. d'Aigues-Vives ne voulut pas en entendre davantage; il quitta la place tout ému, et revint sous le porche de la chapelle où Sylvine n'était pas revenue encore de son évanouissement.

XXXV

DÉNOUMENT

Nous avons laissé Georges à Toulouse au moment où il partait à franc étrier avec le chevalier Roze pour la montagne Noire. M. d'Aigues-Vives ayant trois ou quatre heures d'avance sur lui, il n'aurait pu espérer de le rejoindre que dans des conditions rendues impossibles par la prévoyance du comte. Rusé comme tous les vieillards, celui-ci ne manqua jamais, à chaque poste, de prendre les meilleurs chevaux, et quelquefois tout le relais pour sa chaise et sa suite. Il en résulta que souvent ceux qui le poursuivaient trouvèrent les écuries vides, et durent perdre un temps précieux en cherchant ailleurs des chevaux.

Tous ces obstacles les retardèrent tellement que, malgré l'ardeur avec laquelle l'un et l'autre les levaient à mesure, ils n'arrivèrent qu'à la nuit au lac de Saint-Ferréol.

Au premier relèvement de route, Georges aperçut la Maison-Blanche étincelante de lumières, et son cœur se serra. Pour la première fois un doute affreux se présentait à sa 'pensée. N'arriverait-il point trop tard ? Arrêtant son cheval à moitié fourbu, quoiqu'il ne l'eût pris qu'à Revel, il communiqua cette réflexion à Roze. Mais le chevalier, qui ne se doutait point des craintes et des précautions de M. d'Aigues-Vives et ne pouvait croire à tant de précipitation, le rassura. Ce qui ne contribua pas à calmer son exaltation en lui rendant l'espoir, ce fut la rencontre qu'il fit, à l'entrée de l'avenue, de la brigade de Revel.

Vivement interpellé au sujet de M. d'Aigues-Vives, le chef de la maréchaussée répondit qu'il venait de le rencontrer dans sa chaise. Il l'avait trouvé, en effet, revenant de la chapelle ; mais comme il ne fit point cette distinction, Georges pensa avoir atteint la chaise, et ne demanda pas d'explications plus précises. Le brigadier continua avec ses hommes la ronde qu'il avait commencée autour du parc, et les deux amis piquant des deux, coururent à la Maison-Blanche. En mettant pied à terre, ils furent assez surpris l'un et l'autre de voir sur le perron le comte d'Aigues-Vives, qui semblait les attendre, et dit courtoisement à Georges :

— Monsieur de Durfort, vous venez chercher, je présume, une explication que je me ferai un plaisir de vous donner tout à l'heure. Mais, pour le présent, nous avons chacun à remplir les devoirs de notre profession ; vous, ceux du médecin, moi ceux du magistrat.

— Et pour qui réclame-t-on mes soins ? demanda Georges, incapable de maîtriser son agitation.

— Vous allez le savoir !

Et, se tournant vers deux laquais qui se tenaient derrière lui avec des flambeaux :

— Éclairez monsieur, dit-il d'un ton bref, et conduisez-le
au salon.

On aurait pu compter les battements du cœur de Georges
pendant qu'il traversait le corridor et l'antichambre. Un pressentiment lui disait qu'il allait se trouver en face de Sylvine brisée sans doute par les angoisses de ce jour. Dans son impatience
de la revoir, il doubla le pas, se précipita dans le salon, et
recula avec un mouvement d'impatience et de désappoint-
tement.

Au lieu de celle que ses yeux et son cœur cherchaient
en vain, il aperçut sur le sofa Isaac pâle et sanglant, que Michel et le ménétrier s'efforçaient de rappeler à la vie. Avant
qu'il leur eût pu adresser une seule question, M. d'Aigues-
Vives s'approcha, et dit avec plus de gravité que de coutume :

— Cet homme a été assassiné par deux bandits, aux trous-
ses desquels sont maintenant les cavaliers de la maréchaussée.
Ce brave garçon, ajouta-t-il en désignant Michel, aidé par le
ménétrier, est arrivé trop tard pour le sauver ; mais il a pu le
transporter ici sur sa demande. Voilà quelques instants qu'il ne
donne plus signe de vie ; or, comme il importe à la justice de
recueillir sa déclaration, je vous requiers, en ma qualité de
magistrat, de lui prêter tous les secours de l'art, s'il en est
temps encore.

Georges promena de nouveau un long regard autour de lui,
étouffa un soupir, et prit le bras du moribond. Visitant ensuite
sa blessure, il la ferma mieux que n'avait fait le chevrier, dénoua
sa ceinture, ordonna de le mettre sur son séant et d'ouvrir
toutes les croisées, et après quelques frictions sur la poitrine
et autour du cou, laissa tomber sur ses lèvres quelques gouttes
d'un cordial énergique. Peu d'instants après, la respiration se
rétablit, le juif ouvrit les yeux, les fixa sur le médecin, et parut le remercier du regard. Saisissant ce moment, M. d'Aigues-
Vives voulut commencer son interrogatoire ; mais Isaac ne
sembla pas l'avoir compris.

— Je reviendrai, dit le conseiller en sortant avec Roze ; quand il aura repris ses sens, qu'on me fasse avertir.

Georges se disposait à le suivre ; la main du blessé pressa la sienne et le retint. Recouvrant aussitôt la parole, à la grande surprise des assistants :

— Appelez, dit-il, d'une voix très-faible, mais distincte, la jeune fille qu'on nomme Nore.

Nore, avertie par le ménétrier, descendit au salon avec la plus grande répugnance, et ne put retenir ses larmes en passant devant Georges. Le juif la regarda quelque temps sans parler. Un sourire de bonheur pur et riant comme un dernier rayon de soleil éclairait sa figure pâle mais expressive ; lui fai- sant signe d'approcher :

— L'Éternel, dit-il doucement, rappelle son fils pour lui donner à boire l'eau de Scihor et celle des fontaines célestes. Rachel, cœur de mon cœur, sang de mon sang, palmier de mon verger terrestre, ce soir tu seras orpheline comme la co- lombe d'Édom !

— Eh quoi ! s'écria Nore émue, étiez-vous donc mon père ?

— Oui, ton père selon la chair et selon notre loi !

— Et vous m'aviez abandonnée ?

— Oui, fille de Juda, pour obéir au lis qui ne porta, hélas ! qu'une fleur sur sa tige !

— Ma mère est morte ! vous me l'aviez dit en Provence.

— Oui, elle est dans le sein de ses pères, s'ils ont un autre paradis que les fils d'Abraham !...

— Ah ! fit doucement Nore, j'aurais donné la moitié de ma vie pour la connaître et pour la voir !

Isaac regarda sa fille avec une expression étrange et montra ensuite du doigt un portrait placé en face du sofa.

— Comment ! dit Nore en rougissant et étouffant sa voix, la sœur de M. de Saint-Cyr !

Un éloquent regard fut la réponse du mourant.

— Ainsi, murmura Nore en sanglotant, je serai bientôt seule et abandonnée comme je fus toujours !...

— Non, reprit Isaac avec un douloureux sourire, et appelant Michel des yeux, il ramassa toutes ses forces, prit sa main qu'il mit dans celle de Nore, et après les avoir contemplés d'un air de bonheur indicible : Sous la pierre de mon foyer... murmura-t-il deux fois, et il expira.

Laissant Michel et Nore agenouillés devant le cadavre, Georges allait sortir du salon, Bontemps l'arrêta en pleurant à chaudes larmes. Il avait beau demander la cause de ce désespoir, le ménétrier secouait la tête, pleurait toujours et balbutiait d'une voix étouffée.

— Venez, monsieur Georges, allons nous-en !

— Il y a donc quelque chose que tout le monde me cache ici ?

— Partons, monsieur Georges, répétait le bon ménétrier ; allons à Durfort ou à Sorèze, si vous m'en croyez !

— Et pourquoi partir?... parle donc, ne me tiens pas plus longtemps sous cette affreuse angoisse... la vérité ! la vérité ! quelle qu'elle soit, je veux la connaître à l'instant !

— Dites-la-lui, monsieur ! cria le brave homme au chevalier Roze qui écoutait les bras croisés sur le seuil de la porte, moi je n'en ai pas le courage !

— Vous l'entendez, mon ami ; que s'est-il donc passé? dit Georges livide comme un condamné qui attend son arrêt.

Roze passa la main sur ses yeux et vint l'embrasser en silence.

— Ah ! plutôt la mort que ce supplice !... parlez ! parlez, de grâce !

— Nous sommes arrivés trop tard ! articula Roze d'une voix sourde.

— Mariée!... s'écria Georges avec une explosion terrible.

— Rappelez-vous que vous avez un noble cœur, dit Roze s'emparant de sa main et la serrant fortement. C'est dans ces crises déchirantes que les hommes de notre trempe prouvent leur énergie en domptant la douleur ! Soyez tel que je vous ai vu au milieu des morts à Marseille ! Après avoir si fièrement bravé le péril et la peste, fléchiriez-vous comme une femme devant ce coup fatal ?...

Le digne chevalier aurait pu parler longtemps sur ce ton, Georges ne l'entendait pas. Affaissé sur lui-même dans le fauteuil où il était tombé, il repassait amèrement une à une les années de sa vie et suivait avec un morne désespoir ces rêves d'avenir si chers qui venaient de s'évaporer comme un nuage de poussière. Tous les bonheurs de cet amour si pur et si doux, le charme de sa jeunesse, brillaient successivement à ses yeux et le laissaient tout à coup dans les plus lugubres ténèbres. Il revoyait Sylvine pus belle, plus séduisante, plus aimée que jamais, et se disait en frémissant qu'elle appartenait à un autre. A cette idée, une sueur glaciale baignait son front et il lui semblait qu'une main de fer arrachait et brisait son cœur.

Insensible aux encouragements de son ami, à la douleur si sympathique dans sa naïveté de Michel et du ménétrier, et même aux prières de Nore qui mouillait ses mains de larmes, il ne sortit de cet anéantissement qu'au bruit d'un pas, bien léger pourtant, car il effleurait le parquet à peine. Une chaîne inconnue, mais plus forte que le diamant et plus vibrante que la chaîne électrique, unit les cœurs de ceux qui s'aiment. Georges avait perdu momentanément, dans son désespoir, le sens de la vue et de l'ouïe, et cependant il était sûr que Sylvine venait d'entrer : en levant la tête, en effet, il la vit près de lui.

Elle était si pâle, si douloureusement changée depuis la veille, les larmes qui ruisselaient sur son visage et y traçaient deux longs sillons, attestaient si éloquemment ses souffrances que Georges tressaillit et oublia une partie de ses angoisses à la vue de cette douleur aussi profonde que la sienne. Obéissant au même sentiment de délicatesse et de pitié respectueuse, les hommes s'étaient retirés en silence au fond du salon. Nore seule restait auprès de sa maîtresse qui vint s'asseoir à côté de Georges. Ils pleurèrent d'abord ensemble sans se regarder ; puis, la main de Sylvine se trouva, involontairement peut-être, sur sa main, et ils échangèrent quelques paroles à voix basse.

Que se disaient-ils?... Le désespoir, mauvais conseiller, leur avait-il inspiré des pensées funestes? On pouvait le croire à l'agitation de Nore, qui jetait de temps en temps à Michel des regards consternés. C'est à ce moment, et lorsque le chevalier de Roze, sérieusement alarmé, se préparait à intervenir, que la diversion que tous ses raisonnements n'auraient pu produire fut amenée par un événement inattendu. Au milieu du silence de la campagne et de la nuit, des coups de feu éclatent soudainement au dehors. Tous les hommes, excepté Georges, courent aux fenêtres: ils voient les cavaliers de la maréchaussée galoper vers le lac, portant d'une main la torche et de l'autre le mousqueton. Deux hommes fuyaient devant eux à toutes jambes: l'un, couvert de haillons et d'une taille athlétique, gagnait le lac en brandissant une hache; l'autre, se glissant le long des murs du parc, venait de disparaître sous les saules. Le premier se trouvant plus rapproché, les cavaliers firent feu une seconde fois: ils avaient visé juste, car l'homme tomba; mais, se relevant une minute après, il plongea dans le lac.

A la lueur des torches, dont la réverbération éclairait vivement les eaux, on le vit remonter tenant toujours sa hache en main; les cavaliers tirèrent encore; il s'enfonça après le sifflement des balles, et le vent apporta ce cri semblable au rugissement des bêtes fauves.

— Jaffard brave la mort!...

— Voilà un de ses meurtriers puni, dit Michel en montrant le cadavre.

— Et l'autre n'attendra pas longtemps, ajouta le ménétrier Vert tout bas; j'ai vu ton chien lancé à sa poursuite, et qui guidera bien la maréchaussée.

Des cris, partis de l'intérieur de la maison, couvrirent leurs voix; ils ne tardèrent pas à se rapprocher, et bientôt madame de Saint-Cyr parut tout éplorée, et agitant les bras en signe de détresse.

Elle avait froissé si cruellement tous les cœurs, et fait tant de mal par son ambition, que personne ne s'émut de son trouble. Se jetant, avec de bruyantes démonstrations de chagrin, dans son fauteuil, elle sollicita de l'œil la sympathie de sa fille, qui resta froide et silencieuse ; la digne douairière, de nature très-expansive, ne craignit pas alors de s'adresser à Georges ; mais il tourna la tête. Un peu déconcertée par cet accueil, elle reporta ses douleurs d'un autre côté, et, interpellant le héros de Marseille :

— Ah ! chevalier, lui dit-elle la larme à l'œil, quelle terrible catastrophe !

Roze, pendant qu'il s'agissait de la mort du forçat, se contenta de balbutier quelques mots d'adhésion banale.

— Pauvre comte, poursuivit-elle avec un redoublement d'émotion ; le plus ancien et le meilleur de nos amis !

A cette exclamation l'intérêt s'éveilla ; tous les yeux se fixèrent sur la bonne dame, et Roze se hâta de lui demander la cause de ses plaintes.

— Elle n'est que trop naturelle, chevalier, répondit-elle d'une voix larmoyante ; hélas ! le pauvre d'Aigues-Vives !...

— Eh bien ? madame.

— Il n'est plus ; ces brigands l'ont assassiné !

Ces paroles n'étaient pas prononcées, qu'il ne restait dans le salon que les trois femmes. Le chevalier et Georges, suivis par Bontemps et le chevrier, coururent à l'appartement de M. d'Aigues-Vives. Sa vieille amie avait dit vrai : le comte gisait sans mouvement sur le parquet ; sa face, violette et bouffie, indiquait clairement à quel genre de mort il avait succombé. Une cassette brisée à ses pieds, son portefeuille vide et ses doigts dépouillés des bagues, qu'il portait avec l'affectation d'un courtisan, disaient assez le mobile du crime. Georges mit la main sur son cœur, et, après une assez longue attente :

— Dieu l'a jugé, dit-il ; qu'il lui pardonne, comme moi, le mal qu'il m'avait fait !

— Et qu'il frappe ses assassins, murmura le chevalier Roze.

— Ils sont déjà punis, monsieur, répondit derrière eux une voix grave.

Ils se retournèrent et virent le brigadier de la maréchaussée qui, ôtant son chapeau bordé au plumet bleu et s'adressant au chevalier, ajouta respectueusement :

— Les balles de mes hommes ont fait justice du premier, qui est enterré dans le lac, et ce chien a étranglé l'autre.

— Bien vrai ! Pastour, s'écria Michel le flattant de la main ; tu nous a vengés tous les deux ?

Le chien le regarda en gémissant, d'un œil humide et radieux de joie ; puis il alla lécher les mains de Georges.

Telle fut cette soirée à jamais mémorable dans les souvenirs des vieillards de la montagne Noire. A l'expiration de leur deuil, Sylvine et Nore montèrent à l'autel le même jour ; dans le secret de son cœur, madame de Saint-Cyr aurait bien préféré le chevalier Roze ; mais elle finit par se résigner d'assez bonne grâce à voir sa fille heureuse. Quant au père Bontemps, il faillit devenir fou de satisfaction, et ne fit plus que danser seul, et râcler son violon comme un perdu par les chemins. Bien qu'il eût trouvé des monceaux d'or sous la pierre du foyer d'Isaac, Michel ne perdit rien de la simplicité de ses mœurs ; et Nore, au cœur fidèle et sûr, n'en appela pas moins toute sa vie madame de Durfort mademoiselle. Valette, chassé de toutes les maisons par son incurable égoïsme, mourut berger en maudissant son maître ; et, après tant d'angoisses, de soucis et de mauvais jours, Sylvine et Georges atteignirent enfin le véritable but du sage en cette vie si brève : le bonheur à deux dans l'amour et dans l'obscurité !

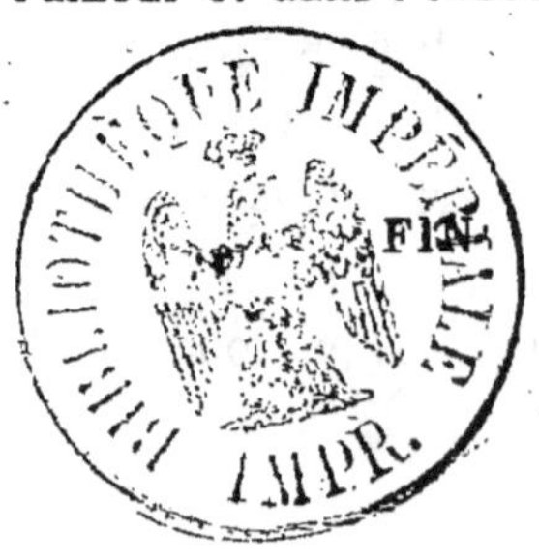

FIN

TABLE

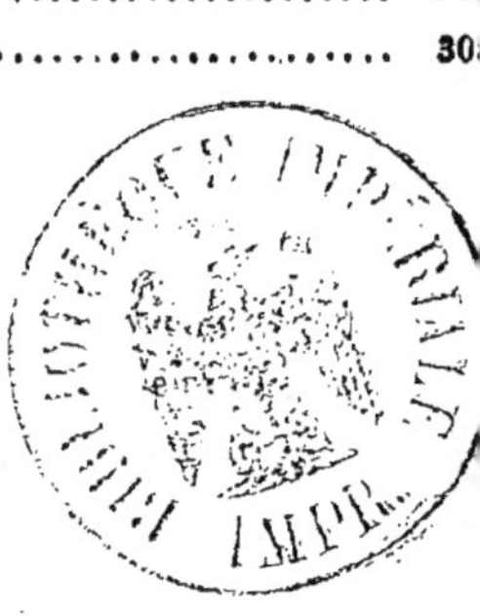

FIN DE LA TABLE

Imprimerie de L. TOINON et Cie, à Saint-Germain.

www.ingramcontent.com/pod-product-compliance
Lightning Source LLC
LaVergne TN
LVHW051055060726
842525LV00003B/660